神经解剖和
神经科学概览

NEUROANATOMY AND
NEUROSCIENCE AT A
GLANCE FIFTH EDITION

（第五版）

主编　〔英〕罗杰·A. 巴克

Roger A. Barker

〔加〕弗朗西斯卡·奇凯蒂

Francesca Cicchetti

〔英〕艾玛·S. J. 罗宾逊

Emma S. J. Robinson

主译　刘军

SPM 南方出版传媒

广东科技出版社 | 全国优秀出版社

· 广　州 ·

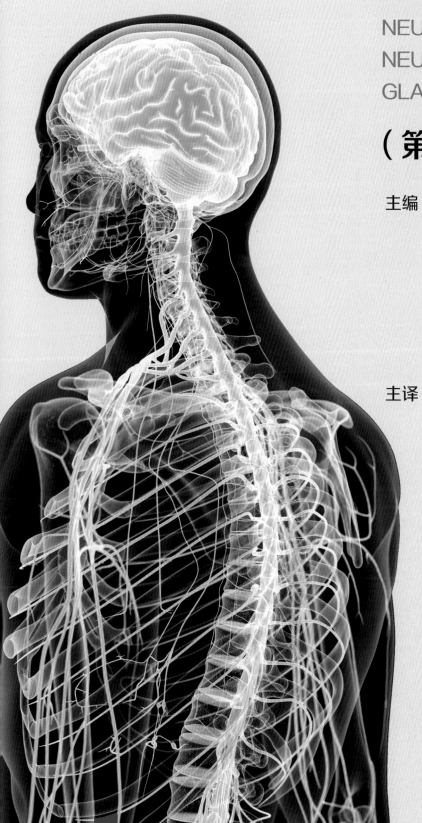

图书在版编目（CIP）数据

神经解剖和神经科学概览：第五版 /（英）罗杰·A.巴克（Roger A. Barker），（加）弗朗西斯卡·奇凯蒂（Francesca Cicchetti），（英）艾玛·S.J.罗宾逊（Emma S. J. Robinson）主编；刘军主译. —广州：广东科技出版社，2022.2
书名原文：Neuroanatomy and Neuroscience at a Glance 5th edition
ISBN 978-7-5359-7740-3

Ⅰ. ①神…　Ⅱ. ①罗…②弗…③艾…④刘…　Ⅲ. ①神经系统—人体解剖学 ②神经科学　Ⅳ. ①R322.8 ②Q189

中国版本图书馆CIP数据核字（2021）第192647号

广东省版权局著作权合同登记
图字：19-2018-010号

出 版 人：严奉强
责任编辑：黎青青　潘羽生
封面设计：林少娟
责任校对：于强强
责任印制：彭海波
出版发行：广东科技出版社
　　　　　（广州市环市东路水荫路 11 号　邮政编码：510075）
销售热线：020-37607413
http://www.gdstp.com.cn
E-mail：gdkjbw@nfcb.com.cn
经　　销：广东新华发行集团股份有限公司
排　　版：创溢文化
印　　刷：广州市彩源印刷有限公司
　　　　　（广州市黄埔区百合三路 8 号　邮政编码：510700）
规　　格：889mm×1 194mm　1/16　印张 15.25　字数 300 千
版　　次：2022 年 2 月第 1 版
　　　　　2022 年 2 月第 1 次印刷
定　　价：198.00 元

如发现因印装质量问题影响阅读，请与广东科技出版社印制室联系调换（电话：020-37607272）。

译者名单

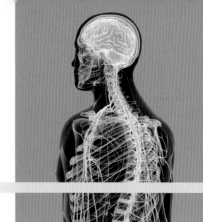

主　译：刘　军　广州医科大学附属第二医院

译　者：（按姓氏笔画排列）

方文丽　中山大学孙逸仙纪念医院

阮玉婷　广州医科大学附属第二医院

麦潆仁　中山大学孙逸仙纪念医院

李　怡　中山大学孙逸仙纪念医院

杨炼红　中山大学孙逸仙纪念医院

肖颂华　中山大学孙逸仙纪念医院

余　群　中山大学孙逸仙纪念医院

谷贝贝　四川省人民医院

张　蓓　广东药科大学附属第一医院

范胜诺　中山大学孙逸仙纪念医院

郑雨秋　中山大学附属第七医院

赵仲艳　海南省人民医院

胡运新　广东三九脑科医院

徐佳欣　中山大学孙逸仙纪念医院

高筱雅　南方医科大学珠江医院

唐静仪　中山大学孙逸仙纪念医院

曹志毓　中山大学孙逸仙纪念医院

雷　鸣　中山大学孙逸仙纪念医院

廖　旺　广州医科大学附属第二医院

廖劭伟　深圳市宝安人民医院

熊　鹦　广州市第一人民医院

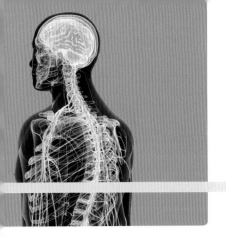

序言

　　这本由剑桥大学Roger A. Barker等教授所编著的《神经解剖和神经科学概览》，自1999年出版以来就广受欢迎，至今已是第五次再版。该书将基础与临床、理论和实践密切结合在一起，结合作者多年的医疗、教学和研究经验，全面系统地阐述了神经系统的解剖结构、生理功能；并按神经的发育、神经解剖学的结构顺序和功能分类，深入浅出地叙述了神经系统各部位的形态结构、生理功能及发生病变时的临床症状、病理机制和诊断定位。新版在前版的基础上添加了大量的临床病例，结合丰富而精准的注释图文，将神经病学复杂的症状和解剖定位描述得清晰易懂。此外，新版也将神经生物学临床相关的进展和神经药理学知识拓展进来。最后部分介绍了关于神经系统疾病的临床研究方法等，同时结合网页版试题测试和案例研究，这使得本书更具实用性、系统性、全面性和现代性。

　　结合国家继续教育和培养神经内科临床医师的要求，刘军教授把《神经解剖和神经科学概览》的第五版翻译成中文，使这本国外优秀教材在中国得到展现。对于学习神经系统疾病学来说，神经解剖学是学习定位诊断的一把开门钥匙；只有牢牢掌握较详尽的神经解剖知识和神经精神病原理，才能成为一名优秀的神经科或精神科医师。本书很好地把神经解剖结构和临床病变紧密地结合起来，图文并茂，是一本掌握神经系统疾病的基础知识、通往神经科学殿堂不可多得的优秀教材。

　　"信、达、雅"是翻译的最高要求，即内容正确、语句顺达、文辞优美。我本人认为这本译著已经基本达到了这些标准。为此，我愿把这本书推荐给有志于学习和从事神经科学相关专业的临床医师、研究生和医学生，相信对大家有所裨益。

中山大学教授
广东省医学会会长　姚志彬

前言

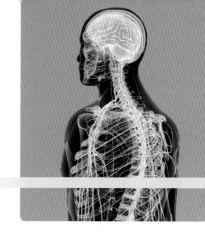

　　《神经解剖和神经科学概览》主要是为医学生所写的，作为复习资料或基本神经科学机制的综述，而不是对医学神经科学领域的全面描述。本书并未试图提供临床神经病学的系统综述，尽管第四版的新功能之一是引入更多临床病例，以说明神经病学是如何建立在掌握基础神经科学知识的基础上的。此外，医学培训不断变化的本质意味着教学不仅仅是基于学科的（解剖学、生理学、药理学等），更多的是集中在整个系统。学生在完成基于问题的学习课程的同时，也将从简洁的综合材料介绍中受益。

　　本书总结了神经科学领域与临床疾病有关的快速进展情况，将材料设置在临床环境中，从而使后面的章节更具临床意义。然而，纯粹从临床疾病中学习神经系统的结构是目光短浅的，因为医学神经科学不断变化的本质意味着，当前临床相关性很小的领域有可能在未来成为一个热点问题。其中的一个例子就是离子通道和最近迅速发展的一系列继发于通道病变的神经系统疾病。因此，有些章节更多地关注科学机制而非临床问题。

　　本书每一章都以注释图表的形式呈现大量信息，并在之后的正文中进行拓展。建议将注释图表与正文一起阅读，而不是单独查看。每个章节均浓缩了大量的内容，这意味着大部分信息必须通过教学的方式提供。尽管正文侧重于核心材料，但也包括了一些其他重要细节。

　　本书的结构编排如下：神经系统的解剖和功能结构（第一章）；神经系统的细胞及其工作原理（第二章）；神经系统的感觉部分（第三章）；神经系统的运动部分（第四章）；调控清醒、睡眠及神经可塑性的自主、边缘和脑干系统，以及神经系统的实验室研究技术（第五章）；神经系统疾病的临床研究方法、辅助检查和一些神经系统疾病的介绍（第六章）；神经科学发现史（第七章）；自我评估病例研究（第八章）。

　　在某种程度上，每部分都建立在之前的章节内容之上，因此阅读介绍性章节可能会对更深入地了解后续相关章节有帮助。例如，阅读了感觉系统的结构（见3.1节），可以更好地理解躯体感觉系统的内容（见3.10节）。

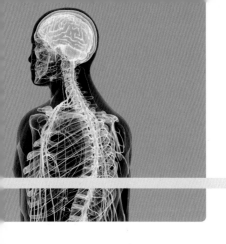

　　在本书的最新版本中，我们尝试将神经生物学的临床相关性进一步整合到正文和网站中，并引入了一位新作者——Emma Robinson博士，帮助我们了解中枢神经系统疾病的神经药理学发展。我们延续并更新了每节末尾的"知识拓展"部分。第八章包括了每章的相关临床情景及问题和答案。配套网站有每个章节的复习要点和多项选择题。

　　我们希望本书的新版本对您从本科、研究生到临床阶段的学习均有所帮助。

Roger A.Barker

Cambridge

Francesca Cicchetti

Quebec

Emma S.J.Robinson

Bristol

目录

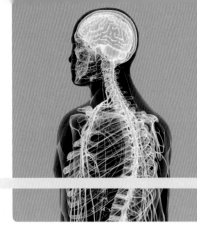

第三章 **感觉系统 / 57**

第四章 **运动系统 / 95**

第五章 **认知与神经可塑性 / 117**

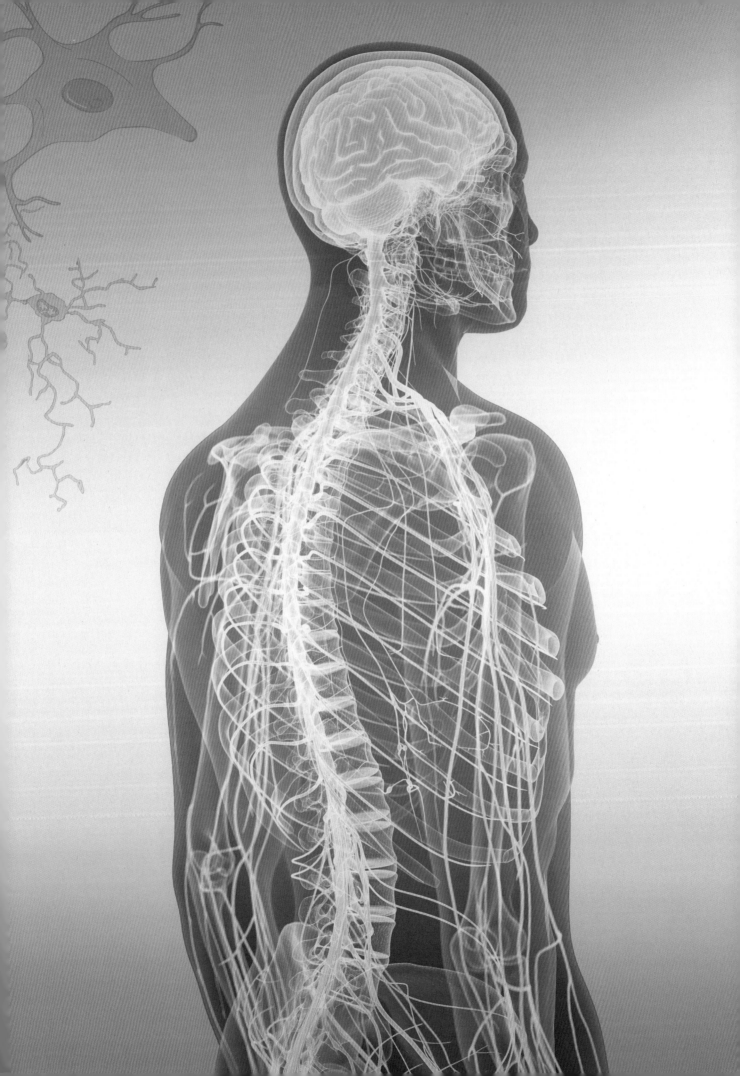

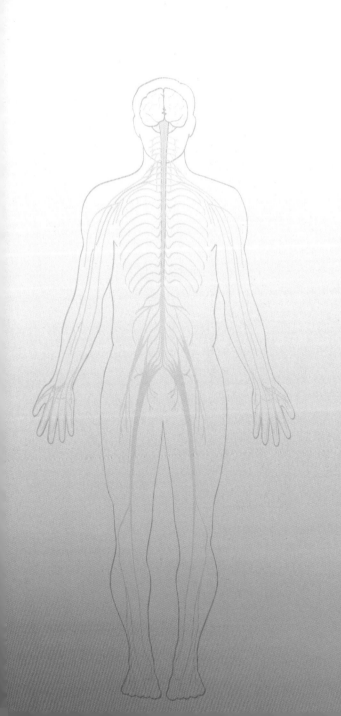

第一章

解剖和功能结构

1.1 神经系统的发育

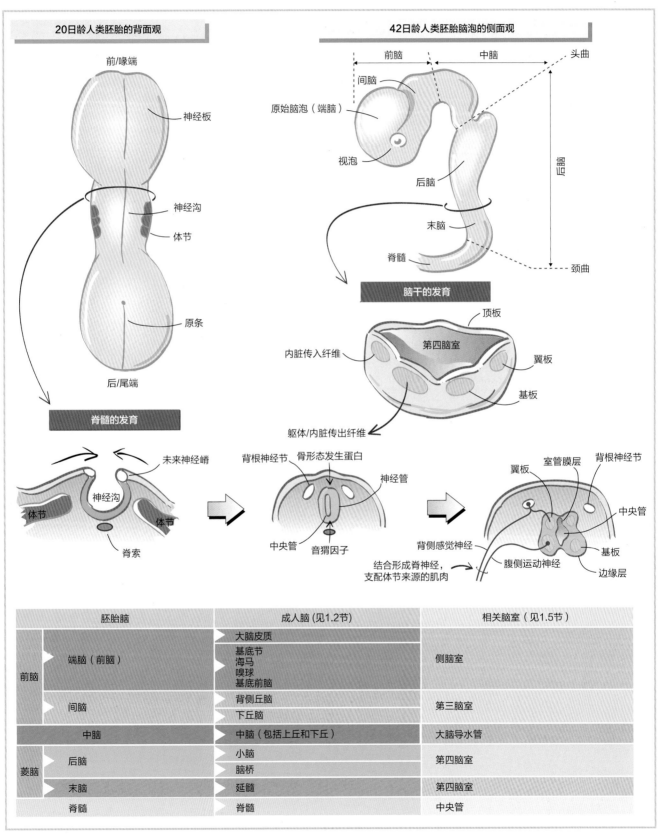

20日龄人类胚胎的背面观

- 前/喙端
- 神经板
- 神经沟
- 体节
- 原条
- 后/尾端

脊髓的发育

42日龄人类胚胎脑泡的侧面观

- 前脑
- 中脑
- 头曲
- 间脑
- 原始脑泡（端脑）
- 视泡
- 后脑
- 脑桥
- 末脑
- 脊髓
- 颈曲

脑干的发育

- 顶板
- 第四脑室
- 内脏传入纤维
- 翼板
- 基板
- 躯体/内脏传出纤维

- 未来神经嵴
- 神经沟
- 体节
- 体节
- 脊索

- 背根神经节
- 骨形态发生蛋白
- 神经管
- 中央管
- 音猬因子

- 翼板
- 室管膜层
- 背根神经节
- 中央管
- 背侧感觉神经
- 基板
- 腹侧运动神经
- 边缘层
- 结合形成脊神经，支配体节来源的肌肉

胚胎脑		成人脑（见1.2节）	相关脑室（见1.5节）
前脑	端脑（前脑）	大脑皮质	侧脑室
		基底节 海马 嗅球 基底前脑	
	间脑	背侧丘脑	第三脑室
		下丘脑	
中脑		中脑（包括上丘和下丘）	大脑导水管
菱脑	后脑	小脑	第四脑室
		脑桥	
	末脑	延髓	第四脑室
脊髓		脊髓	中央管

Neuroanatomy and Neuroscience at a Glance，Fifth Edition. Roger A. Barker，Francesca Cicchetti and Emma S. J. Robinson.
© 2018 John Wiley & Sons，Ltd. Published 2018 by John Wiley & Sons，Ltd.
Companion website：www.ataglanceseries.com/neuroscience

神经系统的发生始于胚胎早期（妊娠第3周），受脊索分泌因子的诱导，沿着胚胎背侧形成神经板。神经板增宽、两侧隆起，中间为神经沟。两侧隆起进一步发育、融合，神经沟衍变成为神经管，最终在其喙侧（即朝向头部）形成大脑，在其尾侧（即朝向脚/尾部）形成脊髓。该融合过程始于神经沟中间位置的第四体节平面，分别向头尾两端展开。妊娠第4周时，前后神经孔闭合形成完整的神经管。

脊髓的发育

神经管在融合过程中分离出一组被称为神经嵴的细胞。

神经嵴发育形成一系列细胞，包括背根神经节（DRG）和自主神经系统（ANS）的外周组成部分（见1.3节）。

DRG含有感觉细胞胞体，其将发育中的轴突延伸至分化的脊髓和皮肤。

这些发育中的神经突起有一个不断生长的生长锥，它利用细胞黏附分子和可扩散性神经营养因子等，在外周和中枢神经系统（CNS）中找到自己的靶位（见5.5、5.6节）。

神经管中央的神经导管形成完全发育的脊髓中央管。

神经管本身含有成神经细胞（室管膜层），它分裂并迁移到套层，在那里它们分化成神经元，形成脊髓的灰质（见1.2节）。

成神经细胞/神经元的突起向外生长形成边缘层，最终形成脊髓的白质。

分裂的成神经细胞分隔成两个独立的细胞群，即翼板和基板，分别形成脊髓的背角和腹角，在胸髓和腰髓上段交界处的侧角形成内脏传出神经元（ANS的一部分）（见1.3节）。

这种背腹式分化至少部分依赖于脊索背侧［骨形态发生蛋白（BMP）］和腹侧［音猬因子（SHH）］分泌的因子。

大脑的发育

正常的发育

来自大脑半球室管膜区的放射状神经胶质细胞前体细胞在大脑皮质以"放射单元"的形式发育（见1.10节）。来源于室管膜区（VZ）的神经细胞在大脑皮质分化为深层的神经元，来源于室管膜下区（SVZ）的神经细胞形成表层神经元。随后，发育中的皮质折叠成脑回和脑沟并分化成特定的皮质区。最新的研究发现，驱动所有这些过程的基因都遵循一定的物理规则，这些规则允许发育中的大脑以这种方式折叠。放射状胶质细胞帮助引导新生细胞至发育中的皮质，进而形成白质（见1.2节）。

成年神经再生

直到最近，人们仍认为在成年哺乳动物大脑中不会出现新的神经元。然而，在成年哺乳动物的中枢神经系统，包括在人类大脑中，都已经发现神经祖细胞。这些细胞主要存在于海马齿状回中（见5.3节），紧邻室管膜下区（SVZ）的侧脑室。它们也可能存在于成人中枢神经系统的其他部位，但目前仍有争议。它们对某些信号做出响应，并且似乎在海马和嗅球中产生功能性神经元，后者的细胞是通过喙侧迁移流（RMS）从SVZ迁移到嗅球。因此，它们可能在某些形式的记忆中发挥作用，并介导某些药物的疗效，如抗抑郁药（见6.8节）。

中枢神经系统胚胎发育障碍

当前端神经孔融合失败时会导致先天无脑畸形，脑囊泡不能发育形成大脑。这种畸形的胎儿绝大多数会导致自发性流产。

脊柱裂是指脊柱和（或）脊髓下端的缺陷。最常见的脊柱裂形式是下椎骨背部融合失败（隐性脊柱裂）。这可能会造成脑膜和神经组织通过缺损疝出，进而分别形成脑脊膜膨出和脑脊膜脊髓膨出。脊柱裂最严重的情况是由于前后神经孔的不恰当融合而导致神经组织直接暴露。脊柱裂通常与脑积水有关（见1.5节）。有时，颅骨底部会出现骨质缺损，导致脑脊膜膨出。然而，与脊髓下段的情况不同，通常可以通过修复这些缺损而不引起任何的神经缺陷。

皮质发育不良是指由于发育中的皮质神经元异常迁移引起的一系列缺陷。随着神经影像的进步，发现的缺陷也越来越多，它们可能是引起癫痫的重要原因（见6.12节）。

许多宫内感染（如风疹）及一些环境因素（如放射线）会引起神经系统发育的重要缺陷。此外，许多罕见的遗传病与中枢神经系统发育缺陷亦有关，但这些超出了本书的范畴。

📁 **知识拓展**

成人大脑在整个生命过程中不断产生新的神经细胞，且这可以通过一系列活动来促进，包括锻炼、学习新技能甚至社交。

1.2 神经系统的构成

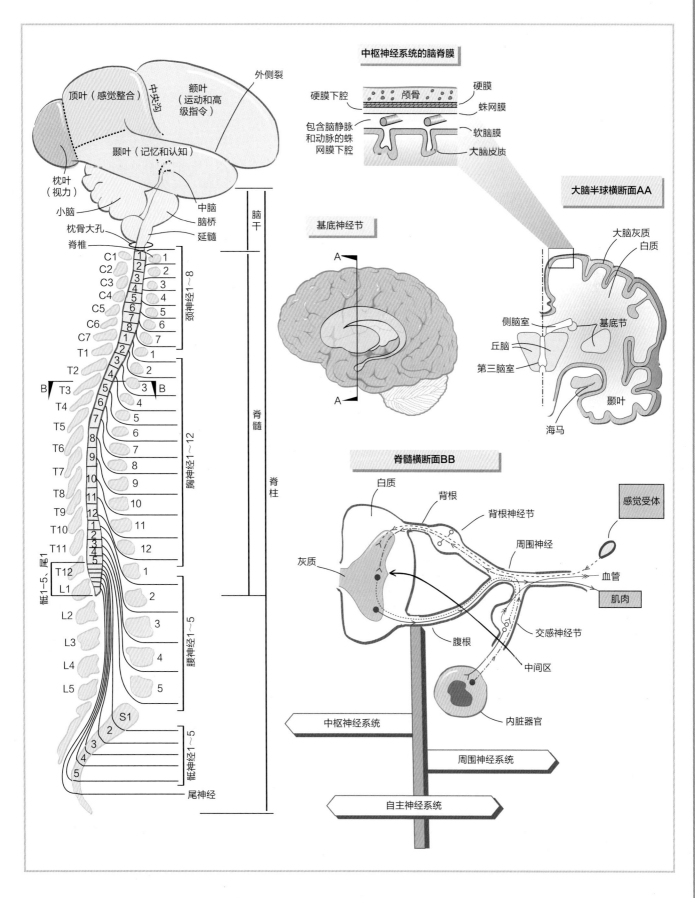

中枢神经系统的脑脊膜

硬膜下腔　颅骨　硬膜

蛛网膜

包含脑静脉
和动脉的蛛
网膜下腔

软脑膜

大脑皮质

大脑半球横断面AA

基底神经节

大脑灰质

白质

侧脑室　基底节

丘脑

第三脑室

颞叶

海马

顶叶（感觉整合）　额叶（运动和高级指令）　外侧裂

中央沟

颞叶（记忆和认知）

枕叶（视力）

小脑

枕骨大孔　中脑

脊椎　脑桥

延髓

脑干

C1
C2
C3
C4
C5
C6
C7
T1
T2
T3
T4
T5
T6
T7
T8
T9
T10
T11
T12
L1
L2
L3
L4
L5
S1

B

颈神经1~8

胸神经1~12

脊髓

脊柱

骶1-5、尾1

腰神经1~5

骶神经1~5

尾神经

脊髓横断面BB

白质　背根

背根神经节

周围神经

灰质

腹根

中间区

内脏器官

感觉受体

血管

肌肉

交感神经节

中枢神经系统

周围神经系统

自主神经系统

神经系统可分为三个主要部分：自主神经系统（ANS）、周围神经系统（PNS）和中枢神经系统（CNS）。PNS被定义为位于大脑、脑干或脊髓外的神经，而CNS则包含位于这些结构内的细胞。

◉ 自主神经系统

ANS包括中枢和外周两部分，参与内脏和腺体器官的神经支配（见1.3节）。它在控制身体的内分泌和内环境平衡系统中具有重要作用（见1.3节、1.11节）。 ANS的外周部分可分成肠神经系统（见1.4节）、交感神经系统和副交感神经系统（见1.3节）。

ANS的传出纤维起源于脊髓的中间区（或侧索）或特定的颅神经和骶神经核，在神经节处形成突触连接，而对于交感神经系统和副交感神经系统，突触位置不同。受ANS支配的器官传入纤维通过背根传导至脊髓。

◉ 周围神经系统

PNS由神经干构成。神经干主要由向脊髓和脑干传导感觉信息的传入纤维或轴突，以及向肌肉传递神经冲动的传出纤维组成。

单神经损伤可导致其支配的肌肉无力和感觉支配区的感觉缺失。

周围神经有时形成与脊髓相邻的致密网络或神经丛（如上肢的臂丛）。

周围神经通过椎骨之间的椎间孔与脊髓连接，或通过颅骨上的孔与脑连接。

脊髓

脊髓始于枕骨大孔，与位于颅底的脑干下端（延髓）相延续。脊髓终止于成人的第一腰椎处，发出30对脊神经（如果算上尾神经则为31对），并且从脊椎的椎间孔离开脊髓。

前8对脊神经源自颈髓，其中第1对从第1颈椎上方离开。接下来的12对脊神经来自胸髓或背侧脊髓。剩余的10对脊神经从脊髓下段发出，5对来自腰髓，5对来自骶髓。

脊神经由前/腹根和后/背根组成。前根支配骨骼肌，而后根则负责与相应脊髓具有共同胚胎起源的皮肤的感觉传导（见1.1节）。 背根神经的胞体位于椎管外的背根神经节内。

脊髓由白质和灰质组成。白质包含脊髓的上行和下行传导纤维，而位于脊髓中央的灰质则包含神经元的胞体（见1.9节）。

脑干、颅神经和小脑

脑干位于脊髓上方，位于大脑底部，由延髓、脑桥和中脑组成，且包含除了第一和第二对颅神经（嗅神经和视神经）外的其余10对颅神经的核团（见1.7节）。

脑干和小脑构成了后颅窝的主要结构。

小脑通过三对小脑脚与脑干相连，并参与运动的协调。

大脑半球

大脑半球由四个主要的脑叶组成：枕叶、顶叶、颞叶和额叶。颞叶内侧的部分结构参与组成边缘系统（见5.2节）。

大脑半球的外层结构被称为大脑皮质，其包含水平和纵向排列的神经元（见1.10节）。

大脑皮质通过皮质下传导纤维相互连接。这些纤维与连接大脑皮质和脊髓、脑干及深部核团的传导束一起构成了大脑半球的白质。这些深部核团包括基底神经节（见4.6节、4.7节）和丘脑（见1.10节）等结构。

脑脊膜

中枢神经系统被封闭在颅骨和脊柱内。将这些结构分开的是一系列被称为脑脊膜的结构。

软脑膜通过蛛网膜下腔（包含脑脊液）与蛛网膜分离，而蛛网膜又通过硬膜下腔与硬脑膜分离（见1.5节）。

📁 **知识拓展**
每个大脑半球都有一系列的主导功能，而在你身上哪一个占主导地位呢？

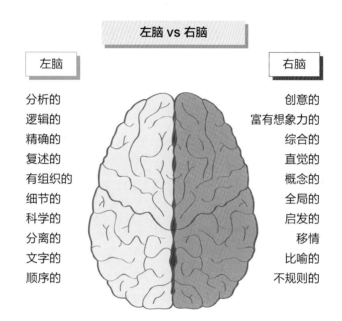

左脑 vs 右脑

左脑	右脑
分析的	创意的
逻辑的	富有想象力的
精确的	综合的
复述的	直觉的
有组织的	概念的
细节的	全局的
科学的	启发的
分离的	移情
文字的	比喻的
顺序的	不规则的

1.3 自主神经系统

自主神经系统的中枢控制和构成

自主神经系统的下丘脑控制

器官	副交感神经支配	交感神经支配
眼	第 III 对颅神经–睫状神经节 • 瞳孔收缩及提高晶状体折射力	T1～T2 颈上神经节 • 瞳孔扩大及眼睑退缩
泪腺及唾液腺	第 VII / IX 对颅神经 • 刺激唾液分泌	T1～T2 • 抑制分泌
心脏	第 X 对颅神经 • 降低收缩频率 • 支气管收缩和刺激分泌 • 随着括约肌的松弛和分泌物的刺激，蠕动增加	T1～T6 • 增加收缩频率和收缩力
支气管树		T3～T6 • 支气管扩张和抑制分泌
上消化道		T5～T12 腹腔神经节 • 抑制分泌、蠕动、括约肌收缩
肾上腺		T8～T11 • 没有节后纤维到肾上腺，刺激时后者释放儿茶酚胺
皮肤及外周脉管系统		• 皮肤血管收缩、肌肉血管扩张 • 立毛及汗液分泌
低位肠道、膀胱、生殖器官	S2-S4 骶神经丛 • 低位的肠道平滑肌收缩 • 膀胱逼尿肌收缩和尿道内括约肌松弛 • 勃起	T9～T12 • 抑制蠕动 • 抑制排尿 • 射精

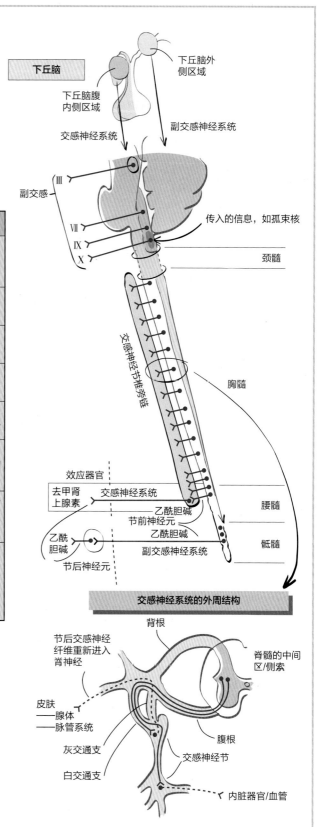

下丘脑

下丘脑外侧区域

下丘脑腹内侧区域

交感神经系统

副交感神经系统

副交感

III

VII

IX

X

传入的信息，如孤束核

颈髓

交感神经节椎旁链

胸髓

效应器官

去甲肾上腺素

交感神经系统

乙酰胆碱

节前神经元

乙酰胆碱

乙酰胆碱

节后神经元

副交感神经系统

腰髓

骶髓

交感神经系统的外周结构

背根

节后交感神经纤维重新进入脊神经

脊髓的中间区/侧索

皮肤
腺体
脉管系统

腹根

灰交通支

交感神经节

白交通支

内脏器官/血管

◉ 自主神经系统的解剖

自主神经系统（ANS）包括支配内脏和腺体器官的神经细胞和纤维，它们负责调节非随意运动。

从中枢神经系统（CNS）到达其所支配器官的传出传导途径总是由两个连续的神经元组成——节前神经元和节后神经元，前者的胞体位于CNS中（见1.2节）。

ANS可细分为肠神经、交感神经和副交感神经系统，后两者通常对它们支配的结构起着相反的作用。

交感神经节前神经元的胞体位于脊髓胸髓上段至腰髓中段（T1～L3）的中间部分（侧角）。

副交感神经节前神经元的胞体位于脑干和骶髓内的特定部位。

交感神经节后神经元的胞体位于椎体和椎前神经节内，而副交感神经节后神经元的胞体则位于它们所支配器官附近或器官壁内。

除解剖学差异外，交感神经系统的节后神经递质是去甲肾上腺素（NA），而副交感神经系统的节后神经递质则是乙酰胆碱（ACh）。两个系统在神经节水平都释放ACh。

这些神经递质的作用是由不同的受体亚型和信号传导机制介导的。在神经节中，烟碱型乙酰胆碱受体和配体门控离子通道介导神经节前和神经节后神经元之间的快突触（见2.3～2.5节）。突触后神经节释放的神经递质激活靶器官中的G蛋白偶联代谢型受体。目前已发现许多不同的受体亚型，其中包括α1和α2、β1-β4肾上腺素能受体（由NA激活）和毒蕈碱M1-M3受体亚型（由ACh激活）。2.8节的表格详细介绍了与此相关的临床意义，包括与许多中枢神经系统药物相关的副作用。

◉ 中枢神经系统对自主神经系统的调控

CNS对ANS的调控是复杂的，涉及许多脑干结构及下丘脑（见1.11节）。下丘脑中与ANS调控有关的主要区域包括调控交感神经系统的下丘脑腹内侧区域和调控副交感神经系统的下丘脑外侧区域。传导通路包括直接和间接的，其主要通过脑干部分结构，如导水管周围灰质和网状结构的一部分（见1.8节）。

◉ 自主神经系统损伤的临床特征

自主神经系统的损伤可以是特定解剖结构的局部损伤，也可以是中枢或外周疾病进展时导致的总体损害。

局灶性外周病变并不少见，且可以很容易地预测由这些病变引起的缺陷。例如，当眼睛失去交感神经支配时，会出现"霍纳征"三大主征：瞳孔收缩（瞳孔缩小）、上眼睑下垂（眼睑下垂）和出汗减少（无汗症）。其他例子包括反射性交感神经营养障碍，导致局限于单肢的严重疼痛和自主神经改变，通常是由一些轻微损伤引起的。交感神经系统在这些疾病中的确切作用尚不明确，因为局部的交感神经切除术并不都奏效。然而，在某些情况下，这些治疗可能有效，这可能与痛觉感受器开始表达NA受体有关（见3.11节、3.12节）。

广泛的ANS损伤可因中枢系统神经元退行性变而单独出现（如纯自主神经衰竭）或者作为更广泛神经退行性变过程的一部分出现，如在多系统萎缩中可见基底神经节和小脑中额外的神经元丢失。自主神经功能障碍也可由外周神经元丢失造成（如糖尿病、某些形式的淀粉样变性、酒精中毒和吉兰-巴雷综合征）。除此之外，ANS的异常还可见于中毒（如肉毒素中毒，见2.5节）和Lambert-Eaton肌无力综合征（见2.5节、6.13节）。

这些患者可出现体位性和餐后低血压（站立、运动或暴饮暴食时的晕厥或晕厥前症状）、心率调节异常、肠道和膀胱功能紊乱（尿急、尿频和尿失禁）、阳痿、无汗和瞳孔光反射消失。这些症状通常难以治疗，一些药物可用于尝试改善体位性低血压和括约肌功能异常。用于治疗体位性低血压的药物包括氟氢可的松、麻黄碱、多潘立酮、米多君和抗利尿激素类似物（所有这些药物都会引起液体潴留）。

▭ 知识拓展

测谎仪通过皮肤出汗量和心率变化来反映自主神经系统的变化。

1.4 肠神经系统

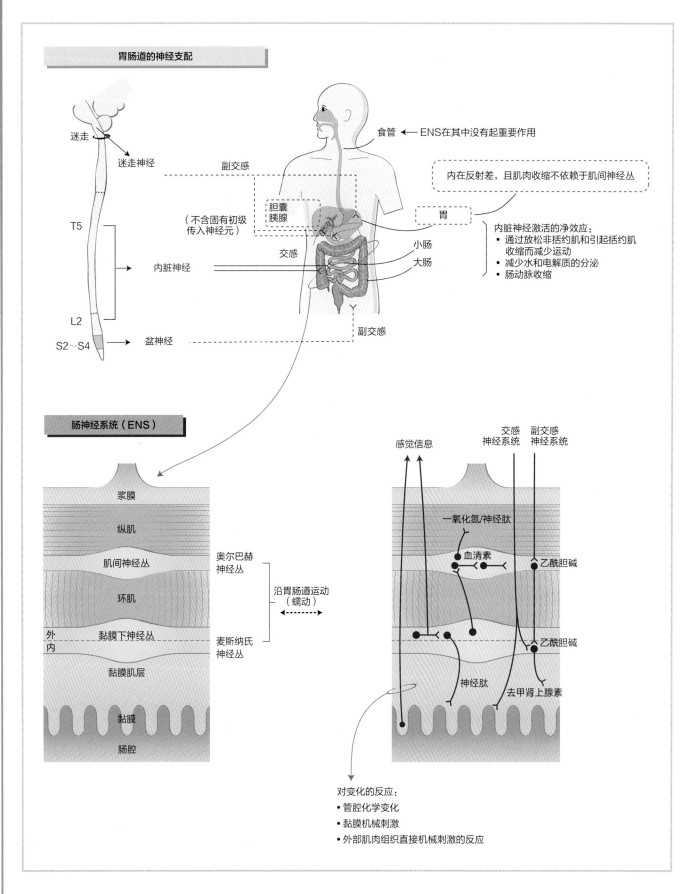

胃肠道的神经支配

迷走

迷走神经

副交感

胆囊
胰腺

（不含固有初级
传入神经元）

T5

内脏神经

交感

L2

S2～S4   盆神经

副交感

食管 ← ENS在其中没有起重要作用

内在反射差，且肌肉收缩不依赖于肌间神经丛

胃

小肠
大肠

内脏神经激活的净效应：
• 通过放松非括约肌和引起括约肌
  收缩而减少运动
• 减少水和电解质的分泌
• 肠动脉收缩

肠神经系统（ENS）

浆膜

纵肌

肌间神经丛   奥尔巴赫
              神经丛
环肌   沿胃肠道运动
                            （蠕动）
黏膜下神经丛   麦斯纳氏
外   神经丛
内

黏膜肌层

黏膜

肠腔

感觉信息

交感   副交感
神经系统   神经系统

一氧化氮/神经肽

血清素   乙酰胆碱

乙酰胆碱

神经肽   去甲肾上腺素

对变化的反应：
• 管腔化学变化
• 黏膜机械刺激
• 外部肌肉组织直接机械刺激的反应

⊙ 肠神经系统的结构

肠神经系统（ENS）存在于肠壁，主要位于小肠和大肠，与维持正常的胃肠动力和分泌功能有关。它含有1亿多个神经细胞胞体和支持性的神经胶质细胞，很大程度上受到自主神经系统的支配和调节，但却是一个独立的实体，具有其自身的内在环路和功能。它在食管中没有起到主要作用，在胃中的作用尚未明确。

ENS包含两个神经丛。

· 肌间神经丛或奥氏神经丛（Auerbach's plexus），位于纵肌层与环肌层之间。

· 黏膜下神经丛或麦斯纳氏神经丛（Meissner's plexus），位于环肌层和黏膜肌层之间。

神经丛的作用包括以下3个方面。

· 调节肌肉收缩的兴奋性神经元和一些抑制性运动神经元。

· 整合肠道内局部反应的抑制性中间神经元。

· 检测肠道化学和机械状态并反馈到神经丛内的其他神经元环路的内在初级传入神经元（IPAN）。

在不同的神经元群体中发现了多种神经递质和受体，因此其活性可以通过大量药物及自主神经系统来调节。ENS的许多神经元含有一种以上的神经递质。

⊙ 肠神经系统的作用

· ENS可以独立协调肠道肌肉组织的收缩。

· ENS还调节局部食物流动和离子及电解质的黏膜运动。

· ENS允许局部肠道行为改变以应对局部的机械和化学刺激，这也可能依赖于非神经细胞释放的物质，如来自肠内分泌细胞的5-羟色胺（5-HT）、三磷酸腺苷（ATP）。

· 此外，ENS还有上行和下行的神经网络，能够相继激活肠壁中的肌肉，允许腔内容物沿肠道传输（蠕动）。

⊙ 肠神经系统疾病

· 先天性或发育性异常，如先天性巨结肠症，由于ENS前体细胞无法迁移至整个肠道而导致结肠局部缺乏ENS。这是引起新生儿便秘的原因之一。尽管有研究尝试用干细胞衍生的ENS神经元修复这种缺陷，但目前只能通过手术去除肠道的无活力部分。

· 散发性或后天性异常，如肠易激综合征和帕金森病中常见的慢性便秘（见4.7节）。帕金森病患者的便秘可能与ENS本身的病理改变有关，并且最近有理论认为帕金森病始发于肠神经系统。

· 继发于糖尿病或吉兰-巴雷综合征的神经病变。

· 医源性，如滥用泻药或使用阿片类药物。

📂 **知识拓展**

许多神经科学家将肠道神经元网络称为"第二大脑"，因为它含有与脊髓同样多的细胞，且其细胞类型与大脑中的相似。

1.5 脑膜和脑脊液

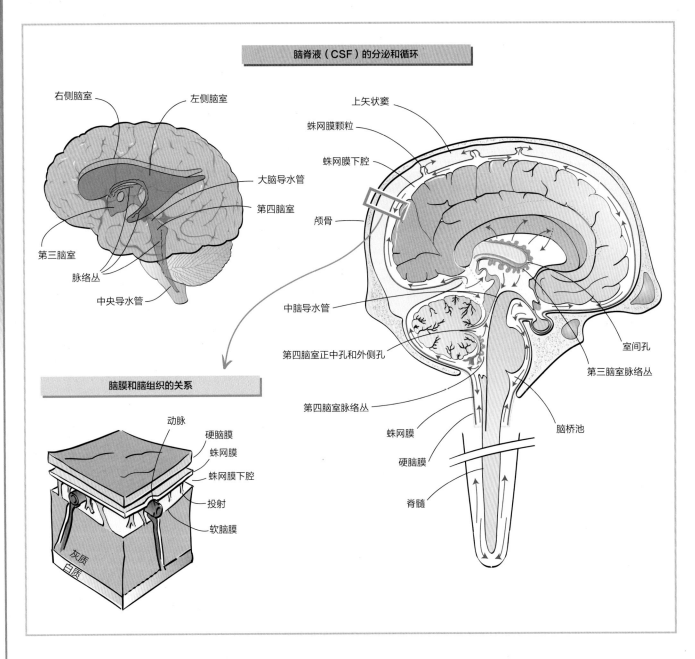

脑脊液（CSF）的分泌和循环

右侧脑室　　左侧脑室

大脑导水管

第四脑室

第三脑室

脉络丛

中央导水管

上矢状窦

蛛网膜颗粒

蛛网膜下腔

颅骨

中脑导水管

第四脑室正中孔和外侧孔

第四脑室脉络丛

蛛网膜

硬脑膜

脊髓

室间孔

第三脑室脉络丛

脑桥池

脑膜和脑组织的关系

动脉

硬脑膜

蛛网膜

蛛网膜下腔

投射

软脑膜

灰质

白质

硬脑膜、蛛网膜和软脑膜3个保护层包绕着大脑，并向下延伸至脊髓。

· 硬脑膜是靠近颅骨和椎骨的坚韧厚膜，由三叉神经和颈上神经的传入纤维支配。

· 蛛网膜与硬脑膜相邻，是一种具有螺纹状突起的薄膜，伸入蛛网膜下腔，与柔软的软脑膜接触。

· 软脑膜包裹脊髓，沿大脑表面分布并内陷入脑沟。

蛛网膜下腔充满脑脊液（CSF）并容纳主要的动脉，其分支通过软脑膜向下伸入中枢神经系统（CNS）。在特定部位，蛛网膜下腔增大形成脑池，在脑干尤其常见。最大的是在小脑和延髓之间的小脑延髓池。

脑膜向尾部延伸，包裹脊髓。硬脑膜在最上方附接到枕骨大孔，并向下延伸至S2。

◉ 脑脊液的产生与循环

脑脊液由脉络丛分泌，脉络丛主要存在于脑室中。

脑脊液的生成率为300～500 mL/ 24 h，脑室容量约为75 mL。

脑脊液与血浆相似，但含有较少的白蛋白和葡萄糖。

脑脊液产生后，通过室间孔从侧脑室流入第三脑室，然后通过中央导水管进入第四脑室，并通过第四脑室正中孔和外侧孔进入蛛网膜下腔。脑脊液从大脑底部的蛛网膜下腔沿大脑半球表面自后向前流动或向下流入脊髓。

脑脊液在上矢状窦和相关的静脉窦内进行重吸收。蛛网膜颗粒是蛛网膜透过硬脑膜伸入到静脉窦的袋状突起物。脑脊液重吸收时所有的成分都进入静脉血，但确切机制尚不清楚。除了维持恒定的脑内化学环境外，脑脊液还可通过缓冲冲击的影响而保护大脑免受机械损伤。

◉ 血脑屏障

过去认为血脑屏障（BBB）仅仅是阻止分子和细胞进入大脑单一的物理屏障。然而，最近研究表明它由一系列不同的运输系统组成，可促进或限制分子（包括药物）穿过血液–脑脊液界面。大脑毛细血管内皮细胞的一个特征是这些细胞之间存在紧密连接，由星形胶质细胞足突诱导形成和维持（见2.2节）。这些不寻常的紧密连接减少了大分子和细胞运动的机会，因此需要存在特定的运输系统以使某些关键分子进入大脑。

· 小分子物质如葡萄糖虽然不是脂溶性的，但很容易进入脑脊液。

· 较大的蛋白质分子不能进入大脑，但有许多载体机制能运输其他糖类和一些氨基酸。

血脑屏障的作用是维持恒定的脑内化学环境并应对渗透压变化带来的影响，同时通过阻止细胞进入来保证CNS具有相对免疫特权（见6.13节）。然而，从治疗的角度来看，血脑屏障减少或阻止许多大分子药物（如抗生素）进入大脑，成为治疗许多CNS疾病的主要问题。BBB还含有P–糖蛋白转运蛋白，其主要位于内皮细胞的腔膜上。它们主动将药物从CNS中运出，抑制临床药物的渗透性。当药物引起的副作用是通过中枢机制（如镇静）介导时，BBB还具有治疗优势。因此，不能透过BBB的药物可以减少这些副作用。

◉ 临床疾病

脑积水

脑积水被定义为脑室系统的扩张，因此可以在脑萎缩的情况下出现，如痴呆（代偿性脑积水）。然而，脑积水也可能因脑室系统内压力增高引起，如继发于脑脊液循环的阻塞（梗阻性脑积水）。常见于从第四脑室进入蛛网膜下腔出口处的阻塞，可能与肿瘤、先天性畸形或既往感染引起的后遗症有关。此外，大脑中央导水管的狭窄，使CSF从第三脑室到第四脑室的流动受阻也可引起。

脑积水亦可见于脑脊液过度分泌（如脉络丛肿瘤）及吸收减少（脊柱裂的特征性改变）。

脑积水的症状不一，但患者的典型表现为颅内压升高（晨起头痛、恶心、呕吐），并且在压力急剧升高时，出现意识水平改变及短暂的视力丧失。总体而言，颅内压升高的最常见原因可能是神经胶质瘤（见2.2节），它通过占位效应产生这些影响。后颅窝中的神经胶质瘤也可直接引起脑积水，导致颅内压升高。

对于梗阻性脑积水，治疗的重点是使用各种分流术将脑室连接到心脏（心房）或腹腔，引流出过量的CSF。

脑膜炎

脑膜炎或脑膜的炎症可由多种不同的生物体引起。急性感染时，炎症在整个蛛网膜下腔和脊髓中迅速扩散，引起头痛、发热、呕吐、颈强直（脑膜炎症），病情严重时患者可出现意识水平下降。应根据致病微生物的性质尽早使用抗生素治疗。

感染或炎症更多的是呈亚急性起病，如结核性脑膜炎或结节病。它们引起继发性的脑积水可能是由于颅底的脑膜增厚，阻止脑脊液的流动。

在极少情况下，肿瘤可以转移到脑膜并沿着脑膜扩散，引起恶性脑膜炎，其特征性表现为伴有癌痛的进展性颅神经或神经根综合征。这与脑膜原发肿瘤——脑膜瘤不同。脑膜瘤通常是良性的且生长缓慢，患者的典型表现为癫痫发作或因压迫邻近CNS结构而出现继发性的神经功能异常。

📂 **知识拓展**

CSF含有许多可以检测的重要物质和蛋白质，可以被用作检测脑部慢性神经退行性疾病的生物标志物（如阿尔茨海默病中的Aβ和tau蛋白，见6.11节）。

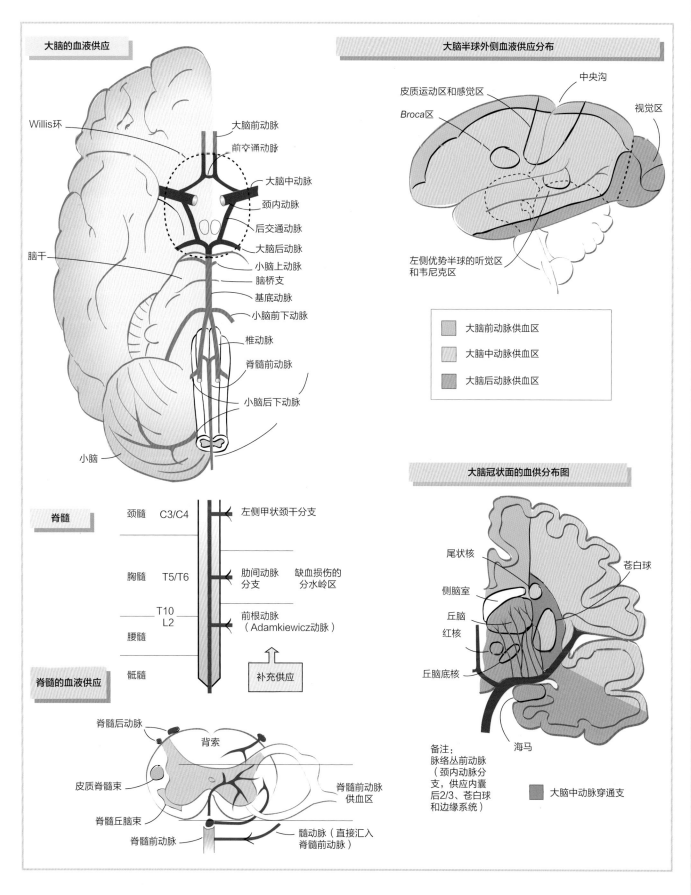

1.6 中枢神经系统血液供应

大脑的血液供应

- Willis环
- 脑干
- 小脑
- 大脑前动脉
- 前交通动脉
- 大脑中动脉
- 颈内动脉
- 后交通动脉
- 大脑后动脉
- 小脑上动脉
- 脑桥支
- 基底动脉
- 小脑前下动脉
- 椎动脉
- 脊髓前动脉
- 小脑后下动脉

大脑半球外侧血液供应分布

- 皮质运动区和感觉区
- Broca区
- 中央沟
- 视觉区
- 左侧优势半球的听觉区和韦尼克区

图例：
- 大脑前动脉供血区
- 大脑中动脉供血区
- 大脑后动脉供血区

脊髓

颈髓	C3/C4	左侧甲状颈干分支
胸髓	T5/T6	肋间动脉分支 — 缺血损伤的分水岭区
腰髓	T10 L2	前根动脉（Adamkiewicz动脉）
骶髓		补充供应

脊髓的血液供应

- 脊髓后动脉
- 背索
- 皮质脊髓束
- 脊髓丘脑束
- 脊髓前动脉
- 脊髓前动脉供血区
- 髓动脉（直接汇入脊髓前动脉）

大脑冠状面的血供分布图

- 尾状核
- 苍白球
- 侧脑室
- 丘脑
- 红核
- 丘脑底核
- 海马

备注：
脉络丛前动脉（颈内动脉分支，供应内囊后2/3、苍白球和边缘系统）

- 大脑中动脉穿通支

⊙ 脑血液供应

大脑的血液供应来自四根血管：左右侧颈内动脉及双侧椎动脉。

· 双侧椎动脉通过枕骨大孔进入颅内并汇合供应脑干（基底动脉）和大脑半球后部（大脑后动脉），整个血管网络构成了后循环。

· 颈内动脉（ICA）位于颈动脉管内，穿过颅骨及海绵窦，突破硬脑膜进入中颅窝，在视交叉的侧面走行。颈内动脉分出大脑前动脉（ACA）和大脑中动脉（MCA），供应大脑半球的前部和中部。此外，大脑后循环和前循环在大脑底部通过Willis环吻合。当发生严重的动脉闭塞时，前后交通动脉可以维持大脑的血液供应。ICA终末支之前，发出分支分别供应垂体（垂体动脉）、眼睛（眼动脉）、部分基底神经节（苍白球）和边缘系统（前脉络膜动脉）及后交通动脉。

MCA为组成ICA的两个末端分支之一，供应中央沟旁的感觉运动回（中央沟内侧延伸处由ACA供应）及优势半球（通常是左半球）的听觉和语言皮质区域。因此，MCA闭塞可导致对侧瘫痪，尤其对面部的下半部分和手臂的影响较大，出现对侧感觉丧失、注意力不集中等症状，如果累及优势半球，则会引起失语（见3.7节、4.1节、4.4节、4.5节）。此外，MCA有许多小的穿通支供应皮质下结构，如基底节和内囊。

ACA是ICA发出的另外两条主要终末支，它们通过前交通动脉互相连接，并供应额叶和顶叶内侧面及胼胝体。当一侧的ACA闭塞时，其特征性的表现为对侧下肢轻瘫和感觉丧失，偶有步态、排尿障碍及精神障碍和失用（见3.13节）。

椎动脉由锁骨下动脉发出，通过上位颈椎的横突孔上升至脑干。双侧椎动脉在脑桥下部汇合形成基底动脉，然后上升至脑桥上缘，分出两条大脑后动脉（PCA）。每条椎动脉在汇成基底动脉的途中发出许多分支，包括脊髓后动脉、小脑后下动脉（PICA）和脊髓前动脉。这些脊髓动脉供应上位颈髓，而PICA供应延髓外侧和小脑。小脑后下动脉闭塞引起Wallenberg延髓背外侧综合征。

PCA供应后顶叶皮质、枕叶和颞叶下部。这些血管的闭塞导致视野缺损（通常为伴黄斑回避的同侧偏盲，因为该皮质区也从MCA中获得部分血液供应，见3.4节）、遗忘综合征（见5.3节、5.4节）、语言障碍（见3.7节），偶伴复杂的视觉感知异常（见3.5节）。PCA具有许多穿通支，供应中脑、丘脑、丘脑底部、内囊后肢、视辐射和大脑脚，这些通常易受高血压的影响。当PCA发生闭塞时会引起小的腔隙性脑梗死。

除闭塞外，脑血管出血可累及脑实质（脑内）、蛛网膜下腔，常见于外伤、高血压、Willis环的先天性动脉瘤破裂（囊性动脉瘤，见6.15节）。

大脑静脉回流

脑干和小脑的血液直接回流至邻近后颅窝的硬脑膜静脉窦。相反，大脑半球有内静脉和外静脉，皮质的血液经大脑外静脉回流至上矢状窦（见1.5节）。上矢状窦回流至横窦，然后是侧窦，最后进入颈内静脉。大脑内静脉将大脑半球深部结构的血液回流至Galen大静脉，然后进入直窦。这些静脉系统中的任何一处均可发生闭塞，引起伴或不伴局灶性神经功能缺损的颅内压升高。

脊髓血液供应

脊髓的血液供应来自一条脊髓前动脉和两条脊髓后动脉。脊髓前动脉起源于椎动脉，从脑干下缘延伸至脊髓圆锥的尖端。脊髓后动脉源自椎动脉，在脊髓的某些部位，得到其他动脉的补充。

脊髓的血管损伤最常发生在脊髓的分水岭区域，即下位颈髓和下位胸髓。脊髓前动脉闭塞导致瘫痪和脊髓丘脑感觉（浅感觉）缺陷，而深感觉保留（关节位置觉和振动觉，见1.9节、6.5节）。

📁 **知识拓展**

大脑中血管的长度超过16万千米。

1.7 颅神经

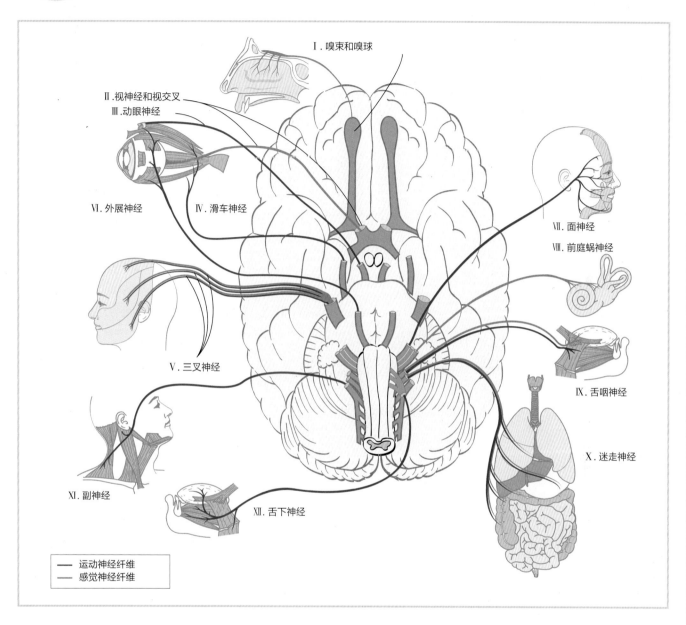

- Ⅰ.嗅束和嗅球
- Ⅱ.视神经和视交叉
- Ⅲ.动眼神经
- Ⅵ.外展神经
- Ⅳ.滑车神经
- Ⅶ.面神经
- Ⅷ.前庭蜗神经
- Ⅴ.三叉神经
- Ⅸ.舌咽神经
- Ⅺ.副神经
- Ⅻ.舌下神经
- Ⅹ.迷走神经

—— 运动神经纤维
—— 感觉神经纤维

◉ 第一对颅神经/嗅神经

嗅觉感受器位于鼻黏膜内，它们的轴突通过筛板投射至位于额叶下表面的嗅球（OB）（见3.9节）。因此，传递嗅觉信息的嗅神经并不起源于或通过脑干。

嗅神经的损伤最常发生在脑外伤和嗅觉轴突穿过筛板受到剪切力损害时，这会导致嗅觉丧失。

◉ 第二对颅神经/视神经

眼中的光感受器通过双极细胞到神经节细胞，然后通过视神经到达CNS。视神经通过眼眶后部的视神经管进入大脑，并与另一只眼的视神经汇合形成视交叉。视交叉纤维最终传递到视皮质及一些皮质下区域（见3.3～3.5节）。

视神经的损伤会影响视力，但视力丧失的程度和类型取决于损伤的部位（见3.4节）。

◉ 第三对颅神经/动眼神经

动眼神经起源于中脑上丘水平，支配除外直肌和上斜肌以外的所有眼外肌。它还发出副交感神经支配眼球，成为支配上睑提肌的主要神经。

动眼神经麻痹会导致眼睛"向下和向外"、瞳孔散大固定、光反射和调节反射消失及眼睑下垂，常见于后交通动脉瘤或神经的微血管损伤，如糖尿病。

◉ 第四对颅神经/滑车神经

滑车神经起源于中脑下丘水平，从脑干背侧发出，支配上斜肌。

滑车神经损伤时，向下看会出现视物重影（复视）。滑车神经麻痹的常见原因是脑外伤。

◉ 第五对颅神经/三叉神经

三叉神经具有运动和感觉功能。三叉神经运动核位于脑桥中部、三叉神经感觉主核内侧，接受运动皮质的传入信号（见4.4节、4.5节），支配咀嚼肌的运动。整个面部（包括角膜）的感觉通过三叉神经传递到脑干中（三叉脊束核、三叉神经感觉主核和三叉神经中脑核）的突触。面部的感觉通过三个分支传递：支配前额的眼支、支配面颊的上颌支及支配下颌的下颌支——更上方的纤维（眼支）投射到位于上位颈髓的三叉神经脊束核的最下端。这些脑干三叉神经核继而作为躯体感觉和疼痛传导系统的一部分投射到丘脑（见3.10节、3.11节）。

三叉神经损伤导致下颌张开困难和咀嚼困难，伴有面部感觉丧失和角膜反射消失。

◉ 第六对颅神经/外展神经

外展神经起源于脑桥背侧下部并支配外直肌。

外展神经损伤会导致向病灶侧注视时出现水平复视，其可能是由脑干的局部病变引起，或者可能是颅内压升高的假性定位征。

◉ 第七对颅神经/面神经

面神经主要控制运动，也同时发出副交感神经纤维支配泪腺和唾液腺（岩浅大神经和鼓索）及舌前2/3的感觉（鼓索）。面神经的运动核起源于脑桥，支配除咀嚼肌外所有的面部肌肉。

面神经病变会产生周围性面神经麻痹，出现病变同侧的所有面部肌肉无力。此外，如果病变发生在鼓索的近端，还会出现舌前2/3味觉丧失，最常见于贝尔氏麻痹（Bell's palsy）。相比之下，皮质到面神经核的下行纤维损伤（中枢性面神经麻痹）仅导致病变对侧的下面部肌肉无力，因为上面部肌肉同时受两个半球运动皮质的上运动神经元支配。

⊙ 第八对颅神经/前庭蜗神经

第八对颅神经传递来自耳蜗（听神经或耳蜗神经，见3.6节、3.7节）、半规管和耳石器官（前庭神经，见3.8节）的信息。

前庭蜗神经损伤（如在听神经瘤中）可导致伴有耳聋和耳鸣（嗡鸣声）的平衡障碍。

⊙ 第九对颅神经/舌咽神经

舌咽神经包含运动、感觉和副交感神经纤维。运动纤维起源于疑核的上端，支配茎突咽肌，而感觉纤维起源于孤束（或孤束核），传递舌后1/3的感觉和味觉，以及咽部的感觉。副交感神经纤维起源于下泌涎核，支配腮腺。

舌咽神经的损伤通常伴随迷走神经损伤。

⊙ 第十对颅神经/迷走神经

迷走神经起源于迷走神经背核和疑核，发出运动纤维支配软腭、咽、喉。它还有重要的副交感作用和部分传递感觉的作用，可传递会厌的味觉和耳郭的感觉（见1.3节）。

迷走神经损伤导致吞咽困难和构音障碍，同时伴有舌咽神经损伤，可能会导致上述咽反射消失。

⊙ 第十一对颅神经/副神经

副神经是纯运动神经，起源于延髓的疑核和上位颈髓中的副核，支配胸锁乳突肌和斜方肌。

副神经受损会导致这些肌肉无力。

⊙ 第十二对颅神经/舌下神经

舌下神经支配舌肌的运动，其纤维起源于延髓后部的舌下神经核。

舌下神经受损会引起舌肌萎缩和无力，导致吞咽和构音障碍，常见于运动神经元病（见6.11节）。该神经的单独损伤较罕见，常见于和其他后组颅神经同时受损（如第九、第十、第十一对颅神经），在这种情况下患者可能会出现延髓麻痹。相反，假性延髓麻痹是指从皮质到这些颅神经核的下行纤维束受损。

📁 **知识拓展**

部分面神经损伤的人在吃东西时会流泪，这一现象被称为鳄鱼的眼泪。

1.8 脑干的解剖

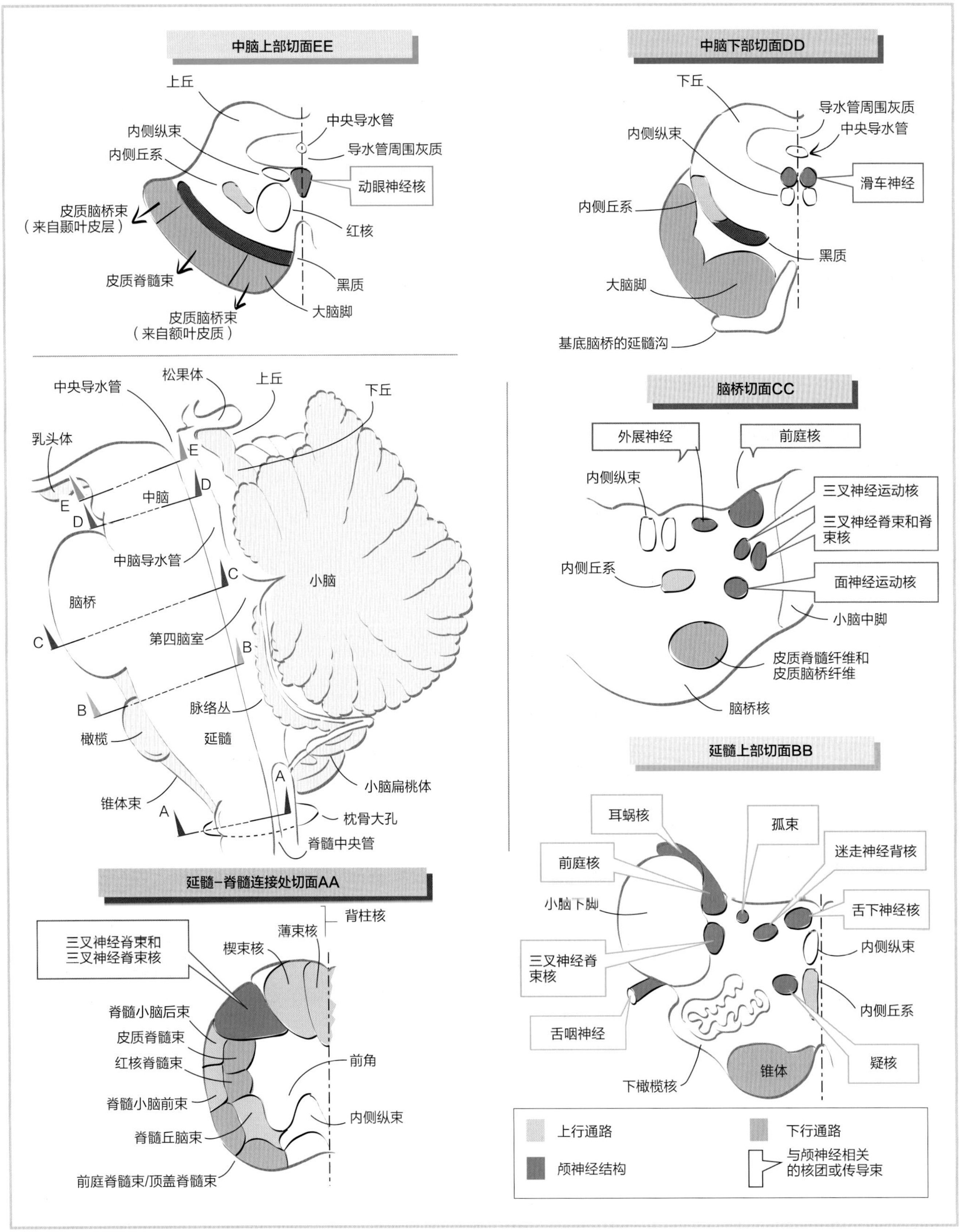
中脑上部切面EE
上丘
内侧纵束
内侧丘系
中央导水管
导水管周围灰质
动眼神经核
皮质脑桥束
（来自颞叶皮层）
红核
皮质脊髓束
黑质
大脑脚
皮质脑桥束
（来自额叶皮质）
中脑下部切面DD
下丘
导水管周围灰质
中央导水管
内侧纵束
滑车神经
内侧丘系
黑质
大脑脚
基底脑桥的延髓沟
中央导水管
松果体
上丘
下丘
乳头体
中脑
中脑导水管
小脑
脑桥
第四脑室
脉络丛
橄榄
延髓
小脑扁桃体
锥体束
枕骨大孔
脊髓中央管
脑桥切面CC
外展神经
前庭核
内侧纵束
三叉神经运动核
三叉神经脊束和脊束核
内侧丘系
面神经运动核
小脑中脚
皮质脊髓纤维和
皮质脑桥纤维
脑桥核
延髓上部切面BB
耳蜗核
孤束
前庭核
迷走神经背核
小脑下脚
舌下神经核
内侧纵束
三叉神经脊束核
内侧丘系
舌咽神经
疑核
锥体
下橄榄核
延髓-脊髓连接处切面AA
背柱核
薄束核
楔束核
三叉神经脊束和
三叉神经脊束核
脊髓小脑后束
皮质脊髓束
红核脊髓束
前角
脊髓小脑前束
内侧纵束
脊髓丘脑束
前庭脊髓束/顶盖脊髓束
上行通路
下行通路
颅神经结构
与颅神经相关
的核团或传导束

脑干从枕骨大孔开始，延伸到大脑脚和丘脑。它由延髓、脑桥和中脑组成，位于小脑前面，由3对小脑脚和小脑相连。它包含以下结构。

· 12对颅神经中除了视神经和嗅神经外的其余10对颅神经核团（见1.7节）。
· 用于控制眼球运动的神经元网络，包括第三、第四、第六对颅神经（见6.7节）。
· 在整个中枢神经系统中广泛投射的单胺能神经元（见2.7节）。
· 控制呼吸、心血管系统及自主神经系统至关重要的区域（见1.3节）。
· 控制觉醒和睡眠及相关单胺能神经元的重要区域（见5.1节）。
· 连接脊髓和脊髓上结构（如大脑皮质和小脑）的上下行传导通路，其中一些起源于脑干（见1.9节、3.10节、3.11节、4.1～4.5节）。

◉ 脑干的重要结构

背柱核是背柱（DC）中传递纤维终止的主要部位，负责轻触觉、振动觉和关节位置觉。该结构的中继神经元发出轴突在延髓底部交叉形成内侧丘系，在丘脑内形成突触（见3.10节）。

· 锥体束在延髓中的代表是皮质脊髓束（CoST），在延髓底部交叉。
· 孤束核和疑核通过舌咽和迷走神经调控味觉和咽部运动（见1.7节）。
· 延髓的下橄榄核接受许多来源的传入信号，通过爬行纤维传递至小脑（见4.8节、5.7节）。
· 小脑脚向小脑传递和接收信息（见4.8节）。
· 内侧纵束起源于前庭神经核，向上与一些眼球运动核团（第三和第六对颅神经）连接，向下组成前庭脊髓束的一部分。
· 前庭神经核接收内耳平衡器官的纤维，并投射到脊髓、小脑及其他脑干结构（见3.8节、4.7节、5.6节）。
· 含有多巴胺和γ-氨基丁酸（GABA）神经元的中脑黑质作为基底神经节的一部分参与运动的控制（见4.6节、4.7节）。多巴胺能神经元丢失是帕金森病的主要病理改变（见4.7节）。
· 中脑红核与小脑密切相关。它是红核脊髓束的起源部位，与皮质脊髓束一起组成控制对侧运动的下行通路（见4.3节）。
· 中脑导水管周围的灰质是一个富含内源性阿片样物质的区域，因此对脊髓上的痛觉调节非常重要（见3.11节）。
· Sylvius中央导水管通过中脑连接第三脑室和第四脑室。该处的狭窄可引起脑积水（见1.5节）。
· 大脑脚包含从大脑皮质到脊髓和脑干的下行运动通路，尤其是脑桥（见4.1节）。
· 中脑下丘是听觉系统的一部分（见3.7节），而上丘更多地涉及对视觉的处理和眼球运动的控制（见3.4节、6.7节）。

因此，在临床上即使是很小的病变也可以被极其精确地定位，由于位于脑干内的结构数量众多，脑干的损伤可能具有毁灭性的后果。脑干损伤最常见的原因是炎症（如多发性硬化，见6.13节）或血管本身病变（见6.15节）。然而，脑肿瘤（见2.2节）和其他一些疾病也可见于脑干，如果损害严重且广泛，则可能会致命。

对有广泛脑损伤（如严重的中风或头部损伤）的患者，进行脑干功能的评定来判断患者是否处于脑死亡的状态可以为进一步的干预治疗和器官捐赠提供依据。该评估包括头眼反射、前庭眼反射和自主呼吸。

📂 **知识拓展**
据报道，脑干损伤可致少部分人和动物产生丰富而生动的幻觉，即大脑脚幻觉症。

1.9 脊髓的结构

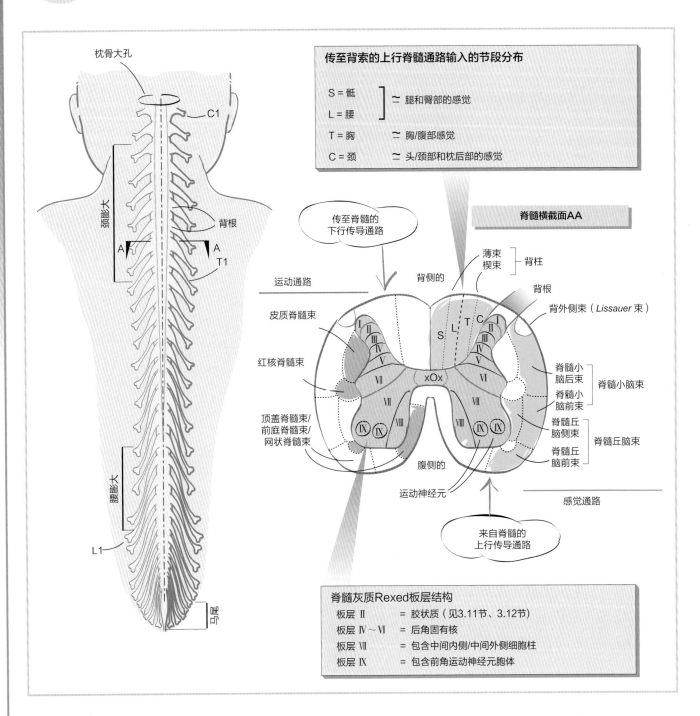

传至背索的上行脊髓通路输入的节段分布

S = 骶
L = 腰　　≃ 腿和臀部的感觉

T = 胸　　≃ 胸/腹部感觉

C = 颈　　≃ 头/颈部和枕后部的感觉

枕骨大孔

C1

颈膨大

背根

A A

T1

脊髓横截面AA

传至脊髓的
下行传导通路

运动通路

背侧的

薄束
楔束 — 背柱

背根

背外侧束（*Lissauer* 束）

皮质脊髓束

红核脊髓束

脊髓小
脑后束

脊髓小脑束

脊髓小
脑前束

顶盖脊髓束/
前庭脊髓束/
网状脊髓束

脊髓丘
脑侧束

脊髓丘脑束

脊髓丘
脑前束

腰膨大

腹侧的

运动神经元

感觉通路

L1

来自脊髓的
上行传导通路

马尾

脊髓灰质Rexed板层结构

板层 Ⅱ 　＝ 胶状质（见3.11节、3.12节）

板层 Ⅳ～Ⅵ 　＝ 后角固有核

板层 Ⅶ 　＝ 包含中间内侧/中间外侧细胞柱

板层 Ⅸ 　＝ 包含前角运动神经元胞体

⊙ 总体结构

　　脊髓位于椎管内，从枕骨大孔延伸到第一腰椎下缘。它有两个膨大（颈膨大和腰膨大），与上肢和下肢的神经支配相对应（见1.2节）。椎管下部（L1以下）包含下位的腰骶神经，也称为马尾神经。

　　感觉神经纤维从背根（后根）进入脊髓，其伴行的神经元胞体位于背根神经节。运动和节前自主神经纤维与一些传入神经纤维并行从腹根（前根）发出，伴行一些传入神经纤维，这些传入纤维大部分是无髓鞘的。

运动神经元胞体［或运动神经元（MN）］存在于脊髓前角，而交感神经系统节前神经的胞体存在于脊髓的中间外侧柱（见1.3节）。

构成脊髓中央灰质的神经元按板层结构排列（又称Rexed板层）。灰质周边的白质由有髓和无髓纤维组成，形成上行和下行脊髓束。

◉ 脊髓的感觉传入纤维的构成

来自外周受体的感觉信息由初级传入神经纤维传入后终止于后角的 I ～ V 层，不同受体终止位置不同。然而，实际上许多传入纤维进入脊髓时可分为上行支和下行支，因此它们不仅可以与后角中的许多中间神经元形成突触连接，还可通过背外侧束沿着脊髓上下传导。

◉ 后角的感觉处理

许多初级传入纤维与单个后角神经元形成突触连接。这种传入信号的聚集性会降低对刺激位置的敏锐度（准确度），但是侧抑制可通过抑制次最大激活纤维的传入信号，使损失最小化，从而增加感觉传入的空间对比度（见3.1节）。

后角还接受来自脊髓以上结构的部分下行传入信号，这对调控脊髓感觉信息的处理具有重要作用（见3.11节）。

◉ 脊髓的上行感觉传导通路

脊髓的主要上行传导通路如下（见3.1节）。
· 脊髓丘脑束（STT），也称为前外侧系统。
· 脊髓小脑束。
· 背柱（DC，有时也称背柱–内侧丘系）。

每个传导束以节段的方式传递特定信息，即来自身体不同部位的感觉信息通过特定的上行传导通路传导。传递身体上部信号的传入纤维位于上行传导通路的外侧。

DC和STT交叉后（纤维穿过中线）传递至对侧大脑半球中处理。然而，这两个通路交叉的部位不同。前外侧系统在脊髓交叉，而后索核发出突触组成内侧丘系后在延髓底部交叉（见3.10节、3.11节）。

◉ 脊髓运动神经元

α-运动神经元和γ-运动神经元均存在于腹角（前角）。

α-运动神经元是神经系统中最大的神经元之一，支配骨骼肌纤维；而γ-运动神经元支配肌梭内的肌内纤维（见4.2节）。

颈髓运动神经元支配手臂的肌肉，而腰髓和骶髓的运动神经元支配腿部肌肉组织。

运动神经元在前角按躯体定位排列，使得内侧的神经元支配近端肌肉，而外侧的神经元支配远端肌肉（见4.1～4.3节）。

◉ 下行运动传导束

许多下行运动传导通路是根据它们在大脑内的起始位置来命名的（见4.3节、4.4节）。

· 皮质脊髓束（CoST）或锥体束起源于大脑皮质。

· 红核脊髓束来源于中脑红核，与CoST共同调控前角外侧运动神经元，支配远端肌肉组织。

· 前庭脊髓束、网状脊髓束和顶盖脊髓束，也称为锥体外束，调控前角腹内侧运动神经元，支配中轴肌（见4.1～4.3节）。

◉ 脊髓运动环路（见4.1节、4.3节）

脊髓内有复杂的细胞网络控制感觉信息和运动信息的上传。在运动通路中的细胞网络由各种中间神经元组成，其将下行运动信号与感觉传入信号整合，然后传导至控制步态的运动神经元。

◉ 脊髓损伤的临床特征（见4.1节）

了解脊髓的解剖结构能够预测病变的特征，这在临床神经学中具有重要价值。在后面章节（见6.5节、6.6节）中我们会讨论脊髓不同部位损伤的特殊临床表现。

◸ **知识拓展**

全世界约有200万人患有脊髓损伤。

1.10 大脑皮质和丘脑的结构

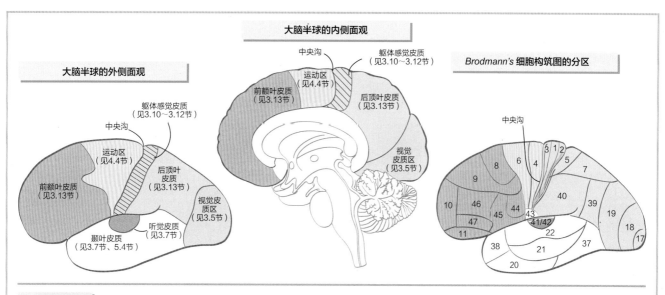

大脑半球的内侧面观

中央沟
躯体感觉皮质
（见3.10～3.12节）
运动区
（见4.4节）
前额叶皮质
（见3.13节）
后顶叶皮质
（见3.13节）
视觉皮质区
（见3.5节）

大脑半球的外侧面观

躯体感觉皮质
（见3.10～3.12节）
中央沟
运动区
（见4.4节）
后顶叶皮质
（见3.13节）
前额叶皮质
（见3.13节）
视觉皮质区
（见3.5节）
颞叶皮质
（见3.7节、5.4节）
听觉皮质
（见3.7节）

Brodmann's 细胞构筑图的分区

中央沟

皮质分层

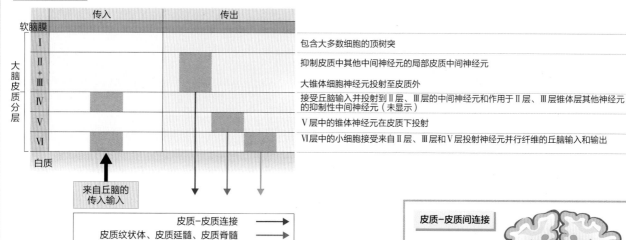

	传入	传出	
软脑膜			
I			包含大多数细胞的顶树突
II+III			抑制皮质中其他中间神经元的局部皮质中间神经元 大锥体细胞神经元投射至皮质外
IV			接受丘脑输入并投射到II层、III层的中间神经元和作用于II层、III层锥体层其他神经元的抑制性中间神经元（未显示）
V			V层中的锥体神经元在皮质下投射
VI			VI层中的小细胞接受来自II层、III层和V层投射神经元并行纤维的丘脑输入和输出
白质			

大脑皮质分层

来自丘脑的
传入输入

皮质-皮质连接 →
皮质纹状体、皮质延髓、皮质脊髓 →
皮质丘脑 →

丘脑皮质连接

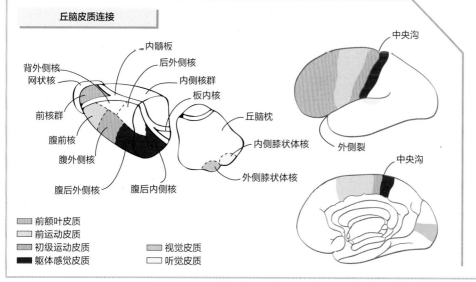

内髓板
背外侧核
后外侧核
网状核
内侧核群
前核群
板内核
丘脑枕
腹前核
腹外侧核
内侧膝状体核
腹后外侧核
腹后内侧核
外侧膝状体核

中央沟

外侧裂

中央沟

⬜ 前额叶皮质
⬜ 前运动皮质
⬜ 初级运动皮质
⬜ 视觉皮质
⬛ 躯体感觉皮质
⬜ 听觉皮质

皮质-皮质间连接

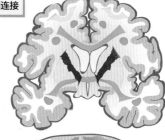
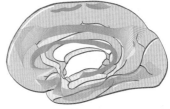

皮质-皮质间连接
连合纤维——连接左右半球之间的部位
投射纤维——将皮质连接到皮质下结构
（丘脑、纹状体、脊髓）

大脑最外层皮质的结构可以用多种方式划分。一种方式是使用细胞结构图进行分区，如*Brodmann*分区，这在某种程度上等同于将功能相同的结构分为运动、感觉和联合区，而层状结构证明了这一点。主要负责感觉调控的皮质区为第Ⅳ层，而皮质运动区为第Ⅴ层。

另一种方法是将皮质视为垂直排列的组织。这种垂直结构被称为柱状假说，认为皮质柱是皮质加工的基本单元。

◉ 大脑皮质的解剖组织

虽然大脑皮质的某些区域可以进行更细致的划分，如初级视觉皮质，但通常认为新皮质由六层组成（见3.5节）。

丘脑传入纤维传递的感觉信息大部分投射到第Ⅳ层，小部分投射到第Ⅵ层。它们终止在不同的区域。

这些传入纤维与皮质内中间神经元形成突触后，垂直投射到第Ⅱ层、第Ⅲ层和第Ⅴ层的神经元后，继而投射到其他相应的皮质和皮质下区域。

因此，大脑皮质内的突触连接是垂直方向的。突触连接的这种排列方式常见于体感和视觉皮质（见3.5节、3.10节）。许多运动皮质区发出的运动传出信号也遵循以上原则。这些运动传出信号会被引导回到控制肌肉的运动神经元，而这些肌肉控制感觉受体，并最终投射回发出这些信号的运动皮质的同一区域，即传入–传出耦合（见4.5节）。

◉ 大脑皮质的组织发生

在哺乳动物的CNS中，整个皮质的神经元均由脑室旁的增殖区迁移产生。放射状胶质纤维引导甚至可能引起室管膜区和室管膜下区的神经元越过胎儿的端脑壁移行至发育中的皮质板中正确的皮质位置区（见1.1节）。因此，在组织发生上而言，皮质是以垂直方式形成的。

◉ 大脑皮质的神经生理组织

从神经生理学上看，如果记录电极垂直于皮质穿过，它会遇到具有相似特性的细胞。然而，如果电极沿切线方向通过，那么遇到的细胞特性则不同。在许多皮质区域均可见到该现象（见3.5节）。

皮质的这种柱状组织确保可以维持拓扑样结构，并使得在外周传入信号发生变化的情况下，皮质的重组相对简单（见5.6节）。

◉ 大脑皮质的功能组织

串行处理模式

原始模型提出以串行方式执行信息处理，皮质细胞形成一系列等级细胞。因此，一组细胞执行相对简单的分析，然后汇总到另一组神经元上，执行更复杂的分析（见3.5节）。这些等级处理模式的最终推论是等级结构顶端的神经元将对特定的感知产生反应——祖母细胞学说。

并行处理模式

视网膜中X型、Y型和W型神经节细胞的发现（见3.3节）促进了一种竞争理论的发展。该理论提出，信息是通过一系列平行通路来分析的，每条通路分析感觉刺激的一个特定方面（如颜色或运动的视觉刺激，见3.5节）。该理论不排除等级处理模式，只是将其降级归入到独立并行通路内的分析模式里。实际上，皮质同时采用两种分析模式。

分布式处理模式

应该强调的是，皮质柱不应被视为静态镶嵌结构，因为一个皮质柱可能同时是许多不同分析通路的组成成分。该理论被称为分布式系统理论，将大脑描述为广泛和相互关联的系统的复合体。这些系统内部和彼此之间神经活动的动态相互作用是大脑功能的本质。一个分布式系统编码刺激某个特征，而一个皮质柱可以编码刺激几个特征，因此一个皮质柱可能是许多分布式系统的组成之一。

◉ 丘脑的解剖和功能组织

丘脑由许多离散的核团组成。它不仅仅是一个简单的中继站，接收来自皮质和脑干结构的广泛连接，也在唤醒水平中起重要作用。丘脑区域的主要核团如下。

- 前核：与边缘系统和前额叶皮质相关（见3.13节、5.2节）。
- 腹前核和腹外侧核：与运动系统有关（见4.4节～4.8节）。
- 腹后侧核：与躯体感觉系统有关（见3.10节、3.11节）。
- 枕核：与后顶叶皮质相关（见3.13节）。
- 内侧膝状核：与听觉通路有关（见3.7节）。
- 外侧膝状核：与视觉系统有关（见3.4节）。
- 板内核：与疼痛通路和基底神经节相关（见3.12节、4.8节）。
- 网状核：与唤醒水平和某些形式的癫痫有关（见5.1节、6.12节）。

📂 **知识拓展**

1909年Korbinian Brodmann第一次定义了不同的皮质分区。他提出了50个不同的区域，最后一个区叫做52区！

1.11 下丘脑

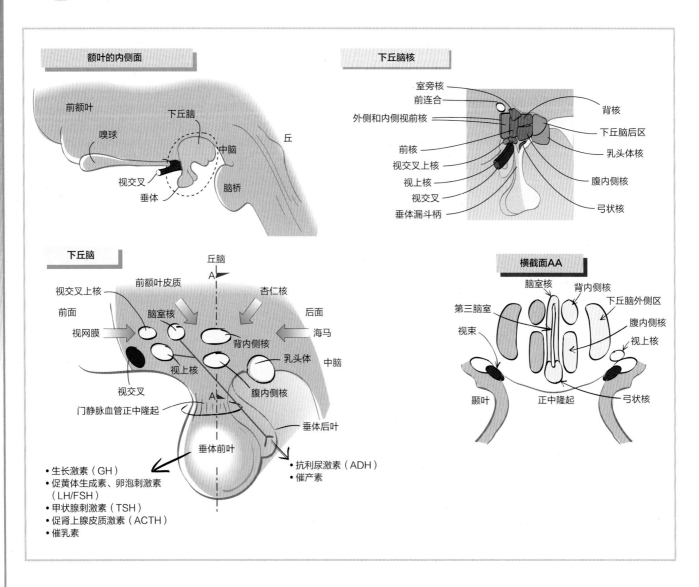

下丘脑位于第三脑室两旁、丘脑下方、视交叉和中脑之间，接受来自边缘系统结构（见5.2节）及视网膜的重要传入信号，含有大量对激素水平、电解质和温度变化敏感的神经元。

下丘脑不仅传出信号至自主神经系统（ANS），也起到控制垂体内分泌功能的关键作用（关于下丘脑–垂体系统内分泌学的详细讨论超出了本书的范围）。因此除控制ANS外，下丘脑在以下方面也发挥着重要作用：多个生理系统的稳态（如口渴、饥饿、水钠平衡、温度调节）、昼夜节律和内分泌功能的控制、形成顺行记忆的能力（与边缘系统结合，见5.2节、5.3节），以及将对情绪刺激的反应转化为内分泌和自主反应。

下丘脑具有许多其他功能，这些功能都可能在疾病状态下丧失或紊乱。其中最常见于垂体瘤切除术后引起的副作用。

◉ 下丘脑的功能

·下丘脑控制ANS，其损伤可引起自主神经功能紊乱。下丘脑腹内侧部分在控制交感神经系统中起主要作用，而外侧下丘脑控制副交感神经系统（见1.3节）。

· 下丘脑通过产生释放激素和抑制激素、抗利尿激素（ADH，也称血管升压素）和催产素来控制垂体的内分泌功能。由于下丘脑与内分泌紊乱密切相关，其损伤可能具有深远的系统性影响。最常见的例子可能是因下丘脑生成ADH减少导致的神经源性尿崩症。该类患者每天排出许多升尿液，需要通过增加液体摄入量来代偿。这与肾性尿崩症不同，后者的问题在于肾脏中的ADH受体异常。

· 无论是生理条件下，还是由边缘系统编码的情绪状态表达中，下丘脑在协调自主神经和内分泌反应方面都起着主要作用。低血容量或极度焦虑状态时，下丘脑不仅会介导交感神经活动增加，还通过刺激垂体前叶释放促肾上腺皮质激素（ACTH）来增加皮质醇的产生。这被称为应激反应，表现为皮质醇的增加。

· 下丘脑在调节应激反应中具有重要作用。压力是许多精神疾病的重要相关因素（见6.8～6.10节）。下丘脑在激活由下丘脑-垂体-肾上腺（HPA）轴介导的应激反应中起关键作用。这引起肾上腺皮质醇的释放后从血液进入CNS，影响CNS功能并作为调节应激反应的反馈机制的一部分。

· 下丘脑在体温调节中具有重要作用。下丘脑前区的损伤可导致体温过高，而同一区域的刺激可通过ANS降低体温，这与下丘脑后区不同，后者表现为相反的作用方式。下丘脑也可介导随着环境温度的长期变化而出现的一些更长期的反应，如长期暴露于寒冷环境的患者促甲状腺激素释放激素（TRH）的产生增加。下丘脑损伤可引起中枢温度调定发生进一步变化。发生败血症时，一些细胞因子（如白细胞介素-1）的产生可能使下丘脑的温度调定点重置到高于正常体温的水平，这就解释了为什么发热时，患者仍会出现寒战来保存和产生热量。

· 下丘脑在控制摄食方面起重要作用。简单来说，下丘脑腹内侧核通常被称为饱腹中枢，其损伤导致过度进食（食欲过盛）和体重增加，而下丘脑外侧区域（或饥饿中枢）损伤会引起厌食症。其他核团也在摄食和饱腹中具有关键功能，如室旁核和弓状核。所有这些中枢的控制都涉及来自外周产生的多种激素的反馈，包括胰岛素和瘦素。

· 下丘脑通过渗透压感受器在控制口渴和水平衡方面发挥作用。如来自外周多种感觉受体（心脏的心房舒张受体、动脉压力感受器）的传入信号、下丘脑激素受体的激活（血管紧张素Ⅱ受体）、ANS介导的到心脏和肾脏的传出信号及ADH的产生。

· 下丘脑通过视网膜到视交叉上核的传入信号来控制昼夜节律。核团损伤和移植实验已证明，视交叉上核似乎对于设定昼夜节律至关重要。虽然昼夜节律的确切调控机制尚不清楚，但它可能涉及松果体产生的褪黑素。

· 下丘脑与边缘系统一样在记忆中发挥作用。乳头体接受来自海马复合体的重要传入信号，伴有硫胺素缺乏的慢性酒精中毒使乳头体受损时，会产生严重的健忘症（科萨科夫综合征），引起顺行性（无法产生新记忆）和逆行性（无法想起旧记忆）两种遗忘。逆行性遗忘将这些患者与海马损伤患者区分开（见5.2节、5.3节），这就解释了为何科萨科夫综合征（健忘综合征）的患者倾向于捏造缺失信息（虚构）。

· 下丘脑也可能在性行为和情绪行为中起着与其内分泌功能无关的作用。

知识拓展

下丘脑不仅在男性和女性中不同，据说在同性恋和异性恋者中也有所不同。

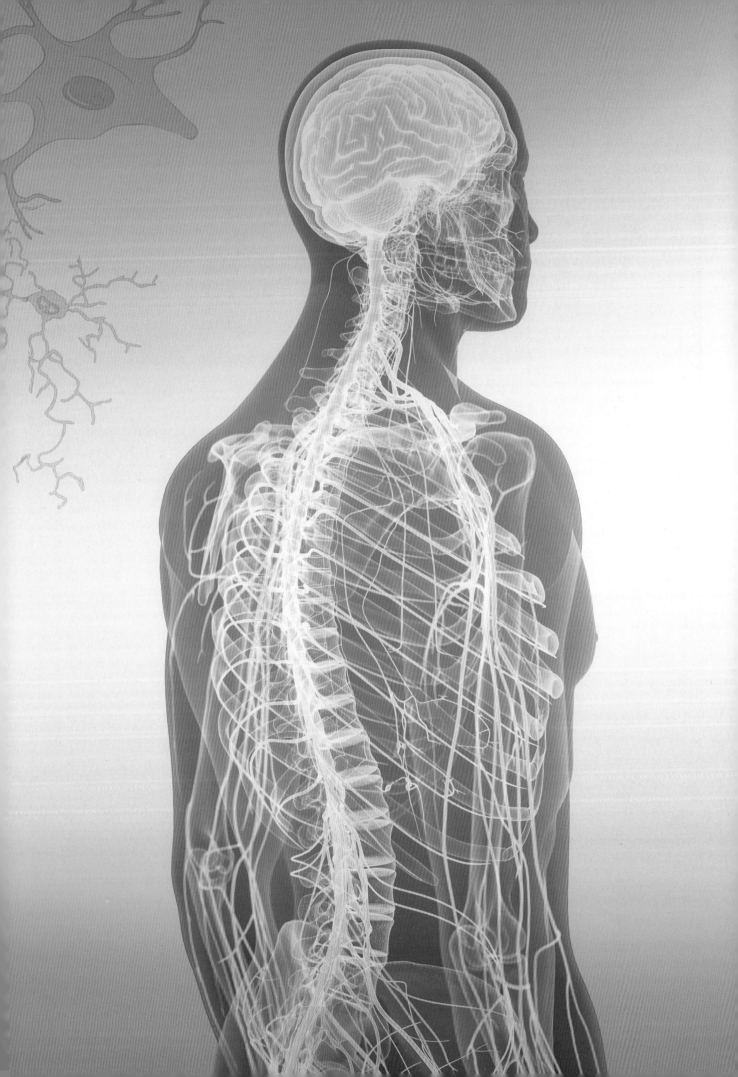

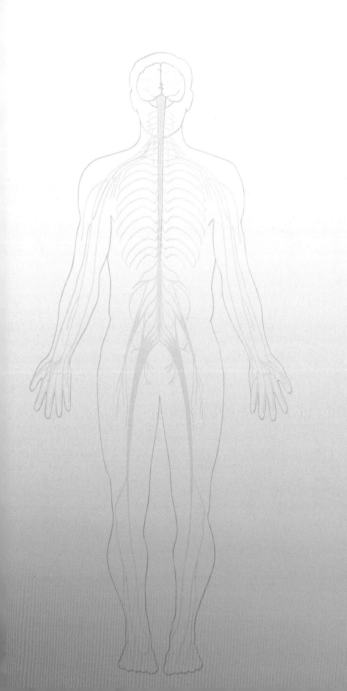

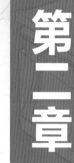

第二章

细胞和神经生理学

2.1 神经系统细胞Ⅰ：神经元

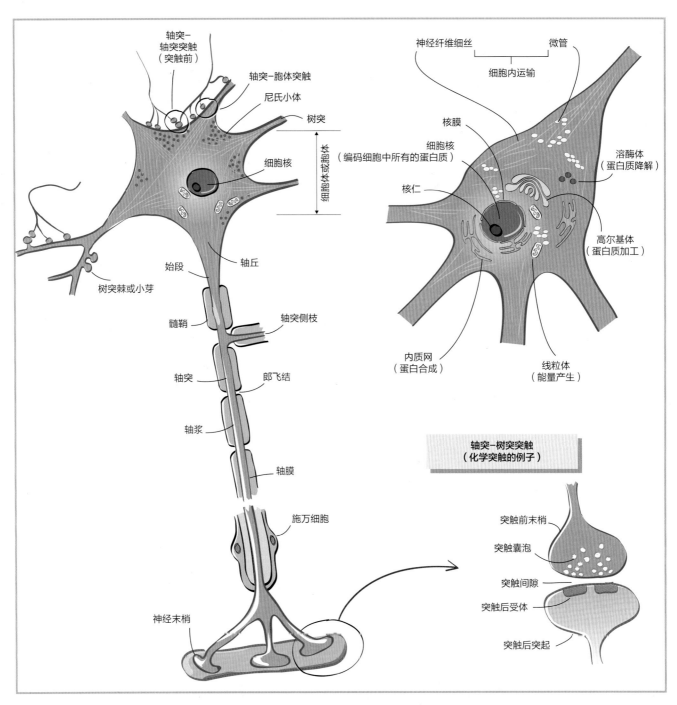

　　神经系统中有两大类细胞：神经胶质细胞和神经元，后者仅占总体的10%～20%。神经元主要负责激发和传导神经冲动（见2.3节、2.4节、2.6节），并通过突触（见2.5节）相互联系，因此是神经系统的结构和功能单位。神经胶质细胞由多种细胞类型组成，具有更复杂的功能，包括对神经元的支持作用（见2.2节）。

◉ 神经元

　　细胞体（胞体）是神经元中包含细胞核和周围细胞质的部分，是细胞的代谢中心，含有神经元的大部分细胞内细胞器（线粒体、高尔基体和过氧化物酶体）。它有两种类型的神经元突起：轴突和树突。大多数神经元还含有嗜碱性染色的尼氏小体，由负责蛋白质合成的粗面内质网和核糖体组成。它位于细胞体和树突中，但不存在于轴丘和轴突中，其原因未明。此外，整个细胞体和突起都有神经细丝，其对于维持细胞体的结构或细胞骨架起重要的作用。神经元内的其他两个纤维结构（微管和微丝）在这方面也很重要，是维持轴浆流和轴突生长的重要结构。

树突是神经元细胞突起，从胞体向外逐渐变细且分支丰富，负责通过树突树的突触向胞体传递信息（轴突–树突突触，见2.6节）。大多数神经元具有许多树突（多极神经元），一些传入信号直接传递到树突，一些则通过小的树突棘或芽传递。因此，树突的主要作用是增加突触形成的表面积，允许整合传递给细胞体大量的传入信号。

相比之下，每个神经元只有一个轴突负责将信息从胞体传递到神经末梢和突触（见2.5节）。虽然每个神经元只有一个轴突，但它可以分支发出几个突起。感觉神经元在靠近胞体的位置发出这种分支（假单极神经元，见3.10节），但更常见的是在轴突突触的目标附近发出分支。轴突从体细胞的轴丘起源，而轴丘是轴突的起始部分。轴丘具有高密度的钠通道，因此它是神经元中最易兴奋的部分，也是动作电位的起始位点（见2.4节）。所有的神经元都由脂质双分子层（细胞膜）包绕。细胞膜上含有蛋白质，部分蛋白质形成离子通道（见2.3节），部分蛋白质形成受体以识别神经元释放的特定化学物质（见2.7节、2.8节），其他一些蛋白质则充当离子泵，使离子逆电化学梯度跨膜移动（如Na^+-K^+交换泵，见2.4节）。

轴突表面的膜被称为轴膜，其内包含的细胞质称轴浆。轴膜上的离子通道使轴突具备传导动作电位的能力，而轴浆则包含神经丝、微管和线粒体。后面的这些细胞器不仅负责维持动作电位产生所必需的离子浓度梯度，还允许蛋白质从胞体至神经末梢的运输与循环（小部分逆向运输至胞体）。这种轴浆流或轴突运输可以是缓慢的（约1 mm/天），也可以是快速的（约100～400 mm/天）。轴突运输不仅在维持正常的神经元/突触活动中起重要作用，也可能对神经元的存活和发育至关重要。因此在某些神经退行性疾病中会出现轴突运输障碍，如运动神经元病及与某些蛋白质异常相关的疾病（如tau蛋白，见6.11节）。

许多轴突周围都有一层脂质或称髓鞘，它起到电绝缘体的作用。该髓鞘改变了轴突的导电特性，允许快速的电位传递，且不会损失信号的完整性（见2.4节）。这是通过髓鞘的间隙或节点（郎飞结）实现的，其轴膜上包含许多直接暴露于组织液的离子通道（通常为Na^+通道）。郎飞结的节点也是轴突分支发出的起点，这些分支被称为轴突侧枝。髓鞘包绕着轴突，从轴丘一直延伸到末梢分支。周围神经系统（PNS）中的髓鞘由施万细胞形成，而中枢神经系统（CNS）中的髓鞘则是由少突胶质细胞形成的（见1.6节）。单个少突胶质细胞包绕许多CNS轴突，而在PNS中一个施万细胞只为一个髓鞘间节点提供髓鞘。

◉ 突触

突触是神经元与另一个细胞联系的连接点。在CNS中，另一个细胞指神经元；在PNS中，其可以是肌肉、腺体细胞或其他器官。神经系统中的典型突触是化学突触，由突触前神经末梢（突触结或突触终球）和突触间隙组成，后者物理隔绝神经末梢和突触后膜，且突触前末梢的化学物质或神经递质必须经此扩散（见2.5节）。这种突触通常存在于神经元的轴突和另一个神经元的树突之间（轴突–树突突触），也见于轴突和突触后细胞的胞体之间（轴突–胞体突触），而不太常见于轴突与突触前神经末梢（轴突–轴突突触，见2.6节）。许多治疗CNS疾病的药物都是作用于这些位点。

CNS内的一些突触不具备以上特征，而是低阻连接（间隙连接），被称为电突触。这些突触允许动作电位未经整合即可快速传导，因此可使细胞群更易于一起或同步放电（见2.5节、6.12节）。它们在皮质区域的耦合活动中也很重要，这些耦合活动在大脑睡眠–觉醒中的某些同步反应可能是重要的（见5.1节）。

许多神经系统疾病的主要表现为某些特定神经元的丢失，相关内容将在后面章节（见6.11节）中讨论。

> 📂 **知识拓展**
> 成人的脑组织约有1000亿个神经细胞。

2.2 神经系统细胞 II：神经胶质细胞

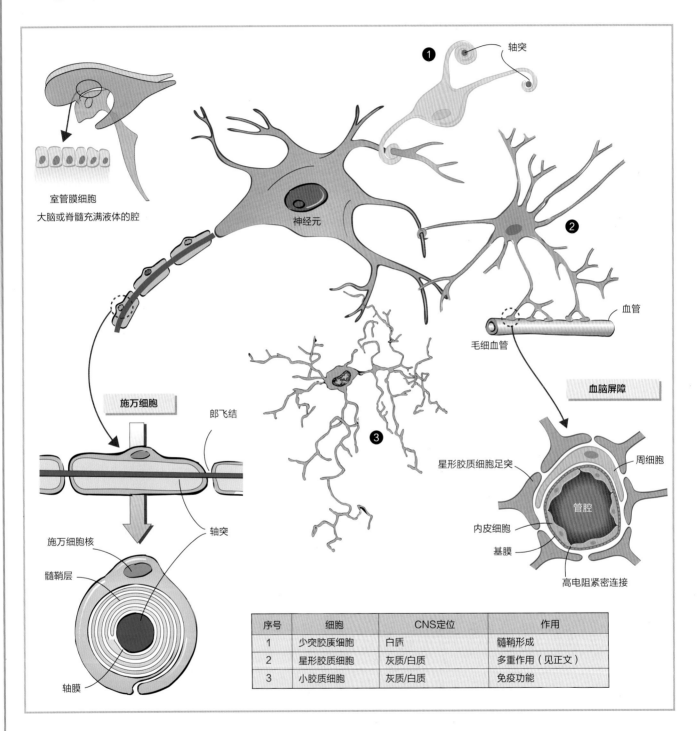

序号	细胞	CNS定位	作用
1	少突胶质细胞	白质	髓鞘形成
2	星形胶质细胞	灰质/白质	多重作用（见正文）
3	小胶质细胞	灰质/白质	免疫功能

中枢神经系统（CNS）有四大类神经胶质细胞，即少突胶质细胞、星形胶质细胞、小胶质细胞和室管膜细胞，它们的功能不同。周围神经系统（PNS）中仅施万细胞是胶质细胞，参与髓鞘形成和促进轴突再生。

星形胶质细胞是遍布整个CNS的小星状细胞，可根据形态学或遗传学分类。最近还发现，CNS不同部位的星形胶质细胞生物学行为不同，如海马中的星形胶质细胞支持成人的神经发生（见1.1节），而中脑的不支持。此外，这些星形胶质细胞群不同的生物学行为可能由局部的神经元活动决定。总体而言，星形胶质细胞在CNS中具有许多重要功能，而不仅仅是被动的支持元件。

·它们通过细胞质的突起形成神经元细胞和毛细血管的支撑框架，神经突起不仅与神经元紧密相连，还与毛细血管相连。它们形成胶质界膜–星形胶质细胞足突覆盖血管周围和软脑膜的基底层。

·它们通过促进大脑毛细血管内皮细胞之间高阻连接的形成以维持血脑屏障（BBB）的完整性（见1.5节）。

·它们能够摄取、储存和释放一些神经递质（如谷氨酸、γ–氨基丁酸），因此可能是CNS内化学神经传递的重要辅助手段。

·它们可以清除和降低细胞外液中过度蓄积的离子，尤其是K^+。

·它们参与引导神经元的发育（见1.1节），且可能参与对损伤的反应（见5.6节）及成人的神经发生。

·当CNS和BBB受损时，它们可能有向免疫系统提呈抗原的作用（见6.13节）。

·累及星形胶质细胞最常见的临床疾病是星形细胞瘤，表现为星形细胞的异常增殖。这些肿瘤压迫邻近的CNS组织，根据起源部位，表现为逐渐加重的神经功能缺损（伴或不伴癫痫发作），成人中最常见于大脑半球的白质。

小胶质细胞充当大脑的巨噬细胞，遍布CNS的白质和灰质。它们本质上是吞噬细胞，对介导CNS免疫反应及在发育过程中对突触的修剪很重要（见5.6节）。它们在CNS某些神经退行性疾病的炎症反应中发挥一定的作用，如帕金森病（见4.7节、6.11节），因此它们是否同时具有神经营养性和神经毒性引起了人们的极大兴趣（见6.13节）。

室管膜细胞可促进脑脊液（CSF）的运动，并与星形胶质细胞相互作用，形成屏障，将脑室和CSF与神经元环境隔开。它们还沿着脊髓的中央管排列（见1.5节）。这些室管膜细胞被称为髓腔膜细胞，以区别参与CSF形成的室管膜细胞（脉络丛）和将物质从CSF转运到血液的室管膜细胞（伸长细胞）。

来源于室管膜的肿瘤（室管膜瘤或脉络丛乳头状瘤），在脑室可引起脑积水（见1.5节），也可以在脊髓引起神经结构的局部破坏。

少突胶质细胞大量分布在白质中，负责CNS神经元髓鞘的形成。每个少突胶质细胞为3～50条纤维形成节间髓鞘，包绕着许多其他不形成髓鞘的纤维。事实上，每个神经元轴突髓鞘化的程度并不相同。最近的研究表明，轴突可以直接与少突胶质细胞"对话"并借此来调节它们自身的髓鞘化水平，这在某些形式的学习中可能是重要的。最后，少突胶质细胞有许多相关的分子可抑制轴突生长，导致CNS中轴突再生障碍（见5.6节）。

少突胶质细胞功能障碍可引起中枢性脱髓鞘，见于多发性硬化等疾病（见6.13节）。而少突胶质细胞的异常增殖可形成生长缓慢的肿瘤（少突神经胶质瘤），常伴有癫痫发作（见6.12节）。

施万细胞仅见于PNS。包绕轴突的施万细胞形成外周神经的髓鞘。因此，最终的髓鞘由多层施万细胞的胞膜组成，其细胞质已被挤出。与少突胶质细胞不同，一个施万细胞仅包裹一个轴突形成一个节间髓鞘。此外，与中枢神经胶质细胞的主要抑制功能不同，施万细胞在外周轴突的损伤后再生过程中起重要作用（见5.5节）。

许多遗传性和炎性神经病变与外周髓鞘的脱失（而非轴突）可引起周围神经功能障碍（脱髓鞘性神经病变，见2.6节、6.14节）。此外，施万细胞也可出现良性的肿瘤病变（施万细胞瘤），特别是在某些遗传条件下，如肿瘤抑制基因–神经纤维瘤蛋白的丢失可引起1型神经纤维瘤病。

这些肿瘤通常是无症状的，但如果它们发生在空间有限的区域，则可因压迫邻近的神经组织而产生症状，如在脑干桥小脑角或脊髓根部的病变（见1.8节、1.9节、6.5节、6.6节）。

此外，有一类被称为白质营养不良的疾病可引起中枢神经系统的髓鞘形成异常，这类疾病通常是遗传性的。

📁 **知识拓展**

爱因斯坦成为天才被归因为他的神经胶质细胞总数远远超过正常人的数量。

2.3 离子通道

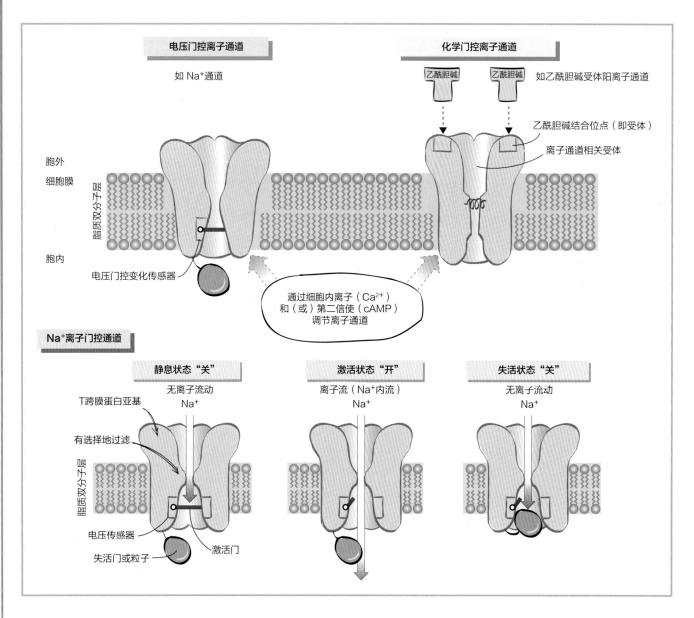

离子通道是一种跨生物膜的大分子蛋白质，它允许离子从膜的一侧流动到另一侧。电化学梯度决定离子跨膜流动的方向。通常，离子倾向于从高浓度区域流动到低浓度区域。但是在电压梯度存在的情况下，即使膜两侧浓度不相等也可能不产生离子流。离子通道本身可以是开放的，也可以是关闭的。改变跨膜的电压（如去极化或动作电位的到达），让化学物质与通道上或通道附近的受体相结合可以使通道开放。

离子通道可分为两大类，分别为电压门控型（或电压敏感型）离子通道和化学激活型（或配体门控型）离子通道。许多通道的活性受细胞内机制的调节，如激活代谢型受体或改变细胞内Ca^{2+}浓度。此外，一些离子通道不是通过电压变化或化学信使打开，而是通过机械拉伸或压力直接打开（如体感和听觉受体，见3.2节、3.6节、3.10节、3.11节）。

离子通道最重要的特性是它们使神经元具有电兴奋性（见2.5节）。它们不仅存在于所有的神经元和少数神经胶质细胞中，也可见于部分非神经细胞。

包括神经细胞膜在内的所有生物膜都由高电阻的脂质双层组成（即离子不易跨过它）。为了使离子可以跨膜，脂质双层必须具有孔隙（离子通道）或者载体，从膜的一侧收集离子并将它们带到另一侧释放。在神经元中，信号传递所需的离子转运速率对于任何载体系统来说都太快，因此神经元使用离子通道（或"孔"）来跨膜转运离子。

离子通道的基本特性如下。

·它由许多蛋白质亚基组成，这些蛋白质亚基穿过膜并允许离子从一侧流到另一侧——跨膜小孔。

·形成的通道必须能够从闭合状态转换到开放状态，然后再回到闭合状态。该过程可能需要中间步骤。

·它必须能够响应特定的刺激而开放。大多数通道都具有电压变化传感器，因此可以响应去极化电压而开放（即将静息膜电位从约$-80 \sim -70$ mV变换到绝对负值较小的电压）。

相比之下，尤其是突触上的某些通道，不是由电压的变化而是由化学物质［如乙酰胆碱（ACh）］打开。这些通道具有该化学物质的受体，该化学物质与受体结合可使通道开放。而一些通道同时具有电压和化学传感器，细胞内离子或第二信使分子［如环磷酸腺苷（cAMP）］可以调节电压依赖过程中产生的跨膜离子流。

电压传感器或化学受体的激活使通道内的门开放，允许离子流过通道。门关闭后通道失活，或者非活化状态下离子通道的第二个门移动到通道上的速度比不上激活门移走的速度，导致某个时间段内通道内没有门，这时离子可以通过。

通过离子通道的离子流可以是选择性的，也可以是非选择性的。如果通道是选择性的，那么它可以通过过滤器选择性地让某些离子通过。选择性过滤器是基于能量考虑（热力学）给通道命名（如钠离子通道）的。然而某些通道是非选择性的，可允许不同类型的带相似电荷的离子通过（如ACh阳离子通道）。

可以通过不同的物理测量方法来描述离子通道的特性。通过一个通道的离子净流量称为电流，而电导率为电阻的倒数（电流/电压），表示离子可以通过膜的难易程度。同时，渗透性为物质或离子在既定浓度梯度下通过膜的转运速率。

有很多不同类型的离子通道，其至在单个离子特异性通道家族中亦存在多种亚型（如至少有五种不同类型的钾通道）。

离子通道的数量和类型决定细胞的反应特征。在神经元中，表现为动作电位的产生率及其对突触传入信号的反应（见2.4节、2.6节、5.3节、6.12节）。

◉ 离子通道异常引起的临床疾病

许多药物试剂作用于电压门控型离子通道（包括局部麻醉药和某些抗癫痫药）或配体门控型离子通道（包括全身麻醉药和某些滥用药物）。药物可以通过不同的方式改变离子通道的功能，如激动、拮抗或变构调节。

近年来研究发现某些主要累及肌肉的神经系统疾病是由钠离子和氯离子通道的突变引起的。这些疾病表现为各种形式的肌强直（自主收缩后骨骼肌的延迟松弛，如无法轻易松开物体）和周期性瘫痪。患者会出现短暂的弛缓性无力，累及部分躯体或全身。

此外，一些类型的家族性偏瘫型偏头痛（见6.14节）和小脑功能障碍（见4.8节）与Ca^{2+}通道异常有关。一些类型的癫痫（见6.12节）可能是由特定的离子通道障碍引起的。其他疾病中，通常无功能的离子通道会重新分布或暴露。这往往发生在郎飞结旁，多见于多发性硬化的中枢脱髓鞘和吉兰-巴雷综合征的外周脱髓鞘导致动作电位传递受损（见2.6节、6.13节）。此外，某些情况下体内会产生抗体（有时是对肿瘤的反应）作用于电压门控离子通道，引起中枢神经系统疾病（如边缘性脑炎、抗电压门控钾通道病）及周围神经系统疾病（Lambert-Eaton肌无力综合征和抗电压门控钙通道病）。

> 📂 **知识拓展**
>
> 世界上第二危险的无脊椎动物是河豚。它能产生一种毒素——河豚毒素（俗称僵尸粉）与钠通道特异性地结合，可以在不到24小时内杀死一个人。

2.4 静息膜电位和动作电位

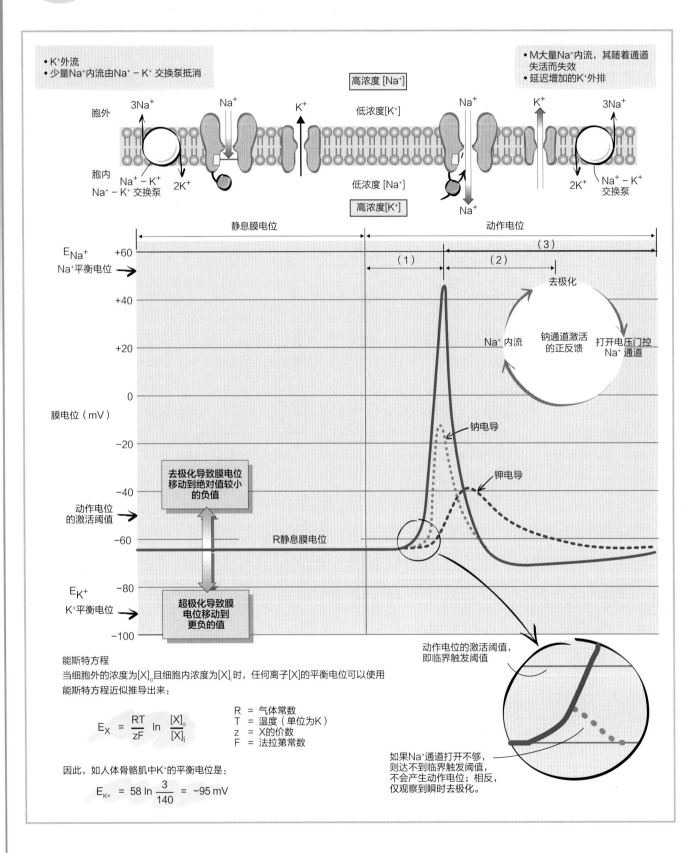

• K⁺外流
• 少量Na⁺内流由Na⁺ – K⁺ 交换泵抵消

• M大量Na⁺内流，其随着通道失活而失效
• 延迟增加的K⁺外排

能斯特方程

当细胞外的浓度为[X]ₒ且细胞内浓度为[X]ᵢ时，任何离子[X]的平衡电位可以使用能斯特方程近似推导出来：

$$E_X = \frac{RT}{zF} \ln \frac{[X]_o}{[X]_i}$$

R = 气体常数
T = 温度（单位为K）
z = X的价数
F = 法拉第常数

因此，如人体骨骼肌中K⁺的平衡电位是：

$$E_{K+} = 58 \ln \frac{3}{140} = -95 \text{ mV}$$

◉ 静息膜电位

静息状态下离子相对不能渗透神经元的胞膜。这对于静息膜电位的产生是重要的。

细胞内主要的离子是钾离子，而细胞外液中主要是钠离子，因此离子顺其浓度梯度的自然流动是K^+离开细胞（或外排）和Na^+进入细胞（或内流）。阳离子的外排导致负性膜电位或超极化的产生，相反，阳离子内流产生去极化。但是，静息膜对于Na^+相对不渗透，而对于K^+相对可渗透。因此，静息状态下K^+倾向于顺浓度梯度从细胞内外排，留下大量的负电荷。该过程将持续到驱动K^+离开细胞的化学浓度梯度被将K^+拉回到细胞内的离子外排（膜电位）产生的电势差完全抵消时。

实现这种稳态的膜电位是K^+平衡电位（F_{K^+}），可以用能斯特方程得出（见图）。在静止状态下膜对于Na^+渗透性较小，所以轴突中测得的静息膜电位实际上略高于预期。三磷酸腺苷（ATP）依赖性Na^+-K^+交换泵有轻微的产电作用，少量的Na^+流入造成的电位差会被该泵抵消。该离子泵维持离子梯度是必不可少的。由于它带入两个K^+的同时泵出三个Na^+，它对静息膜电位的水平影响很小。

◉ 动作电位的产生

神经系统的一个基本特征是它具有产生和传导电冲动的能力（见2.6节、2.7节），可表现为启动电位、突触电位和动作电位，后者被定义为沿着轴突传递的单个电冲动。

动作电位（神经冲动或峰电位）是一种全或无的现象，也就是说，一旦达到阈值刺激强度就会产生动作电位。因此，神经系统中的信息是根据动作电位发放的频率，而不是动作电位的大小来编码的（见3.1节）。阈值刺激强度定义为净内向电流（主要由Na^+决定）刚好大于净外向电流（主要由K^+携带）的值，通常在-55 mV左右（临界启动阈值）。因轴丘的Na^+通道密度最高，因此动作电位在轴丘最容易出现，常为神经元中动作电位起始的位点。然而，如果未达到阈值，分级去极化将不会产生动作电位，信号不会沿轴突传播。

◉ 动作电位生成的顺序事件

（1）去极化电压激活神经元膜上的电压敏感性Na^+通道，使一些Na^+顺着电化学梯度流动（增加的Na^+电导），使膜进一步去极化，通过正反馈回路打开更多的Na^+通道。当足够的Na^+通道打开，产生的内向电流大于K^+流出产生的外向电流时，所有Na^+通道快速打开，引起大量Na^+内流，使膜朝着Na^+的平衡电位（约+55 mV）去极化。动作电位峰电位因此产生，但由于持续增加的K^+外流，其并未达到Na^+的平衡电位。

（2）随着电压敏感性Na^+通道失活，动作电位的下降阶段随之而来（见2.3节）。这种失活是电压依赖性的，因为它是对去极化刺激的反应，但其动力学比激活过程慢，所以出现得较晚（见2.3节）。在这个下降阶段，电压依赖性K^+电流变得很重要，因为它通过膜的去极化而激活的动力学甚至比钠通道失活更慢。这种电压激活的K^+通道导致失活前膜电位出现短暂的超极化，随后膜电位恢复到静息状态。

（3）在动作电位达到峰值之后，会迅速进入不应期，此时神经元是不兴奋的（绝对不应期）或仅通过阈上刺激激活至次最大反应（相对不应期）。绝对不应期发生在最多的Na^+通道失活时，而相对不应期发生在大多数Na^+通道恢复到静止状态但电压激活的K^+电流存在时。不应期对动作电位的产生和传导有两个重要的意义。首先，动作电位只能往一个方向传导，即远离其产生的位置；其次，它们只能在某些限定的频率下产生（见2.6节）。

> 📁 **知识拓展**
> 神经可以以402 km/h的速度传导动作电位。

2.5 神经肌肉接头和突触

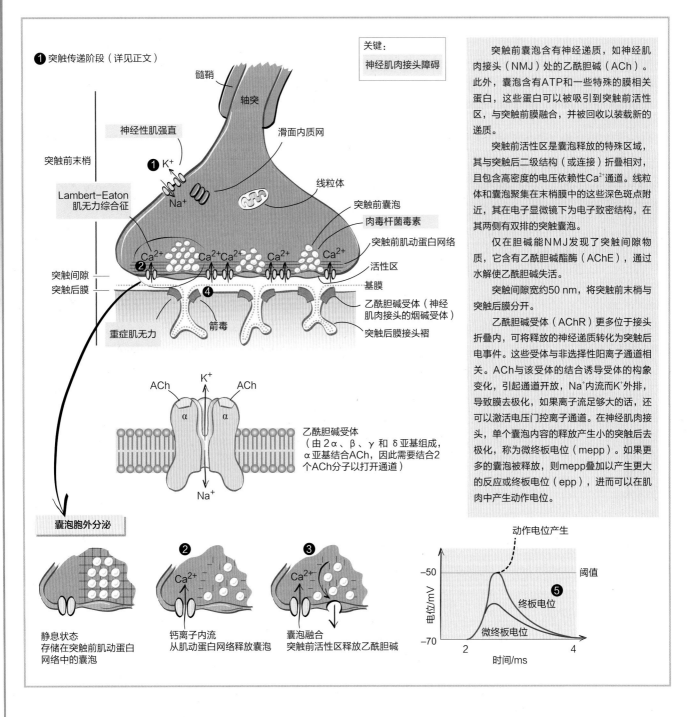

❶ 突触传递阶段（详见正文）

关键：
神经肌肉接头障碍

髓鞘
轴突

神经性肌强直
突触前末梢
❶ K⁺
Na⁺

Lambert-Eaton
肌无力综合征

滑面内质网

线粒体

突触前囊泡

肉毒杆菌毒素

突触前肌动蛋白网络

活性区

突触间隙
突触后膜
❷
❹

基膜

乙酰胆碱受体（神经肌肉接头的烟碱受体）

重症肌无力
箭毒

突触后膜接头褶

ACh
K⁺
ACh
α
α
Na⁺

乙酰胆碱受体
（由 2α、β、γ 和 δ 亚基组成，α 亚基结合 ACh，因此需要结合 2 个 ACh 分子以打开通道）

囊泡胞外分泌

静息状态
存储在突触前肌动蛋白网络中的囊泡

❷ Ca²⁺
钙离子内流
从肌动蛋白网络释放囊泡

❸ Ca²⁺
囊泡融合
突触前活性区释放乙酰胆碱

动作电位产生
阈值
-50
电位/mV
终板电位
❺
微终板电位
-70
2   时间/ms   4

突触前囊泡含有神经递质，如神经肌肉接头（NMJ）处的乙酰胆碱（ACh）。此外，囊泡含有ATP和一些特殊的膜相关蛋白，这些蛋白可以被吸引到突触前活性区，与突触前膜融合，并被回收以装载新的递质。

突触前活性区是囊泡释放的特殊区域，其与突触后二级结构（或连接）折叠相对，且包含高密度的电压依赖性Ca²⁺通道。线粒体和囊泡聚集在末梢膜中的这些深色斑点附近，其在电子显微镜下为电子致密结构，在其两侧有双排的突触囊泡。

仅在胆碱能NMJ发现了突触间隙物质，它含有乙酰胆碱酯酶（AChE），通过水解使乙酰胆碱失活。

突触间隙宽约50 nm，将突触前末梢与突触后膜分开。

乙酰胆碱受体（AChR）更多位于接头折叠内，可将释放的神经递质转化为突触后电事件。这些受体与非选择性阳离子通道相关。ACh与该受体的结合诱导受体的构象变化，引起通道开放，Na⁺内流而K⁺外排，导致膜去极化，如果离子流足够大的话，还可以激活电压门控离子通道。在神经肌肉接头，单个囊泡内容的释放产生小的突触后去极化，称为微终板电位（mepp）。如果更多的囊泡被释放，则mepp叠加以产生更大的反应或终板电位（epp），进而可以在肌肉中产生动作电位。

1897年，谢林顿创造了"突触"这一术语，用来指两个神经元的连接处。尽管这种化学突触的作用方式看起来与中枢神经系统（CNS）中发现的相似，但大部分关于突触的早期工作都是在胆碱能神经肌肉接头（NMJ）上进行的。化学突触是神经系统中发现的主要突触类型，但在某些部位也存在电突触（如在神经胶质细胞之间，见2.2节）。

◉ 神经肌肉传递（突触传递模型）

化学突触的事件顺序如下。

1. 动作电位的到达导致突触前末梢的去极化（图中标记为①），使突触末梢的活性区域中电压依赖性Ca^{2+}通道开放，随后出现Ca^{2+}内流②（这是突触传递的主要延迟阶段）。

2. Ca^{2+}的内流导致许多突触前膜上和囊泡膜中钙结合蛋白的磷酸化合改变，并使囊泡从突触前肌动蛋白网络中释放后与突触前膜③结合。这些蛋白质包括各种可溶性N-乙基马来酰亚胺敏感融合蛋白（NSF）附着蛋白（SNAP）和SNAP受体（SNAREs）。

3. 两个半通道（突触前囊泡和突触前膜）融合形成一个小孔，随着囊泡内容物释放到突触间隙中而迅速扩张。然后通过非选择性或更具选择性的网格蛋白和发动蛋白介导的过程，囊泡膜经内吞再循环到突触前末梢。

囊泡释放的另一种形式被称为"亲吻和逃逸"的胞吐作用或闪烁融合。它表现为囊泡和突触前膜形成瞬时融合孔，该形式比网格蛋白介导的内吞作用更快。最近，发现了一种新的超快速形式的胞吞形式：突触前膜的大部分被内化形成内体，囊泡以网格蛋白依赖的方式从内体中出芽。

4. 大多数释放的神经递质扩散穿过突触间隙并与突触后受体结合④。一些递质分子从突触间隙扩散后丢失，而其他一些则在与突触后膜受体结合前被乙酰胆碱酯酶（AChE）灭活。这种失活对于突触正常发挥作用至关重要，虽然乙酰胆碱（ACh）在NMJ会被酶促降解，但其他突触可利用再摄取的机制将递质再循环到突触前神经元中（见2.17节）。

5. 突触后受体的激活引起突触后膜电位的变化。每个囊泡都含有一定数量的神经递质，这些神经递质的释放会产生固定大小的突触后电位变化——微终板电位（mepp）。多个囊泡的递质释放可使mepp叠加并产生更大的去极化或终板电位（epp）。如果epp足够大，可达到突触后肌纤维中动作电位产生的阈值⑤。

这种囊泡假说亦受到质疑，因为并非所有CNS突触的囊泡中都包含神经递质，且在一些神经网络中发现了电突触的存在。电突触和化学突触显然可以在某些神经元中共存，且人们越来越认识到神经元可以通过一系列非突触机制相互交流。

◉ 神经肌肉传递障碍

许多天然存在的毒素可以影响NMJ。

· 箭毒与烟碱型乙酰胆碱受体（nAChR）结合，阻止ACh作用于其上，引起肌肉麻痹。临床上，箭毒衍生物作为肌松药被用在某些手术中。

· 肉毒杆菌毒素可阻止突触前ACh的释放。来自肉毒杆菌的外毒素与ACh突触的突触前膜结合并阻止ACh的量子释放。食物中毒时意外摄入这种毒素会导致肌肉麻痹和自主神经功能衰竭（见1.3节）。局灶性肌张力障碍是由于肌肉活动过度活跃，使部分躯体处于固定的姿势，通过注射少量肉毒杆菌毒素到异常过度活跃的肌肉中可治疗某些类型的局灶性肌张力障碍（见4.7节）。它也用于整容手术以消除皱纹。

· 用于气管插管的琥珀酰胆碱（司可林）作用于神经肌肉接头和nAChR，可诱发短时间的肌肉麻痹。但与箭毒不同，它是通过激活受体并诱导去极化受阻来实现的（即受体被激活，然后进入灭活状态，因此不能进一步对ACh产生应答）。司可林比ACh分解更慢，这就是它使受体失活的原因。

许多神经系统疾病选择性地影响NMJ：重症肌无力、Lambert-Eaton肌无力综合征（LEMS）、神经性肌强直或Isaac综合征。

· 在神经性肌强直中，患者由于持续的肌肉活动而出现肌肉的痉挛和僵硬。这通常是由针对突触前电压门控K⁺通道的抗体引起的，使神经末梢总是处于去极化状态，释放递质。

·LEMS患者体内存在针对突触前Ca²⁺通道的抗体，当反复激活突触时，阻断抗体被外源性Ca²⁺竞争性打败，Ca²⁺内流稳定增加。患者主诉尤其是近端肌肉的无力，而运动可短暂改善。

·重症肌无力是由针对AChR的抗体引起的。患者主诉眼睛、喉咙和肢体无力，运动后加重（病态疲劳）。这种无力是由于AChR数量减少，导致突触前释放的ACh竞争少数可用的受体。最近在没有抗AChR抗体的重症肌无力患者中，已经识别出第二种抗体。这种抗体针对肌肉特异性激酶（MuSK），但这种抗体如何引起这种综合征尚未明确。诊断重症肌无力的一种方法是给予AChE的抑制剂氯化腾喜龙后观察症状是否逆转，但目前少用该方法。过去几年中发现越来越多的先天性肌无力综合征患者突触后nAChR复合体的部分蛋白质有基因缺陷。

◉ 电突触

大脑中的少数部位发生电传递。快速传导的缝隙连接的存在促进了电活动快速和广泛传递。因此，在同步皮质功能的某些方面可能很重要（见5.1节）。但是与化学突触不同，电突触具有以下特点。

·在电信息的传输方面不是单向的。

·没有突触间隙。

·没有突触整合。

施万细胞中缝隙连接的异常缺失可导致某种形式的外周遗传性运动感觉神经病。

📂 **知识拓展**

进食箭毒中毒的动物的肉并不危险，因为毒素只有进入血液时才有毒性。

2.6 神经传导和突触整合

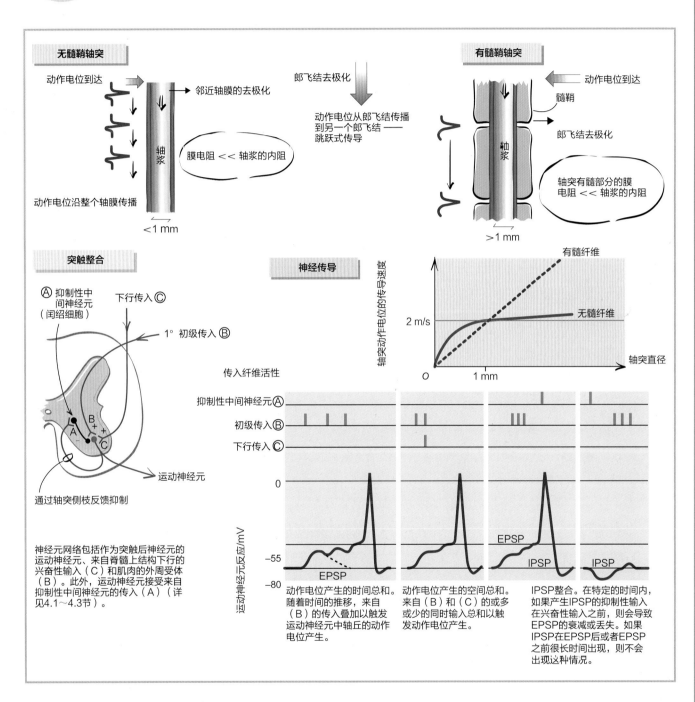

无髓鞘轴突

动作电位到达

邻近轴膜的去极化

轴浆

膜电阻 << 轴浆的内阻

动作电位沿整个轴膜传播

<1 mm

郎飞结去极化

动作电位从郎飞结传播
到另一个郎飞结——
跳跃式传导

有髓鞘轴突

动作电位到达

髓鞘

轴浆

郎飞结去极化

轴突有髓部分的膜
电阻 << 轴浆的内阻

>1 mm

突触整合

Ⓐ 抑制性中间神经元（闰绍细胞）

下行传入Ⓒ

1° 初级传入Ⓑ

运动神经元

通过轴突侧枝反馈抑制

神经元网络包括作为突触后神经元的运动神经元、来自脊髓上结构下行的兴奋性输入（C）和肌肉的外周受体（B）。此外，运动神经元接受来自抑制性中间神经元的传入（A）（详见4.1～4.3节）。

神经传导

轴突动作电位的传导速度

有髓纤维

无髓纤维

2 m/s

O   1 mm   轴突直径

传入纤维活性

抑制性中间神经元Ⓐ

初级传入Ⓑ

下行传入Ⓒ

运动神经元反应/mV

0

EPSP

−55

EPSP

−80

动作电位产生的时间总和。随着时间的推移，来自（B）的传入叠加以触发运动神经元中轴丘的动作电位产生。

动作电位产生的空间总和。来自（B）和（C）的或多或少的同时输入总和以触发动作电位产生。

EPSP

IPSP

IPSP整合。在特定的时间内，如果产生IPSP的抑制性输入在兴奋性输入之前，则会导致EPSP的衰减或丢失。如果IPSP在EPSP后或者EPSP之前很长时间出现，则不会出现这种情况。

IPSP

◉ 神经传导

动作电位的传导是通过局部电流扩散实现的，并且神经冲动上升阶段Na^+通道激活的正反馈保证了动作电位的产生（见2.4节）。然而，局部电流的扩散不仅限制了神经传导速度，还影响所传导信号的保真度。神经系统在既定直径内通过用髓鞘将神经纤维绝缘，且用郎飞结节段性地中断髓鞘来克服这些障碍。

· 在无髓鞘轴突中，一个部位的动作电位引起在其前面的膜立即去极化，并且理论上在其后面的膜也会去极化，然而由于该部位的膜处于不应期，因此动作电位通常仅单向传导（见2.4节）。由于轴浆的高内阻，电流优先跨膜且在最接近动作电位的位置最大。然而，虽然神经冲动的传导在无髓鞘轴突中是可行和准确的，尤其是在直径非常小的高内阻纤维中，但其传导仍然很慢。因此，通过增加轴突直径（其中最好的例子是直径约1 mm的鱿鱼巨轴突）或使用高电阻物质如富含脂质的髓鞘使轴突绝缘，可以提高传导速度。

· 有髓纤维中的传导遵循与无髓纤维完全相同的事件顺序，但有一个关键的区别：传导中的动作电位会遇到高阻低电容结构包裹着髓鞘的神经纤维。去极化电流沿着轴浆传导，直到它到达具有高密度Na⁺通道且低电阻的郎飞结，并在此产生动作电位。因此，动作电位似乎沿着纤维在节点间传导，这个过程也称为跳跃式传导。髓鞘化的优势在于它可以快速传导，且最大限度地减少细胞的代谢需求。它还可以增强神经系统的包装能力，因此许多快速传导的纤维可以容纳在较小的神经中。大多数直径超过1 μm的轴突都是有髓的。

当髓鞘受到破坏时，在临床上可出现神经传导障碍，如周围神经系统的炎症性脱髓鞘神经病（如吉兰-巴雷综合征）和中枢神经系统中的多发性硬化（见6.13节）。在这两种情况下，特别是在郎飞结附近的区域髓鞘都会丢失，暴露了其他离子通道，同时减少了轴突的绝缘长度。因为这部分郎飞结含有的Na⁺通道较少，不具有正常的兴奋性，只有去极化轴膜区域面积更大时，才能传导动作电位。这时动作电位传导减慢，如果脱髓鞘严重到一定程度可导致传导的动作电位衰减到不能再传导为止，即所谓的传导阻滞。

◉ 突触整合

每个中枢神经元连接着数百个突触，每个突触的传入信号都被神经元整合到应答中。该过程涉及任何时间来自许多不同位点的传入信号总和（空间总和），以及某段时间里一个或多个传入信号的总和（时间总和）。

突触前

突触前末梢通常包含一种神经递质，现已发现单个突触前末梢可释放两种或多种递质，这一过程称为共传递（见2.7节）。释放的神经递质的数量不仅取决于突触前末梢（之前的末端）去极化的程度，还依赖于神经递质合成的速率、抑制性突触前自身受体的存在和来自其他神经元以轴突-轴突突触形式的突触前输入（见2.7节）。这些突触通常是抑制性的（突触前抑制）且更常见于感觉通路（见3.11节）。

突触后

释放的神经递质作用于突触后膜特定的蛋白质或受体，在某些突触中也作用于突触前自身受体（见2.7节），还可作用于神经胶质细胞。当这种结合导致突触后离子通道开放，阳离子内流引起去极化，该突触被认为是兴奋性的；而那些允许突触后阴离子内流或阳离子外流的导致去极化的离子通道，则被称为抑制性的离子通道。

· 兴奋性突触后电位（EPSP）是在突触后细胞记录到的对收到兴奋性突触传入信号后产生的去极化反应。当经过时间或空间叠加后，EPSP相关的去极化可以继续诱发动作电位。空间总和指来自不同突触的数个EPSP的叠加后足以去极化时使突触后细胞产生动作电位。时间总和则指多个连续的EPSP逐步叠加使膜去极化直至达到动作电位产生的阈值。此外，一些远端树突的突触能够增强它们的突触信号，通过这样做确保它们维持对突触后细胞的影响，以及其随后以动作电位编码的形式继续传递信息。

· 抑制性突触后电位（IPSP）是突触后膜的超极化，常通过各自离子通道实现Cl⁻内流和K⁺外流。IPSP在调节神经元对兴奋性突触输入的反应中非常重要（见图）。因此，抑制性突触多位于神经元的重要战略部位——近端树突和胞体，它们可以对来自树突树大部分的传入信号产生深远影响。此外，一些神经元可以通过轴突侧枝和局部抑制性的中间神经元（反馈抑制）抑制自身的传出信号，如脊髓的运动神经元和闰绍细胞（见4.3节）。

另外，还有逆行神经元信号传导。化学信号合成后从突触后神经元释放并作用于突触前神经元的受体以进一步调控神经递质的释放，内源性的大麻素系统可观察到该信号类型。

关于突触传递的长期调节的其他内容将在后面章节（见4.8节、5.3节、5.6节）中讨论。在一些神经系统疾病（如癫痫、多发性硬化）中，信息的异常传递可以通过非突触机制发生。

📂 **知识拓展**

小脑中的单个浦肯野细胞接受超过20万个突触。

2.7 神经递质、受体及其通路

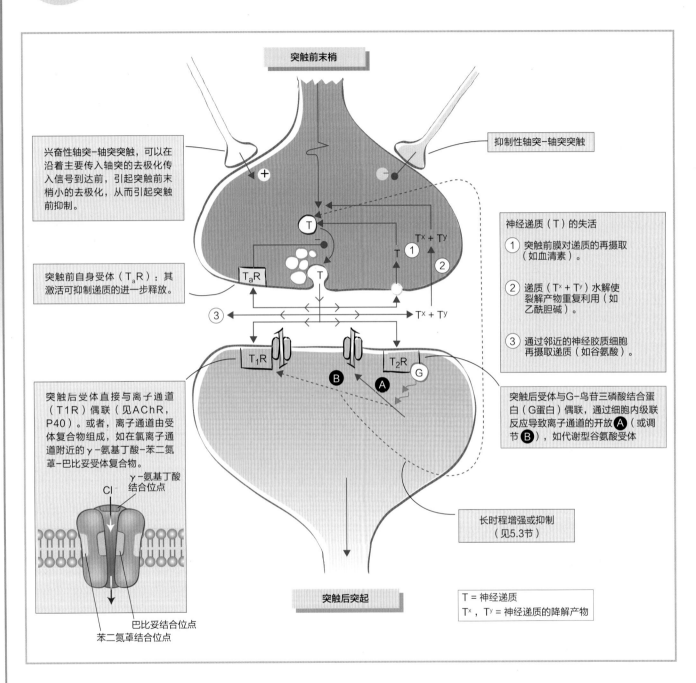

兴奋性轴突-轴突突触，可以在沿着主要传入轴突的去极化传入信号到达前，引起突触前末梢小的去极化，从而引起突触前抑制。

抑制性轴突-轴突突触

突触前自身受体（T_aR）：其激活可抑制递质的进一步释放。

神经递质（T）的失活

① 突触前膜对递质的再摄取（如血清素）。

② 递质（$T^x + T^y$）水解使裂解产物重复利用（如乙酰胆碱）。

③ 通过邻近的神经胶质细胞再摄取递质（如谷氨酸）。

突触后受体直接与离子通道（T1R）偶联（见AChR，P40）。或者，离子通道由受体复合物组成，如在氯离子通道附近的γ-氨基丁酸-苯二氮䓬-巴比妥受体复合物。

突触后受体与G-鸟苷三磷酸结合蛋白（G蛋白）偶联，通过细胞内级联反应导致离子通道的开放Ⓐ（或调节Ⓑ），如代谢型谷氨酸受体

长时程增强或抑制（见5.3节）

γ-氨基丁酸结合位点

Cl^-

巴比妥结合位点
苯二氮䓬结合位点

突触后突起

T = 神经递质
T^x，T^y = 神经递质的降解产物

⊙ 神经递质和突触功能

突触释放的神经递质与突触后膜上特定的蛋白质（称为受体）相互作用。在某些突触中，神经递质也与突触前自身受体结合，调节释放的递质数量。

通常受体特异性地与特定的神经递质结合，尽管大多数神经递质存在多种受体亚型，调控不同信号通路。在某些情况下，共同释放的神经递质可以调节另一种神经递质与其受体的结合，也可以协同作用共同的单离子通道（如甘氨酸是谷氨酸NMDA受体的一种协同激动剂）。

特定神经递质的受体可以是配体门控离子通道，受体结合位点可位于通道上［见于图中的T_1R，如乙酰胆碱受体（AChR），见2.5节］或递质直接与膜上酶结合的代谢型受体（T_2R）。后一种情况下，与神经递质的结合改变了酶的活性，通过细胞内酶级联反应激发或抑制离子通道［如环磷酸腺苷（cAMP）和G蛋白］，或间接调节其他离子通道开放而响应电压变化（神经调节）。与直接耦合离子通道、传递快速突触信息的受体不同，这些代谢型受体介导较慢的突触事件。它们激活后通过复杂的细胞内信号通路对细胞产生许多下游效应。

当局部神经递质的浓度下降时（通过酶水解或重摄取进入突触前神经末梢或邻近的神经胶质细胞），激活的受体只能恢复到静息状态。即便如此，在受体及其相关的信号级联反应恢复到静息状态的过程中经常存在中间步骤。在一些突触中，突触活性甚至受体的数量取决于突触先前的活性。如当儿茶酚胺能突触非常活跃时，受体对释放的递质变得不那么敏感，即脱敏和下调的过程。该过程涉及短期内递质受体的有效性降低（如通过将受体与其信号传导途径解耦联或通过内化），长期则会导致可与递质结合的受体总体数量的实际减少。反之亦然，那些很少被激活的突触也通过这种方式（超敏和上调）调节突触活性及相关活动。

此外，一些突触后受体-离子通道复合物的激活可通过影响神经递质的突触前释放或突触后受体的反应来调节突触的长期活性，这一过程称为长时程增强（LTP）或长时程抑制（LTD），其取决于突触效率随时间的实际变化（见5.2节、5.6节）。因此，特定神经递质受体的状态、数量和类型，以及其他神经递质受体在决定突触活性的程度方面都起着重要的作用。

◉ 神经递质通路的多样性和解剖学

神经系统含有大量的神经递质，可分为以下6组（详见2.8节）。

兴奋性氨基酸

兴奋性氨基酸是中枢神经系统（CNS）主要兴奋性神经递质的代表，维持着大多数突触的持续活动。主要的兴奋性氨基酸是谷氨酸（GLUT），可作用于许多受体（受体由激活它们的激动剂来定义）。离子型受体包括N-甲基-D-天冬氨酸（NMDA）受体和非NMDA受体，前者及相关的钙通道可能在LTP的产生（见5.2节）、兴奋毒性细胞死亡（见6.11节）和癫痫（见6.12节）中起重要作用。

另一组G蛋白相关的谷氨酸受体（代谢型受体）通过启动大量的细胞内生化反应来调节突触传递和神经元活动，响应受体的激活。它们是海马长时程抑制的基础。

抑制性氨基酸

CNS主要的抑制性神经递质是γ-氨基丁酸（GABA），其遍布于整个CNS；而甘氨酸主要存在于脊髓中。$GABA_A$受体是配体门控离子通道，它允许Cl^-离子移动引起细胞超极化和活性抑制。GABA也可作用于代谢型$GABA_B$受体，该受体是解痉药物巴氯芬的作用靶点。在大脑正常的发育过程中，GABA被证明是具有兴奋性的，甚至可能具有神经营养作用。

GABA神经元的异常可能是某些形式的运动障碍、焦虑状态和癫痫的原因（见6.10～6.12节）。甘氨酸受体的突变与某些类型的过度惊吓反应有关，表现为任何刺激都会引起身体僵硬而跌倒在地，而不伴有任何意识障碍。

单胺类神经递质

CNS的单胺能系统起源于脑干中的一小群神经元，然后广泛投射到CNS的所有区域。它们存在于包括自主神经系统（ANS，见1.3节）在内的身体多个部位。它们在所有位置都可与许多不同的受体结合，因此有着复杂的作用，包括在抑郁症、精神分裂症、认知、运动控制和稳态调节功能中起作用（见4.6节、4.7节、5.4节、6.8节、6.9节）。

乙酰胆碱

乙酰胆碱广泛分布于整个神经系统，包括神经肌肉接头（见2.5节）和ANS（见1.3节）。目前已经开发出许多靶向外周不同胆碱能突触的药物且常规用于外科麻醉。数种疾病过程可影响外周胆碱能神经突触（见2.5节），而中枢胆碱能通路的继发性异常在阿尔茨海默病和帕金森病的痴呆症中很重要（见4.7节、6.11节）。

神经肽

神经肽存在于神经系统的所有区域，通常与其他神经递质共同释放。它们可以作为常规神经递质，也可以在神经调节中发挥作用（如疼痛通路，见3.11节）。

神经营养因子

神经营养因子如脑源性神经营养因子（BDNF）和胶质细胞源性神经营养因子（GDNF）是神经元分泌的小分子蛋白质，而不是特异性神经递质。它们作用于细胞膜上特异性的受体（如trkB受体，见5.5节、5.6节），在CNS和周围神经系统（PNS）中起着支持神经元存活、生长、突触形成和新神经元分化的作用（见5.5节、5.6节）。

📁 **知识拓展**

1963年，澳大利亚神经生理学家约翰·埃克尔斯（John Carew）因证明突触具有抑制性和兴奋性获得诺贝尔生理学或医学奖。

2.8 主要的中枢神经系统递质及其功能

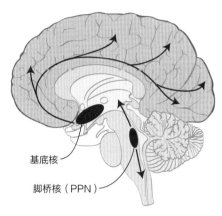

基底前脑胆碱能投射

基底核

脚桥核（PPN）

基底核投射到新皮质

PPN投射到丘脑和脊髓

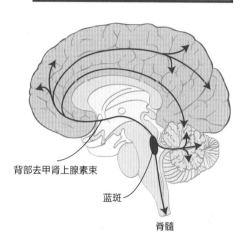

蓝斑去甲肾上腺素能投射

背部去甲肾上腺素束

蓝斑

脊髓

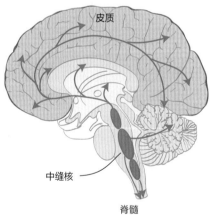

中缝核血清素能投射

皮质

中缝核

脊髓

中缝核投射到整个CNS

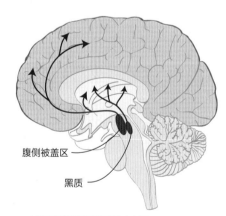

中脑多巴胺能投射

腹侧被盖区

黑质

中脑皮质通路投射至额叶皮质
中脑边缘通路投射至伏隔核
黑质纹状体通路投射至纹状体（见6.9节）

📁 **知识拓展**

　　吃巧克力会诱导天然内啡肽的释放，减轻痛苦，这就解释了为什么许多人认为吃巧克力会使人们像依赖阿片类药物一样上瘾。一旦阿片受体被阻断，对巧克力的渴望和欣快感就减弱了。

表2-1　在中枢神经系统中发现的主要神经递质系统

	神经递质	分布	受体类型	相关的神经系统疾病
氨基酸	兴奋性　谷氨酸	在CNS中广泛分布	1. 配体门控阳离子通道：NMDA；非NMDA受体，包括AMPA[1]；KA受体和quisqualate受体 2. 代谢性（亚型Ⅰ-Ⅲ，1-8）	癫痫（见6.12节） 学习和记忆，细胞兴奋毒性死亡（见6.11节）
	抑制性　γ-氨基丁酸	在CNS中广泛分布	GABA-A-配体门控氯离子通道 GABA-B-代谢型	脊髓运动障碍（见4.3节）
	甘氨酸	脊髓	甘氨酸配体门控氯离子通道	惊吓综合征（见4.3节）
单胺类[2]	去甲肾上腺素	从蓝斑到整个CNS和脊髓（见6.8节）	α1、α2-代谢型	抑郁症（见6.8节）；体位性低血压（α1）
		节后交感神经系统（见1.3节）	β1、β2-代谢型	自主神经功能衰竭（见1.3节）
	多巴胺	基底神经节的黑质纹状体通路（见4.6节）		帕金森病（见4.7节）
		中脑边缘与中脑皮质通路（见5.4节）	D1家族（D1、D5），D2家族（D2、D3、D4）-代谢型	精神分裂症（见6.9节）
		下丘脑-垂体投射（见1.11节）		控制垂体激素分泌（见1.11节）、控制呕吐
	血清素（5-HT）	从脑干的中缝核到整个CNS和脊髓	5-HT1（A-F）-代谢型	抑郁症（见6.8节）、偏头痛
			5-HT2A（A-C）-代谢型	焦虑（见6.10节）、精神分裂症（见6.9节）、快速眼动睡眠（见5.1节）
			5-HT3-配体门控阳离子通道 5-HT4-7-代谢型	恶心（5-HT3）
	乙酰胆碱	自主神经节、神经肌肉接头（见1.3节）	烟碱-配体门控阳离子通道	神经肌肉接头疾病（见2.5节）
		自主神经系统（见1.3节）	毒蕈碱（M1-M3亚型）-代谢型	自主神经功能衰竭（见1.3节）
		从基底前脑到大脑皮质、边缘系统和运动（纹状体）（见5.4节、6.11节）		阿尔茨海默病型痴呆（见6.11节）、帕金森病（见4.7节）
		脑桥核（见4.6节）		睡眠-觉醒周期（见5.1节）
	神经肽	在CNS广泛分布，尤其见于： ·脊髓背角（见3.11节、3.12节） ·基底神经节（见4.6节） ·自主神经系统（见1.3节）	主要是G蛋白偶联受体（如阿片受体）	参见： ·疼痛系统（见3.12节） ·基底节（见4.6节） ·自主神经系统（见1.3节） ·神经可塑性（见5.6节） ·焦虑（见6.10节） ·睡眠（见5.1节）
其他	嘌呤			
	三磷酸腺苷			
	内源性大麻素			
	神经营养因子			
	一氧化氮			

注：1. AMPA，α-氨基-5-羟基-3-甲基-4-异恶唑丙酸；CNS，中枢神经系统；GABA，γ-氨基丁酸；5-HT，5-羟色胺；NMDA，N-甲基-D-天冬氨酸。

　　2. 组胺（阻断组胺受体的药物，可通过中枢机制诱导镇静）和肾上腺素是单胺类，其分别主要存在于下丘脑和肾上腺髓质中。

2.9 骨骼肌结构

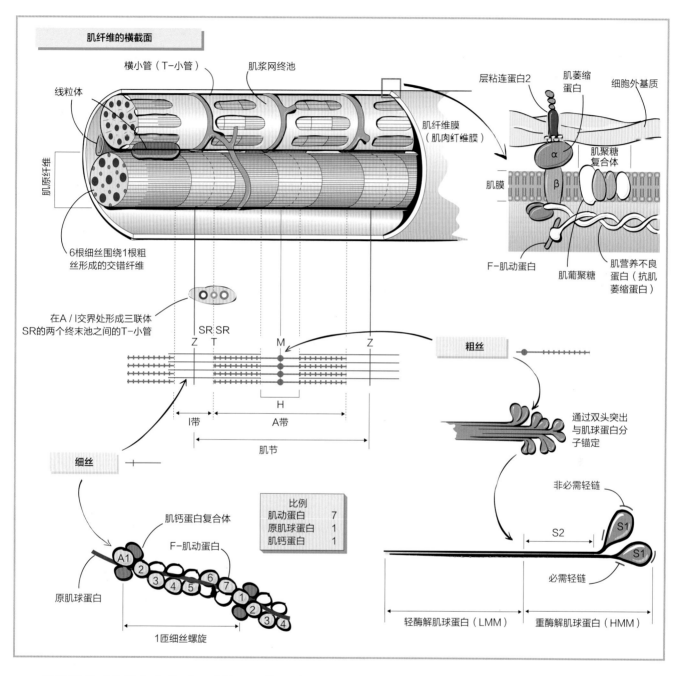

骨骼肌通过收缩负责将下运动神经元传至神经肌肉接头（NMJ）的电冲动转换成机械力。动作电位的到达使乙酰胆碱（ACh）释放后激活突触后肌肉中的烟碱型ACh受体（AChR），引起肌纤维的去极化（见2.5节），使钙离子内流入肌纤维而引起肌肉收缩（见2.10节）。

◎ 骨骼肌的结构

骨骼肌由肌纤维群组成，这些纤维是长的多核细胞。这些纤维含有肌原纤维，由粗丝和细丝构成，两者在某种程度上重叠，使这种类型的肌肉具有条纹状的外观。肌原纤维由肌纤维膜包绕，肌纤维膜以横小管或T-

小管的形式内陷于肌原纤维之间。这种结构与包裹肌原纤维的肌浆网（SR）是分开的，SR作为细胞内储存Ca^{2+}的地方非常重要。肌纤维膜是一种复杂的结构，肌纤维膜组分的异常是某些类型的遗传性肌营养不良的基础。

粗丝由肌球蛋白组成，位于肌节的中心。

肌球蛋白由两条重链组成，这两条重链由轻酶解肌球蛋白和重酶解肌球蛋白（分别为LMM和HMM）构成。

HMM部分包含S1和S2亚片段。

S1片段由两个头端组成，每个头端分别与两个轻链相连接。

在S1头尖端发现的轻链称为非必需的轻链，负责在横桥形成的动力冲程结束时分解三磷酸腺苷（ATP）。

剩余的必需轻链附着在S1头端向肌动蛋白摆动的位置，它们在肌球蛋白头端运动的过程中是重要的。

由于LMM的特性，肌球蛋白丝自发地堆积在一起，使得S1头端在外侧朝向肌动蛋白丝。因此，S1头端与肌动蛋白一起构成横桥的主要部分。

细丝由F-肌动蛋白、原肌球蛋白和肌钙蛋白组成。肌钙蛋白本身由三个亚基组成（肌钙蛋白I、肌钙蛋白C和肌钙蛋白T）。

肌钙蛋白复合物的这三种成分的功能不同，但作为一个整体，它们通过将原肌球蛋白保持在适当位置来调节肌肉收缩，从物理上阻断肌球蛋白的S1头与肌动蛋白的结合。

肌肉的去极化导致钙内流，钙离子与肌钙蛋白结合，使细丝产生构象变化，使得原肌球蛋白偏离肌动蛋白上肌球蛋白的结合位点。

因此，原肌球蛋白和肌钙蛋白通过硬脂酸阻滞过程调节肌肉收缩。在其他动物的一些肌肉中，肌球蛋白相关轻链调节肌动蛋白和肌球蛋白之间的相互作用。

T-小管三联体结构位于粗丝和细丝的重叠处，通过足突连接到SR的两个终池。

⊙ 骨骼肌结构蛋白异常——肌营养不良症

骨骼肌中存在许多结构蛋白异常，包括以下几方面。

· 离子通道突变引起的兴奋性障碍（见2.3节）。

· 肌肉的炎症（见6.13节）。

· 结构蛋白异常。

结构蛋白异常是许多遗传性肌营养不良症的根本原因，其中最好的例子就是进行性假肥大性肌营养不良（DMD）和肢带型肌营养不良（LGMD）。

进行性假肥大性肌营养不良是一种X连锁疾病，其缺失编码结构蛋白-肌营养不良蛋白的基因，该疾病的轻型（贝克肌营养不良）表现为这种蛋白质的数量减少。通常在生命早期，DMD患者会出现活动笨拙和行走困难，伴有近端肢体肌肉萎缩和小腿肌肉的假性肥大。随着疾病的进展，患者残疾越来越严重，通常30年内伴发心脏和其他异常而导致死亡。这些患者的特征是肌酸激酶升高（肌肉损伤的标志物），他们的肌肉由于缺乏肌营养不良蛋白而易于坏死。这种蛋白质位于骨骼肌（以及平滑肌和心肌）的肌膜下，保证肌膜的稳定性和柔韧性，因此当该蛋白缺乏时，肌膜很容易被破坏，使大量的Ca^{2+}涌入，过度激活蛋白酶而导致坏死。

相反，肢带型肌营养不良可以发生在任何年龄，伴有近端肢体肌肉的进行性无力和肌酸激酶的升高。该疾病可以多种不同的方式遗传，最近在常染色体隐性遗传形式中发现肌营养不良蛋白相关糖蛋白、adhalin蛋白和肌聚糖复合体的异常。这些蛋白质将细胞内肌营养不良蛋白与细胞外基质的成分联系起来，对保持肌膜的完整性非常重要。

一些证据表明，重症肌无力患者体内（见2.5节）发现了某些结构蛋白的抗体，如兰尼碱受体和titin抗体。

◉ 骨骼肌炎性疾病——肌炎

在许多疾病中，炎症选择性地侵犯骨骼肌，包括以下几种情况。

·以T细胞浸润为主的病因未明的炎症（多发性肌炎）。

·以B细胞介导为主的炎症（皮肌炎），本质上可以是副肿瘤性的。

·有显著继发性炎症反应的退行性疾病（包涵体肌炎）。

前两种情况往往免疫治疗有效，而包涵体肌炎则不然。这些炎症都会使肌肉受损，引起肌无力，常伴有疼痛和血清肌酸激酶升高。

> 📂 **知识拓展**
>
> 人体最大的单块肌肉是臀大肌（位于臀部），最小的是位于耳朵的镫骨肌，最有力的是咬肌，可以辅助咀嚼。

2.10 骨骼肌收缩调节

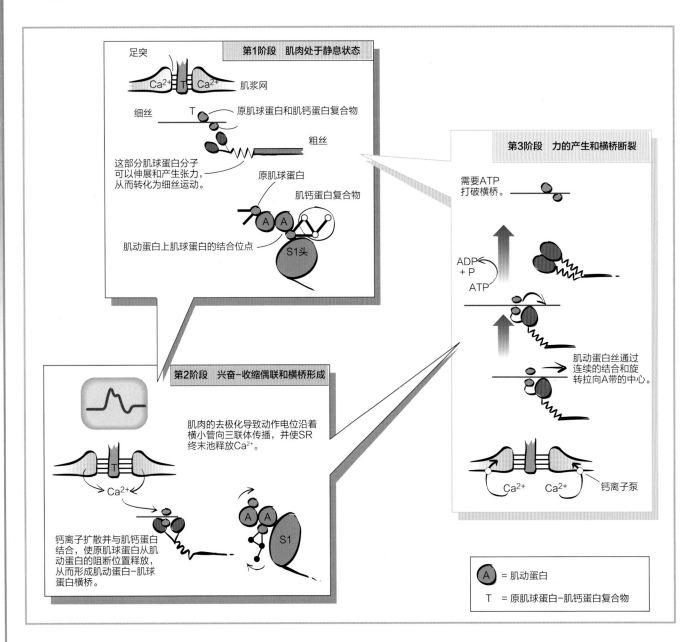

肌肉收缩事件顺序的总结

1. 动作电位到达神经肌肉接头（NMJ）引起Ca^{2+}内流并释放含有乙酰胆碱（ACh）的囊泡。

2. ACh与肌纤维上的烟碱型ACh受体（AChR）结合使肌纤维去极化。

3. Ca^{2+}从肌肉的肌浆网（SR）中释放出来。

4. Ca^{2+}释放导致原肌球蛋白和肌钙蛋白的阻断性钙结合蛋白复合物从肌动蛋白（细丝的主要成分）中被移除。

5. 空间阻滞被移除后可使肌球蛋白（粗丝的主要成分）通过横桥与肌动蛋白结合。

6. 纤维被拉向彼此，该次肌肉用力收缩结束（power stroke）时通过三磷酸腺苷（ATP）的水解使两根纤维之间的横桥断裂。

横桥形成和断裂的过程不断循环，肌肉以类似棘轮的方式收缩。

◉ 肌肉收缩的事件顺序

阶段1

在静息状态下，肌钙蛋白复合物将原肌球蛋白维持在适当的位置以阻止肌球蛋白与肌动蛋白结合（空间阻滞）。

阶段2

动作电位到达NMJ处后启动突触后动作电位，沿着肌膜的特化内陷（称为横小管或T-小管）传播。T-小管将动作电位传导至肌肉激活所有的肌肉纤维。T-小管位于SR终池附近的一个称为三联体的结构内，在SR的两个终池之间（相当于平滑肌内质网），其内含有高浓度的Ca^{2+}。

T-小管通过足突与SR连接，足突是钙离子通道的一部分。到达三联体的动作电位通过机械耦合过程使Ca^{2+}从终末池中释放。动作电位在T-小管和SR之间打开一个共同的Ca^{2+}离子通道，允许Ca^{2+}顺其电化学梯度流向肌原纤维，Ca^{2+}与肌钙蛋白复合物结合导致原肌球蛋白重排，使肌球蛋白头与肌动蛋白结合形成交联或横桥。

阶段3

一旦肌球蛋白与肌动蛋白结合，在横桥形成张力之前有一段延迟过程。张力拉动并旋转肌动蛋白越过肌球蛋白进而引起肌肉收缩。该次用力收缩结束时，通过ATP水解，横桥将肌球蛋白与肌动蛋白分离，这是个钙离子依赖性的过程。

上述整个循环可以重复。随着肌丝运动横桥形成的过程被称为肌肉收缩的肌丝滑动学说，因为随着循环重复，两条肌丝以棘轮状方式彼此滑过。由SR的终末池释放的Ca^{2+}调控横桥的形成和断裂，而后这些Ca^{2+}被特定的Ca^{2+}泵再主动重摄取回终池。

◉ 肌肉收缩障碍

肌肉疾病会破坏肌肉的解剖结构，引起收缩蛋白的解体导致肌肉无力。然而，有些疾病是由于收缩过程自身障碍导致的，如罕见的周期性瘫痪和恶性高热。后一种情况是由于兰尼碱受体存在异常，该受体是将T-小管连接到SR的蛋白质复合物的一部分。一些情况（如全身麻醉）可引起肌肉持续去极化、收缩和坏死，从而导致体温升高和多器官功能障碍。而周期性瘫痪是因离子通道异常导致肌肉不应期延长，引起肌无力和瘫痪。这些疾病较罕见，且不会累及呼吸肌。这种类型的瘫痪可由许多诱因引起，如运动或高碳水化合物饮食。

另外，NMJ异常（见2.5节）及一些先天性代谢缺陷均可导致肌肉收缩异常。这些代谢性肌病与糖代谢、脂代谢的遗传缺陷有关，导致发作性运动诱发症状或慢性进行性无力。

📁 **知识拓展**
尸僵指死后肌肉变得僵硬，是由钙离子渗透通过死亡的肌纤维壁引起的。

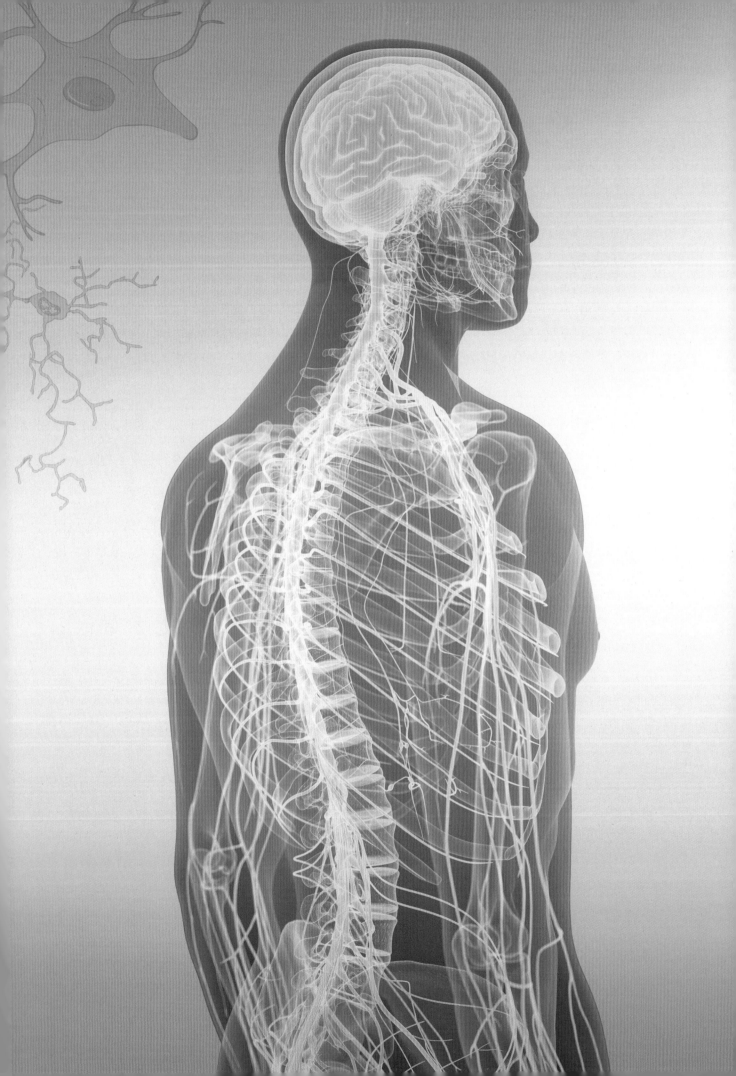

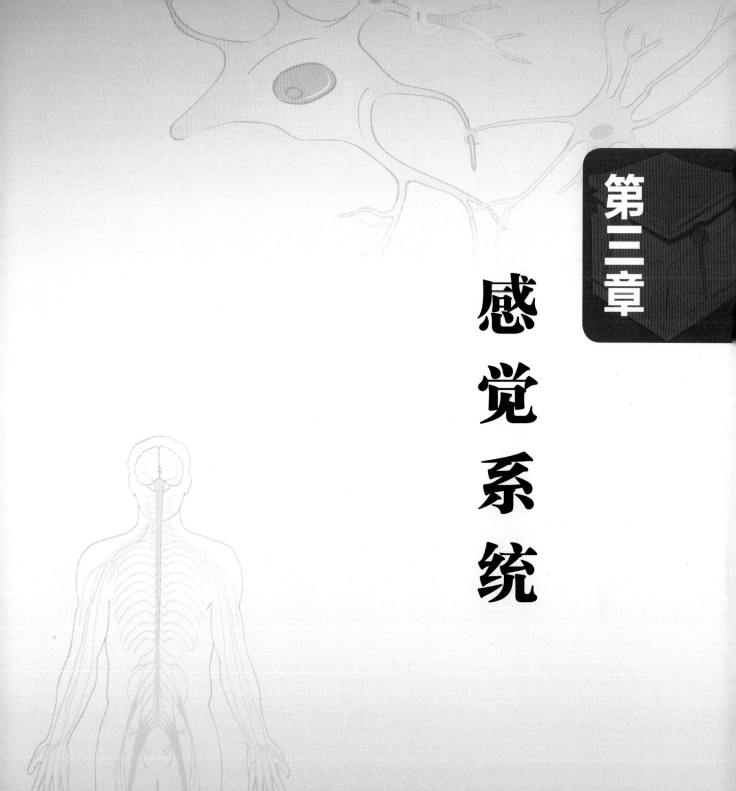

第三章

感觉系统

3.1 感觉系统概述

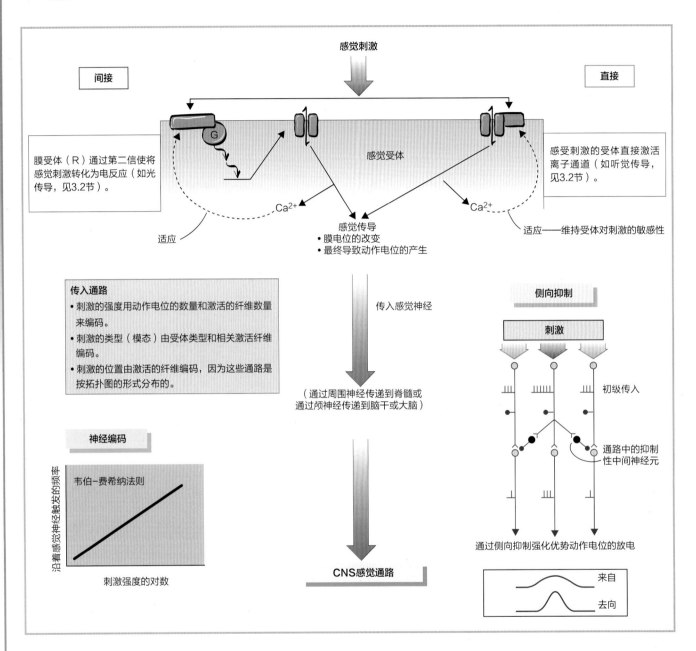

感觉系统是指从周围感觉受体传递信息到脊髓和大脑的系统，受体本身是特异性神经元或神经末梢。

特异性感觉受体、传入轴突和胞体及脊髓中的突触连接被称为初级传入。将来自外部环境的刺激转换成电信号以通过神经系统传递的过程称为感觉传导（见3.2节）。

感觉受体产生的信号通过外周或颅神经传递到中枢神经系统（CNS），通过一系列突触最终投射到皮质的特定区域，其能够详细分析该感觉传入信息。

哺乳动物神经系统有五种主要的感觉系统。

· 触觉/压力觉、本体感觉、温度和疼痛或躯体感觉系统（见3.10～3.12节）。

· 视觉系统（见3.3～3.5节）。

· 听觉和平衡觉系统（见3.6～3.8节）：

· 味觉系统（见3.9节）。

· 气味觉或嗅觉系统（见3.9节）。

除躯体感觉外的所有感觉都被视为"特殊感觉"。

⊙ 感觉受体

感觉受体通过直接激活离子通道（如听觉系统）或间接通过细胞内第二信使网络传导感觉刺激（如视觉系统）。在这两种情况下，感觉刺激都被转换成电信号，然后以阶梯去极化/超极化形式传递到CNS产生动作电位（如视觉系统），或者在受体水平直接产生动作电位。

感觉系统的特异性或模式依赖于特定神经细胞或纤维的激活，其对不同形式的传入刺激高度特异。

仅当刺激施加在受体周围的特定区域（其感受区域）时，受体才会对刺激有反应。受体的可激活感受区域被CNS识别为应答身体或外部世界的特定位点或位置。仅当受体接收到足够强度的刺激而达到触发阈值时，受体才向CNS传输电信息。

受体对刺激强度变化的增量反应使受体具有敏感性。许多受体对刺激检测的绝对水平和刺激强度的变化都具有高敏感性。这是因为它们能够通过使用第二信使系统放大原始信号并适应持续不变的刺激的存在（见3.2节）。

⊙ 脊髓上行感觉通路

由于受体的高敏感性，传导过程出现的内在不稳定性被称为噪声，而神经系统需面对的挑战就是在该背景噪声下检测到感觉刺激反应或信号（称为信噪比）。

感觉刺激的强度可以在受体以阶梯膜电位的形式编码，或一级突触水平上以动作电位的形式编码。

此外，传入感觉神经也可以编码刺激的强度。首先，通过增加激活的传入纤维数量（募集或空间编码）；其次，通过增加单位时间内每个轴突产生的动作电位数量（时间编码或频率编码）。传入神经的刺激强度和动作电位触发频率之间存在着复杂关系，即韦伯–费希纳定律。

⊙ 感觉通路

每个感觉通路都有其自身到CNS独特的传入通路，尽管最终大多数感觉通路都投射到丘脑，但每个感觉系统的投射位置是不同的（见表3–1）。感觉传入信号从丘脑继续向皮质投射，不过嗅觉通路主要投射到边缘结构（见3.9节），而肌梭投射到小脑（见4.2节、4.8节）。

每个感觉系统都有自己的皮质区域（初级感觉区域），主要负责分析感觉信息，与初级感觉区域相邻的皮质区域为次级感觉区域，执行更复杂的感觉处理。次级感觉区域接着投射到联合区（后顶叶、前额叶和颞叶皮质，见3.13节），然后投射到运动和边缘系统（见4.1节）。后面的这些区域更多地参与感觉信息的处理，为运动和产生复杂的行为反应提供线索。

初级感觉皮质区域在皮质下也与丘脑（和/或脑干）投射核团相连，这对放大检测到的上行感觉信号很重要。该过程可能涉及至少两个主要的过程：侧向抑制和特征检测。侧向抑制是通过抑制周围活性稍低的细胞和轴突而使具有活性最大的细胞和轴突凸显的过程，使传入的信息具有更大的对比度。同时，特征检测是对具有特定特征的感觉刺激进行选择性的检测，可以发生在从受体到皮质的任何水平。

表3-1 脊髓内主要的上行感觉传导通路

传导束	脊髓丘脑束	背侧柱-内侧丘系	脊髓小脑束（SCT）
相关章节	3.11节、3.12节	3.10节	4.8节
起点	背角（Ⅰ、Ⅲ、Ⅳ、Ⅴ板层）在脊髓跨过中线	发自机械感受器、肌肉和关节受体的初级传入纤维	脊髓中间神经元、发自肌肉和关节的本体感觉信息
终点	·较多的尾端纤维加入至拓扑样组织纤维 ·投射至脑干和对侧左脑	·拓扑样组织纤维终止于延髓的背柱核 ·在该水平处形成内侧纵束投射至左脑的腹后核	两大传导束 ·背侧SCT通过下小脑角将来自肌肉和关节受体的信息传递至小脑 ·腹侧SCT通过上小脑角将来自脊髓的信息传递至小脑
功能	传导痛温觉	传导本体感觉、轻触觉和振动觉	传导本体感觉信息和脊髓内中间神经元的活动

📁 **知识拓展**

在子宫内发育的第一个感觉是触觉，从妊娠8周左右开始。

3.2 感觉传导

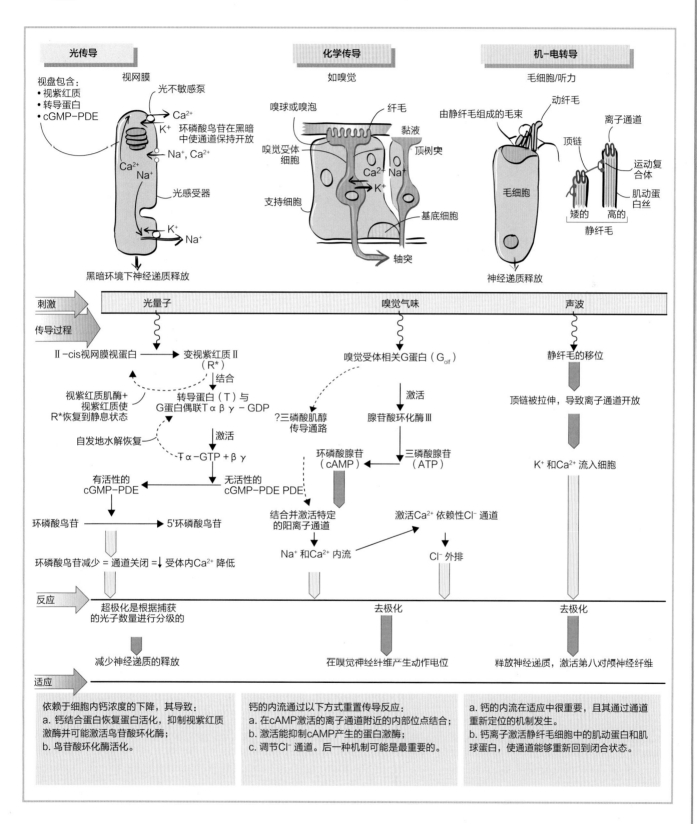

光传导

视盘包含:
- 视紫红质
- 转导蛋白
- cGMP-PDE

视网膜

光不敏感泵

Ca^{2+}

K^+ 环磷酸鸟苷在黑暗中使通道保持开放

Na^+, Ca^{2+}

Ca^{2+}

Na^+

光感受器

K^+

Na^+

黑暗环境下神经递质释放

化学传导

如嗅觉

嗅球或嗅泡 纤毛 黏液

嗅觉受体细胞 顶树突

Ca^{2+} Na^+

K^+

支持细胞

基底细胞

轴突

机-电转导

毛细胞/听力

由静纤毛组成的毛束 动纤毛

离子通道

顶链

运动复合体

毛细胞

肌动蛋白丝

矮的 高的

静纤毛

神经递质释放

刺激	光量子	嗅觉气味	声波

传导过程

II-cis视网膜视蛋白 → 变视紫红质 II（R*）

↓结合

视紫红质肌酶+视紫红质使R*恢复到静息状态

转导蛋白（T）与G蛋白偶联 Tαβγ-GDP

自发地水解恢复

↓激活

Tα-GTP+βγ

有活性的cGMP-PDE ← 无活性的cGMP-PDE PDE

环磷酸鸟苷 → 5'环磷酸鸟苷

环磷酸鸟苷减少 = 通道关闭 =↓受体内Ca^{2+}降低

嗅觉受体相关G蛋白（G_{olf}）

↓激活

腺苷酸环化酶 III

?三磷酸肌醇传导通路

环磷酸腺苷（cAMP） ← 三磷酸腺苷（ATP）

结合并激活特定的阳离子通道

激活Ca^{2+}依赖性Cl^-通道

Na^+和Ca^{2+}内流

Cl^-外排

静纤毛的移位

顶链被拉伸，导致离子通道开放

K^+和Ca^{2+}流入细胞

反应

超极化是根据捕获的光子数量进行分级的

减少神经递质的释放

去极化

在嗅觉神经纤维产生动作电位

去极化

释放神经递质，激活第八对颅神经纤维

适应

依赖于细胞内钙浓度的下降，其导致:
a. 钙结合蛋白恢复蛋白活化，抑制视紫红质激酶并可能激活鸟苷酸环化酶;
b. 鸟苷酸环化酶活化。

钙的内流通过以下方式重置传导反应:
a. 在cAMP激活的离子通道附近的内部位点结合;
b. 激活能抑制cAMP产生的蛋白激酶;
c. 调节Cl^-通道。后一种机制可能是最重要的。

a. 钙的内流在适应中很重要，且其通过通道重新定位的机制发生。
b. 钙离子激活静纤毛细胞中的肌动蛋白和肌球蛋白，使通道能够重新回到闭合状态。

感觉传导是将来自外部或内部环境的刺激转换成电信号，并通过神经系统传递。该过程由所有感觉系统参与，并且通常涉及视网膜、舌头、嗅上皮中的化学过程和耳蜗、躯体感觉系统中的机械过程。这些传导对比的模式在一些特殊的感觉上能最好地体现。

◉ 光传导

光传导是光量子形式的光能在视网膜光感受器（视杆细胞和视锥细胞）中转化为电位变化的电能的过程。光传导的事件顺序如下。

1. 光感受器外节的感光色素捕获光子。

2. 通过G蛋白、传导蛋白和环磷酸鸟苷（cGMP）作为第二信使对信号进行扩增。

3. 接着cGMP浓度降低，通道关闭。

4. 这些通道的闭合使Na^+和Ca^{2+}在黑暗中进入光感受器，引起超极化反应，反应程度由感光色素捕获的光子数量决定。

光感受器释放的谷氨酸作用于双极和水平细胞，超极化反应使其释放的谷氨酸减少。光感受器对持续恒定强度的光刺激停止反应受到多种因素的影响，尤其是细胞内钙离子的浓度变化（见3.3节）。光感受器外节中光不敏感性Ca^{2+}泵与阳离子通道形成闭合耦合，导致细胞内Ca^{2+}浓度显著降低，这对光感受器的停止反应及介导光适应（或背景适应）很重要。

现已证明一些罕见的先天性夜盲症与光传导通路中特定的缺陷相关。

◉ 嗅觉传导

嗅觉传导同样是一种化学介导的过程。嗅觉受体细胞是双极神经元，由树突和轴突组成，树突的突起上带有纤毛，而轴突部分作为嗅神经投射到位于额叶底部的嗅球上。含有嗅觉受体的纤毛极大地增加了嗅神经上皮的表面积，从而增加了捕获气味分子的可能性。嗅觉传导的顺序事件如下。

1. 气味分子与受体的结合导致G蛋白偶联受体（G_{olf}）激活。

2. Ⅲ型腺苷酸环化酶被激活，将三磷酸腺苷（ATP）水解成环磷酸腺苷（cAMP）。

3. cAMP结合并激活特定的阳离子通道，使Na^+和Ca^{2+}顺浓度梯度内流。

4. 这不仅使受体部分去极化，而且激活了Ca^{2+}依赖性Cl^-通道，随后Cl^-外流使嗅觉受体进一步去极化。

5. 嗅觉受体中还存在其他使用肌醇三磷酸作为第二信使的传导过程。

6. 这可使胞体产生动作电位，然后沿着嗅神经的轴突传导到嗅球。

Ca^{2+}内流在通过重置传导反应的适应中也很重要。

◉ 听觉传导

与光传导和嗅觉传导不同，内耳听觉传导的过程和静纤毛在耳蜗毛细胞上发生机械位移有关（见3.6节）。听觉传导的顺序事件如下。

1. 声波是一种感觉刺激，可引起前庭窗中的镫骨足板发生位移，使耳蜗前庭阶和鼓室阶内外淋巴中产生振动。

2. 这导致基底膜产生位移，而位于基底膜Corti器上的毛细胞通过机-电转导过程将声波转换成电反应。毛细胞顶端的静纤毛通过尖端连接，附着于离子通道上。

3. 声音使静纤毛朝最大的静纤毛（或动纤毛）的方向移动，在尖端连接处产生张力，拉开离子通道。

4. 该离子通道允许K^+（不是Na^+，因为中间阶中的内淋巴富含K^+而Na^+含量低）和Ca^{2+}内流入毛细胞中，进而使其去极化。

5. 去极化导致毛细胞基部神经递质释放，激活耳蜗神经的传入纤维。

声音使静纤毛产生的持续位移可以通过离子通道重新定位适应来抵消，离子通道根据尖端连接受到张力的程度而决定是否关闭。这是通过Ca^{2+}内流完成的：Ca^{2+}通过离子传递通道内流，其借助于静纤毛中的肌动蛋白–肌球蛋白使离子通道重新定位。

许多先天性的耳聋综合征都是因毛细胞中的肌球蛋白异常所致。

◉ 其他传导过程

在3.9节、3.10节、3.11节和4.2节讨论了味觉感受器、躯体感受器、伤害性感受器、温度感受器和肌梭的传导。

> 📂 **知识拓展**
> 1942年的一项实验发现平均一个视杆细胞仅对一个光量子敏感。

3.3 视觉系统Ⅰ：眼球与视网膜

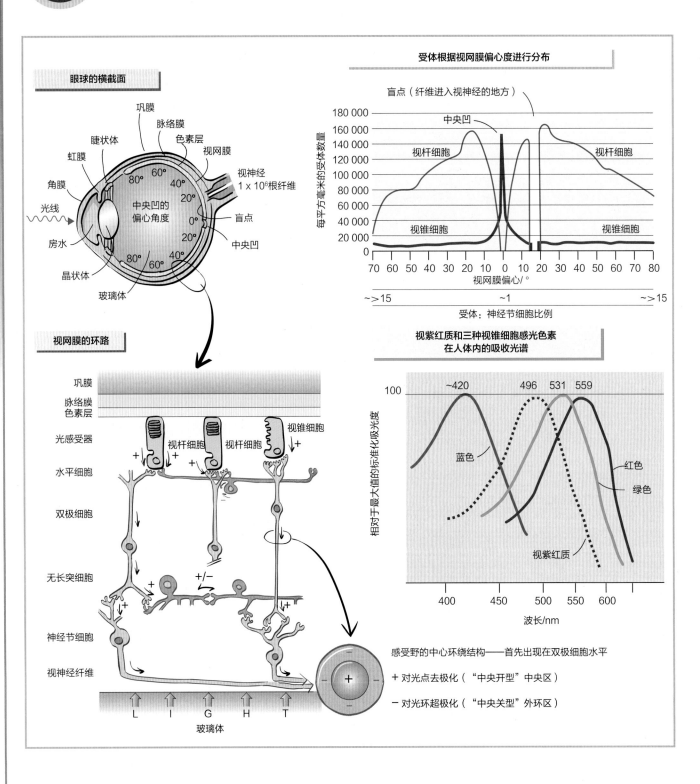

眼球的横截面

巩膜
脉络膜
睫状体
色素层
虹膜
视网膜
角膜
80° 60°
40°
20°
光线
中央凹的
偏心角度
0°
20°
房水
40°
晶状体
80° 60°
玻璃体
视神经
1 × 10⁶ 根纤维
盲点
中央凹

视网膜的环路

巩膜
脉络膜
色素层
光感受器 视杆细胞 视杆细胞 视锥细胞
水平细胞
双极细胞
无长突细胞
神经节细胞
视神经纤维
L I G H T
玻璃体

受体根据视网膜偏心度进行分布

盲点（纤维进入视神经的地方）
中央凹
每平方毫米的受体数量
视杆细胞
视杆细胞
视锥细胞
视锥细胞
视网膜偏心/°
~>15
~1
~>15
受体：神经节细胞比例

**视紫红质和三种视锥细胞感光色素
在人体内的吸收光谱**

~420 496 531 559
相对于最大值的标准化吸光度
蓝色
红色
绿色
视紫红质
波长/nm

感受野的中心环绕结构——首先出现在双极细胞水平

＋ 对光点去极化（"中央开型"中央区）

－ 对光环超极化（"中央关型"外环区）

视觉系统负责将所有入射光转换成对世界的视觉图像。该信息在位于眼球后部的视网膜中编码，并传递至视觉皮质区域、下丘脑和脑干上部（见3.4节、3.5节）。视觉传导过程详见3.2节。

◉ 眼球的光学特性

光线到达眼球时，必须精确地聚焦到视网膜上。视网膜是一种包含60多种不同类型神经细胞的复杂结构。要使光线完美地投射到视网膜上，折射的过程、角膜的曲率和眼球的轴向长度必须恰到好处。如果不能准确地做到这一点，就会导致无法清晰地阅读（远视），或不能清楚地看到远处的物体（近视），或两者兼而有之。在后一种情况下，往往会同时出现另外一个问题——散光，即眼球在不同轴线上的折射程度不同。

除了需要精确地折射到视网膜上之外，光在传导时质量也不能受损，这就要求角膜、前房和后房及晶状体都很清晰。这些结构的任何损伤或疾病都可以导致视敏度降低（区分细节的能力）。影响眼睛这些部位的最常见疾病是角膜感染和损伤（角膜炎）或晶状体混浊（白内障）。

◉ 视网膜解剖和功能

光感受器

光投射到视网膜后被光感受器转换成电信号。光感受器位于视网膜最内层，离玻璃体最远。光感受器可分为视杆细胞和视锥细胞。

视杆细胞在视网膜中央凹外的所有区域，它们对低亮度的光敏感，负责我们夜间的视力（暗视觉）。许多视杆细胞将它们的信息传递给单个神经节细胞，因此该系统对绝对照度水平敏感，却不能区分精细的视觉细节和颜色。所以，我们晚上可以看到物体，但不能辨别任何细节或颜色。

视锥细胞在中央凹密度最高，含有3种不同光色素中的一种。它们负责白天视力（明视觉）。视锥细胞与中央凹处的高密度受体相结合，在那里它们与神经节细胞形成几乎一对一的关系，意味着它们是负责视敏度和色觉的受体。这些受体中包含的光色素发生变化时可导致色盲。

累及这些受体的疾病会引起视力逐渐丧失，如色素性视网膜炎，早期通常会影响周边的视网膜和视杆细胞，导致夜盲症和视野受限。随着时间的推移，疾病进展可能扩散影响到视锥细胞。

水平细胞

光感受器与水平细胞及双极细胞一起形成突触。水平细胞有两个主要作用：①它们组成双极细胞感受野的中心环绕组织；②它们负责改变双极细胞光谱的灵敏度以匹配背景照明水平（光适应反应的一部分，见3.2节）。

中心环绕感受野指双极细胞将以一种方式（去极化或超极化）对其感受野中的小光点产生反应，而围绕该中心光点的环或光环将产生相反的反应。水平细胞接收许多受体的传入信号并与光感受器双极细胞形成突触，可以为这种感受野的产生提供必要的信息。它们在光适应中发挥其他作用的机制尚不完全清楚。

双极细胞

双极细胞将信息从光感受器传递到神经节细胞并接收来自光感受器、水平细胞和无长突细胞的突触。它们可以根据接收的受体（仅视锥细胞、仅视杆细胞或两者都有）或对光的反应进行分类。在其感受野中心被一小光点超极化的双极细胞称为"中央关型"外环区，而对于那些被中心的小光点去极化的双极细胞则称为"中央开型"中央区。

神经节细胞

神经节细胞最靠近玻璃体，它们接收来自双极细胞和无长突细胞的信息，并通过视神经将其轴突传递到大脑。这些神经纤维在视网膜的内表面上行进，然后在视盘处离开，该部位由于没有受体而成为盲点。盲点在正常视物时通常不明显。神经节细胞可以通过多种不同的方式分类：形态、对双极细胞的反应（"给光"或"撤光"中心），或这些特性的组合（猫的XYW系统或灵长类动物的M和P通道）。视网膜神经节细胞群有80%是X神经节细胞，负责细节和颜色的分析，而Y神经节细胞更多地参与运动的检测。细胞群中剩下10%的细胞是W神经节细胞，它投射到脑干，但其具体的功能目前还不明确。最初在猫身上发现的X和Y神经节细胞系统等效于灵长类动物的P和M通道，分别负责对"形态"和"运动"编码。此外，还有一小部分神经节细胞含有一种叫作视黑蛋白的蛋白质，可以不借助于光感受器而检测到光。这些神经节细胞投射中枢神经系统内的多个部位，尤其是下丘脑的视交叉上核（见1.11节、3.4节）。

无长突细胞

最后一类视网膜细胞是视网膜的无长突细胞，它们接收和传递来自双极细胞、其他无长突细胞和神经节细胞的信号。无长突细胞有许多不同的类型，其中一些仅与视杆细胞或视锥细胞相关，且包含许多不同的递质。它们往往会对光刺激产生复杂的反应，并且在神经节细胞对光刺激的反应过程中也很重要，包括对移动物体的检测和编码，以及光照的起始和终止。

📁 **知识拓展**

章鱼没有盲点，因为章鱼的视网膜外移使光感受器直接位于晶状体后方。

3.4 视觉系统Ⅱ：视觉通路与皮质下视觉区

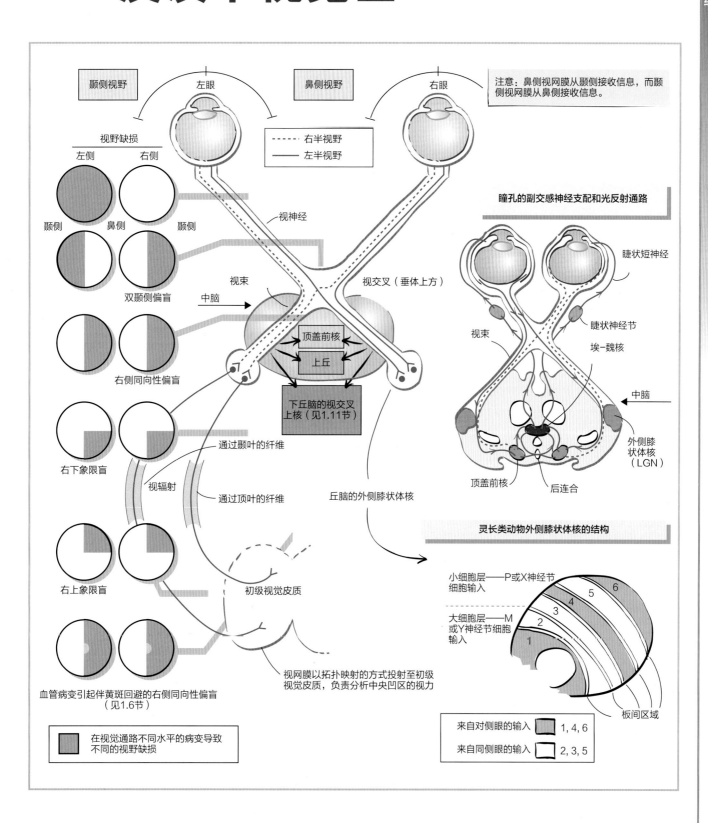

颞侧视野　左眼　鼻侧视野　右眼

注意：鼻侧视网膜从颞侧接收信息，而颞侧视网膜从鼻侧接收信息。

- - - - 右半视野
———— 左半视野

视野缺损
左侧　右侧
颞侧　鼻侧　颞侧

双颞侧偏盲

右侧同向性偏盲

右下象限盲

右上象限盲

血管病变引起伴黄斑回避的右侧同向性偏盲（见1.6节）

视神经

视束
中脑

视交叉（垂体上方）

顶盖前核
上丘
下丘脑的视交叉上核（见1.11节）

通过颞叶的纤维
视辐射
通过顶叶的纤维

丘脑的外侧膝状体核

初级视觉皮质

视网膜以拓扑映射的方式投射至初级视觉皮质，负责分析中央凹区的视力

瞳孔的副交感神经支配和光反射通路

睫状短神经
睫状神经节
埃-魏核
中脑
外侧膝状体核（LGN）

视束
顶盖前核　后连合

灵长类动物外侧膝状体核的结构

小细胞层——P或X神经节细胞输入
大细胞层——M或Y神经节细胞输入

6　5　4　3　2　1

板间区域

来自对侧眼的输入　1, 4, 6
来自同侧眼的输入　2, 3, 5

在视觉通路不同水平的病变导致不同的视野缺损

视网膜将其信息从神经节细胞传递到许多不同的部位，具体如下。

·通过丘脑的外侧膝状体核（LGN）传递到包括初级视觉皮质（V1或*Brodmann*17区）的一些皮质区域，接收来自LGN和丘脑枕区信息的其他皮质区域（统称为纹外区域）（见3.5节）。

·下丘脑。

·中脑。

从视网膜到V1区的投射保持其视网膜拓扑映射结构，这样可以预测该通路不同水平的病变产生视野缺损的类型。视交叉之前的病变通常引起单眼视野缺损，而视交叉的病变（如垂体肿瘤）会引起双颞侧偏盲。视交叉之后的病变通常使双眼出现类似的视野缺陷（如同侧偏盲或象限盲）。

⊙ 外侧膝状体核

灵长类动物的LGN由六层组成，每层接收来自同侧或对侧眼的传入信号。

LGN内部的两层大神经元构成大细胞层，而其余四层构成小细胞层。这两种细胞层的神经元在形态学和电生理学上都有着明显的区别。

小细胞层神经元对色彩或颜色及高空间频率（细节）敏感，对视觉刺激可产生持续的反应。相比之下，大细胞层神经元不具备色彩选择性，对低空间频率反应最佳，受刺激时产生的反应常较短暂。

因此，大细胞层神经元具有与Y神经节细胞相似的特性，而小神经节细胞与X神经节细胞相似，这些相似性反映在这两类神经节细胞的视网膜投射至膝状体的过程中。X神经节细胞和小细胞层神经元负责检测颜色和形式（或模式）并构成P通道，而Y神经节细胞的M通道和LGN的大细胞层主要负责运动的检测（或运动）。

LGN主要投射到V1区，传入纤维在第Ⅳ层中形成突触，小部分形成于第Ⅵ层，其中M和P通道在这些层中具有不同的突触靶标。此外，位于LGN两层之间的细胞直接投射（LGN的层内部分）至V1的第Ⅱ层和第Ⅲ层（见3.5节）。

⊙ 上丘

中脑的上丘是一种多层结构，浅层参与视野的映射，深层参与视觉、听觉和体感刺激等复杂感觉的整合，中间层参与眼球快速扫视和接受来自枕顶叶皮质、额叶视野和黑质的连接（见6.7节）。眼球快速扫视被映射到上丘，表现为视野。因此，对该结构的刺激会引起眼球快速扫视，将注视点带到视野中相应的点，而相应点位于该结构的表层。所有不同的感觉运动表象均映射至上丘。换句话说，通过该结构垂直往下会依次遇到以下结构。

1. 对视野既定部分的视觉刺激做出反应的神经元。

2. 引起眼球快速扫视的神经元，将中央凹带到视觉场景的同一部分。

3. 听觉和体感神经元被来自该视觉环境中声音和皮肤区域的刺激（可能与人外空间该部位的物体进行物理接触而被激活）最大限度地激活。后一种特征说明在上丘中，体感表现主要偏向于鼻子和脸部。

因此，上丘不仅编码扫视，且倾向于专门编码那些由具有直接行为意义和在定向反应中具有更广泛功能的刺激所诱发的扫视。上丘的这种作用反映在其与许多脑干结构及脊髓（顶盖脊髓束）的传出连接中。临床上，损伤很少局限于该结构，但一旦发生损伤，眼球运动会大大减少并伴有忽视。

◉ 顶盖前区结构和瞳孔对光反射

视束会投射到中脑顶盖前核，后者接着向两侧投射到埃-魏核，为瞳孔提供副交感神经传入信号，使其能够收缩。

光线照到一只眼会导致双侧瞳孔收缩（直接和间接对光反射）。

一侧视神经受损会导致直接和间接对光反射减弱，但未受影响的对侧眼被光线照射会引起同侧眼的收缩，产生相对性瞳孔传入障碍。

◉ 下丘脑的视交叉上核

该细胞核直接接收视网膜的传入信号，在昼夜节律的产生和协调作用中很重要（见1.11节）。

📂 知识拓展

视觉后像是一种罕见病症，指的是在没有原始刺激的情况下视觉图像的延迟持续存在，且通常与视觉皮质联络区的病变有关。

3.5 视觉系统Ⅲ：视觉皮质区

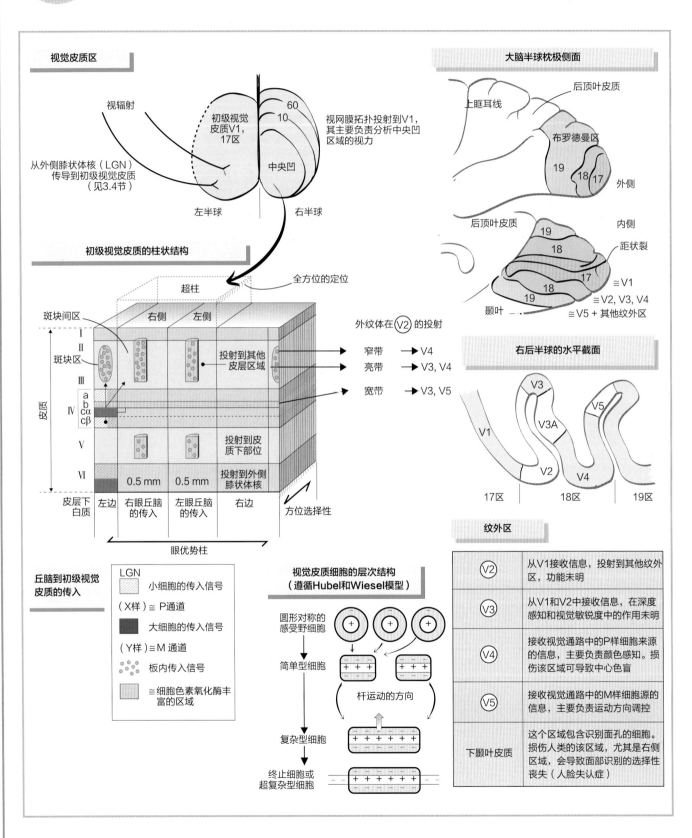

视觉皮质区

视辐射

初级视觉皮质V1, 17区

60
10

中央凹

视网膜拓扑投射到V1，其主要负责分析中央凹区域的视力

从外侧膝状体核（LGN）传导到初级视觉皮质（见3.4节）

左半球　右半球

初级视觉皮质的柱状结构

超柱

全方位的定位

斑块间区

右侧　左侧

斑块区

皮质

Ⅰ
Ⅱ
Ⅲ
Ⅳ aα bβ cβ
Ⅴ
Ⅵ

0.5 mm　0.5 mm

皮层下白质

左边 右眼丘脑的传入　左眼丘脑的传入 右边

眼优势柱

投射到其他皮层区域

投射到皮质下部位

投射到外侧膝状体核

方位选择性

外纹体在 V2 的投射

窄带 → V4
亮带 → V3, V4
宽带 → V3, V5

丘脑到初级视觉皮质的传入

LGN
小细胞的传入信号
（X样）≅ P通道
大细胞的传入信号
（Y样）≅ M通道
板内传入信号
≅细胞色素氧化酶丰富的区域

视觉皮质细胞的层次结构（遵循Hubel和Wiesel模型）

圆形对称的感受野细胞

简单型细胞

杆运动的方向

复杂型细胞

终止细胞或超复杂型细胞

大脑半球枕极侧面

后顶叶皮质
上眶耳线
布罗德曼区
19
18 17
外侧

后顶叶皮质
19
18
17　≅V1
18　≅V2, V3, V4
19
颞叶　≅V5 + 其他纹外区

距状裂

右后半球的水平截面

V3
V3A
V1
V2 V4
V5

17区　18区　19区

纹外区

V2	从V1接收信息，投射到其他纹外区，功能未明
V3	从V1和V2中接收信息，在深度感知和视觉敏锐度中的作用未明
V4	接收视觉通路中的P样细胞来源的信息，主要负责颜色感知。损伤该区域可导致中心色盲
V5	接收视觉通路中的M样细胞源的信息，主要负责运动方向调控
下颞叶皮质	这个区域包含识别面孔的细胞。损伤人类的该区域，尤其是右侧区域，会导致面部识别的选择性丧失（人脸失认症）

⊙ 初级视觉皮质（V1或 *Brodmann's* 17区）

初级视觉皮质（V1）沿着枕叶距状裂分布，接收外侧膝状体核（LGN）的主要传入信号。

这些连接以视网膜拓扑图的形式组成，使视网膜邻近的区域通过相邻的轴突向上沿着视觉通路传导。然而，视网膜投射不仅是简单的映射关系，因为光感受器与视网膜的投射神经节细胞的关系是决定映射的关键因素。与周边视网膜相比，中央凹处的感光细胞与神经节细胞是接近一对一的关系，这意味着视觉中心（尤其是中央凹）在视网膜向V1的投射中占主导地位（见3.3节）。

LGN主要投射在V1的第Ⅳ层，与M和P通道不同，LGN层内部分投射在V1的第Ⅱ层和第Ⅲ层。

LGN传入到V1的第Ⅳ层的信息量非常大，可以进一步细分为Ⅳa、Ⅳb、Ⅳcα 和Ⅳcβ，每个亚层的连接都略有不同。总体而言，V1 Ⅳc层的皮质神经元具有中心环绕或圆形对称的感受野组织（见3.3节）。Ⅳc层的神经元投射到皮质内相邻的神经元，这种类型的几个神经元同时会聚到单个神经元上。就最佳激活刺激而言，该单个神经元的感受野更为复杂。

这些细胞能有效地响应某个方向的光线或光带，被称为简单细胞。它们集中投射到主要位于第Ⅱ层和第Ⅲ层的其他神经元（复杂细胞）上，复杂细胞被特定方向上移动的刺激最大限度地激活。该方向通常与线方向正交。

复杂细胞投射到超复杂或终止细胞上，它们对既定方向和波长的光线产生响应。Hubel和Wiesel最先描述的这些细胞是逐层排列的，每个细胞在其结构下方衍生出其感受野。

⊙ Hubel和Wiesel模型

Hubel和Wiesel发现这些神经元组成具有相似特性的细胞柱。他们发现细胞柱有两个特征：眼优势柱，即有一只眼为神经元提供主要的传入信息；朝向选择性功能柱，即特定方向的光线才能最大限度地激活神经元。

他们认为这两种功能柱是彼此正交的，其中包含来自单侧眼的眼优势柱和一组完整的方位柱的皮质区，称为超柱。

这个尺寸为1 mm的超柱能够分析视野的既定区域，该区域由两只眼相应视网膜的传入信号决定。在中央凹，光感受器与神经节细胞几乎一致，视野非常小，而周边视网膜传入信号区则相反。因此，皮质从一个超柱到另一个超柱1 mm的偏移，会导致被分析视野的位置发生变化，其中大部分与中央凹视力有关。

但是，这个模型有两个主要的复杂因素。

1. M和P通道的位置。

2. 第Ⅱ层、第Ⅲ层和Ⅳb层（以及小部分第Ⅴ和第Ⅳ层）富含细胞色素氧化酶（代谢活性的标记）的区域没有方向选择性，但对颜色和空间频率高度敏感。

第Ⅱ层和第Ⅲ层这些富含细胞色素氧化酶的区域聚集在一起形成斑块区，其中至少有一个斑块区与各眼优势柱相关，斑块区之间的区域被称为斑块间区。斑块区和斑块间区，以及富含细胞色素的Ⅳb层均具有到V2区和其他纹外区显著的投射，这些投射与M和P通道有很好的一致性。这种通道和联系的排列表明视觉信息其实不是以分层方式，而是通过一系列平行通路来处理的（见1.10节）。

⊙ V1区的功能

V1区的主要功能除了作为双眼相互作用的第一个位置，还能将视野解构为各种方向的小线段，以及分离和整合视觉图像的组分，然后传导至特异性更强的视觉区域。这些区域依赖于与V1区的相互作用执行更复杂的视觉分析，以便有意识地感知整个视觉图像。临床上偶尔会出现双侧V1区损伤的患者，即使在正式测试中他们能够准确定位视觉目标，他们仍会否认能够看到任何视觉刺激（这种现象称为盲视）。

⊙ 视觉联合区或纹外区

纹外区是V1区外主要参与视觉处理的皮质区域。这些区域的多少因物种而异，其中最多的是人类。这些区域位于*Brodmann's* 18区和19区及下颞叶皮质。它们参与的视觉处理比V1更复杂，该皮质区域主导分析某些视觉场景（如颜色或运动检测）。这些区域的损伤常更易于引起复杂的视觉缺陷，如不能识别物体（视觉失认），或不能识别图像的属性，如颜色（中央全色盲）或运动。此外，中枢神经系统的某些其他部分亦与视觉系统有关，包括后顶叶皮质（见3.13节）、额叶皮质和额叶眼区（见3.13节、6.7节）、下丘脑的皮质下结构（见1.11节）和脑干上部（见3.4节）。

这些投射常被组合在一起成为穿过颞叶的腹侧束和穿过顶叶的背侧束，与物体的识别及辨认物体的位置有关。

📂 **知识拓展**

先天失明的人有大量的先天视觉数据存储在他们的大脑中。深度知觉就是一个很好的例子，来自单眼的图像携带其所含事物的大量三维信息。

3.6 听觉系统Ⅰ：耳和耳蜗

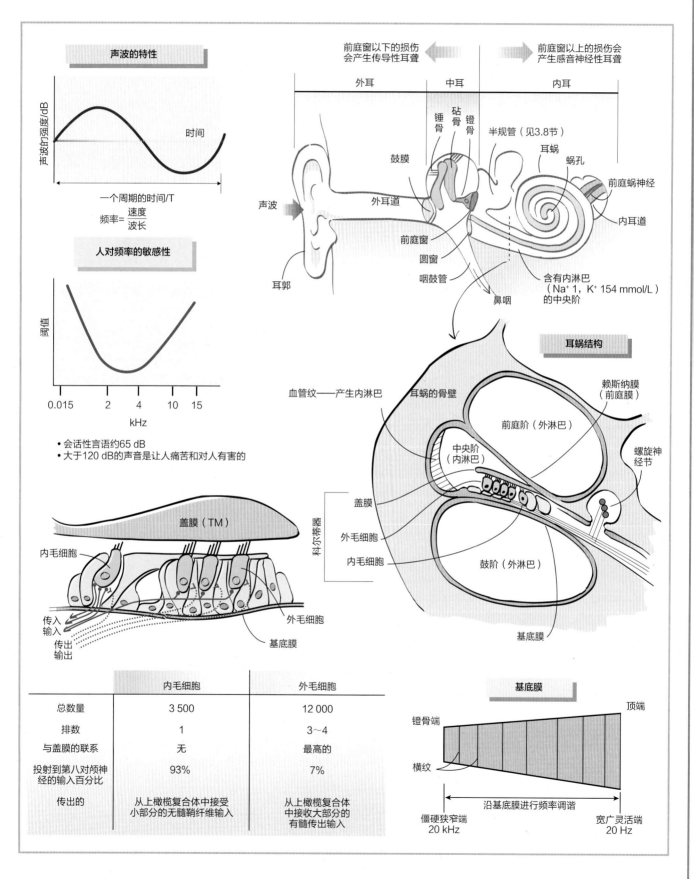

声波的特性

声波的强度/dB — 时间

一个周期的时间/T

$$频率 = \frac{速度}{波长}$$

人对频率的敏感性

阈值

0.015 2 4 10 15

kHz

- 会话性言语约65 dB
- 大于120 dB的声音是让人痛苦和对人有害的

前庭窗以下的损伤会产生传导性耳聋　　前庭窗以上的损伤会产生感音神经性耳聋

外耳　　中耳　　内耳

锤骨　砧骨　镫骨　半规管（见3.8节）

鼓膜　　耳蜗　蜗孔　前庭蜗神经

声波　　外耳道　　内耳道

前庭窗　　耳郭

圆窗

咽鼓管

鼻咽

含有内淋巴（Na⁺ 1，K⁺ 154 mmol/L）的中央阶

耳蜗结构

血管纹——产生内淋巴　　耳蜗的骨壁

赖斯纳膜（前庭膜）

前庭阶（外淋巴）

中央阶（内淋巴）

螺旋神经节

盖膜（TM）

内毛细胞

科尔蒂器　外毛细胞　内毛细胞

传入输入

传出输出　　外毛细胞

基底膜

鼓阶（外淋巴）

基底膜

	内毛细胞	外毛细胞
总数量	3 500	12 000
排数	1	3～4
与盖膜的联系	无	最高的
投射到第八对颅神经的输入百分比	93%	7%
传出的	从上橄榄复合体中接受小部分的无髓鞘纤维输入	从上橄榄复合体中接收大部分的有髓传出输入

基底膜

顶端

镫骨端

横纹

沿基底膜进行频率调谐

僵硬狭窄端 20 kHz　　宽广灵活端 20 Hz

听觉系统负责声音感知。感受器官是内耳的耳蜗，其通过机-电传导将声波转换为电信号。响应声音而产生的电信号（连同来自前庭系统的信息，见3.8节）通过第八对颅神经（前庭蜗神经）传递到脑干，在耳蜗核复合体中形成突触联系（见3.7节）。

尽管听觉系统是一个执行许多功能的整体，但其负责频率辨别的主要部位在耳蜗水平。

⊙ 声波的特征

声波的属性。

- 幅度或响度（以分贝为单位，dB）。
- 频率或音高（以赫兹为单位，Hz）。
- 波形。
- 相位。
- 质量或音色。

声音的强度可以变化很大，但一般来说我们可以区分1~2 dB的强度变化。声音到达头部时会在两耳之间产生相位和强度差异，除非声音来自中线。物理分离导致两耳之间的延迟和强度变化是有用的，但可能不是声音定位所必需的（见3.7节）。

⊙ 外耳和中耳

声音到达耳朵时，沿外耳道向下传递到鼓膜（耳膜），鼓膜根据撞击声确定频率和强度振动。这时中耳三个听小骨发生位移，随着镫骨足板在耳蜗的椭圆形窗内移动，耳蜗内的液体流动。这个过程对于降低系统的声阻抗和增强对声音的响应是必不可少的，因为它在很大程度上反映直接撞击液体的声音。

与听小骨相关的两个小肌肉可以保护它们免受噪音的伤害，也可以改变前庭窗中镫骨足板的运动。损伤听小骨（中耳硬化）、中耳（如感染或中耳炎）、外耳道（如被蜡阻塞）都会导致听力下降或耳聋，这些情况本质上是传导性的损害。

⊙ 内耳和耳蜗

前庭窗镫骨足板的位移在充满外淋巴的耳蜗前庭（科尔蒂器）阶和鼓阶中产生波浪。这两个阶在耳蜗的顶端（蜗孔）互通，但是其余部分被中间阶分开，其中包含螺旋器中的传导装置。

螺旋器位于中间阶底板称为基底膜（BM）的结构上，其宽度随着距镫骨端的距离增加而扩大。这种宽度的增加伴随着基底膜刚度的降低，高频声音使耳蜗镫骨末端的基底膜最大限度地发生位移，而低频声音最大限度地激活基底膜的顶端。因此，频率调谐是基底膜功能的一部分，尽管它被基底膜上螺旋器的毛细胞大大增强且更具选择性。

螺旋器是一个复杂的结构，包含听觉传导细胞——毛细胞（见3.2节），而毛细胞在螺旋器中有两种类型。

- 单排内毛细胞（IHC）负责第八对颅神经大部分的传入信号。
- 3-4排外毛细胞（OHC）负责调控IHCs对既定声音的反应。

这两种类型的毛细胞在形态学和电生理学上是不同的：虽然IHC从脑干接收传入信号较少，但OHC从上橄榄复合体接收的传入信号改变了这些细胞的形状和响应特性，具有改变这些细胞的形状和响应特性的作用。

一些OHC直接与螺旋器中的盖膜（TM）联系，这可能对调整IHC对声音的反应很重要，因为这些细胞不与盖膜接触，但提供了耳蜗神经93％的传入输入。一条传入纤维接收许多OHC的输入，但是单个IHC与许多传入纤维相关。

除了OHC和IHC之间的这些差异之外，毛细胞本身随着距中央阶的距离的不同也有微妙的变化。这些形状的改变调控了它们的调谐特性，从而使频率调谐的精度提高到超出了基底膜共振特征所带来的影响。

⊙ 耳聋

耳蜗、毛细胞或前庭蜗神经的耳蜗部分的损伤可导致感音神经性耳聋。创伤、局部缺血和第八对颅神经的肿瘤可导致上述损伤出现。耳聋的某些遗传原因最近已被发现与毛细胞静纤毛中发现的蛋白质缺陷有关（见3.2节）。

📂 **知识拓展**
吃太多实际上会导致你的听力下降。

3.7 听觉系统Ⅱ：听觉通路和语言

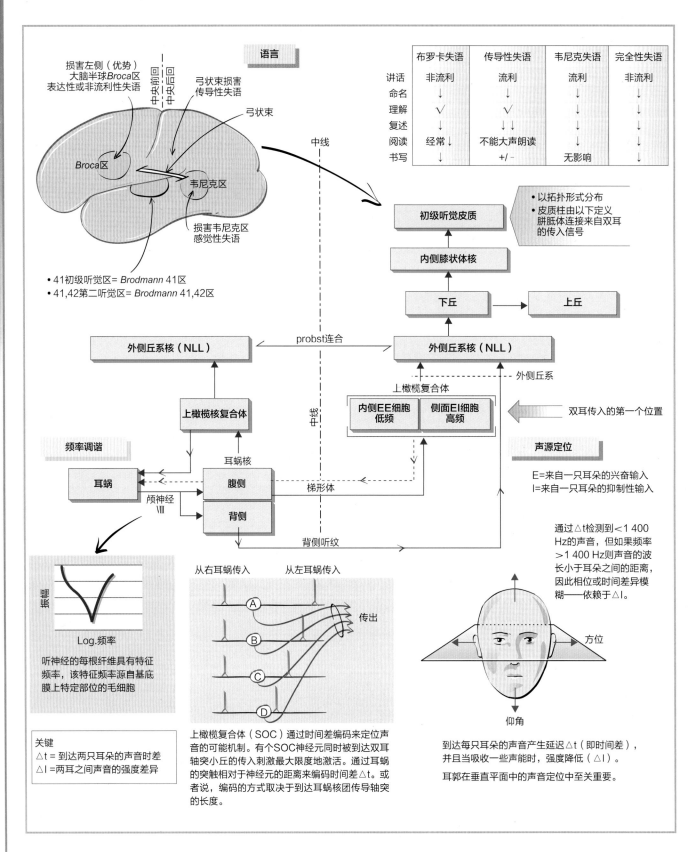

前庭蜗神经或第八颅神经传入来自耳蜗和前庭装置的信息。耳蜗神经的每一根纤维都被选择性地调谐到一个特定的频率，这个频率是由它们在耳蜗内的起始位置决定的（见3.6节）。这些纤维根据支配它们的毛细胞在基底膜（BM）的位置排列，整个听觉传导通路都维持着这种拓扑式分布。

进入脑干时，耳蜗神经突触位于延髓的耳蜗核复合体中。

◉ 听觉通路

耳蜗核分为腹侧（VCN）和背侧（DCN）两部分。VCN向上橄榄核复合体（SOC）两侧投射。DCN经背侧听纹向外侧丘系和下丘对侧核投射。

SOC包含纺锤状的神经元，有外侧和内侧的树突各一个，它们接收来自两侧耳朵的传入信号。它是双耳相互作用的第一个场所，因此在声音定位中非常重要。SOC的内侧部分接收来自两侧耳朵（EE细胞）的兴奋性传入信号，而SOC外侧部分接收一侧耳朵的兴奋性传入信号和来自另一侧耳朵的抑制性传入信号（EI细胞）。

EE细胞的传入信号在低频（<1.4 kHz）声定位中起着重要作用，其中的关键因素是声音到达一只耳朵和另一只耳朵的延迟（△t）。它的排列方式可能取决于来自双耳的单个SOC神经元的突触输入的差异定位。

EI细胞在高频声定位中起着重要的作用。对高频声进行定位时，两耳间的声强差（△I）是很重要的（△I是头部作为屏障产生的）。频率大于1.4 kHz的声音（对于人类）根据△I定位。如果声音来源于中线，则不会出现△t和△I，并且在定位上存在一些混淆，可以通过移动头部或使用其他感觉线索在一定程度上克服这些干扰因素。

声音在垂直平面内的定位在某种程度上取决于耳郭。

SOC不仅向下丘（IC）的嘴侧投射，还负责耳蜗的重要传入信号。在耳蜗中，SOC主要控制外毛细胞，从而控制螺旋器的反应特性（见3.6节）。SOC呈声调拓扑式的投射至IC，IC同时也接受来自初级听觉皮质（A1）和其他感觉模式的传入信号。它与上丘相互作用，对新的视听刺激产生定向反应（见3.4节）。

IC投射到丘脑内侧膝状体核（MGN），MGN投射到颞上回A1区。这个区域与*Brodmann*的41区和42区相对应，丘脑传入突触位于该皮质的第三层和第四层。A1的柱状结构定义不清，但声调拓扑图的结构是明确的，低频声音位于后部，高频声音位于前部。

◉ 语言

通常是由优势半球组织语言，尤其是人类左脑的语言功能已经得到了很好的研究。理解和产生语言的障碍称为失语症，而说话的问题称为构音障碍。大多数有严重语言障碍的人在优势半球都有皮质和皮质下的损伤。

目前语言的定位和网络结构是有争议的，近年来，很多早期语言障碍的研究结果已被功能成像研究所改变。

语言障碍通常发生在卒中时，但也可孤立地受某些神经退行性疾病的影响，如原发性进行性失语症或某些形式的阿尔茨海默病。

患者可仅表现为语言的发育异常，且少数病例是由单基因异常所致，这些问题激发人们对语言进化的兴趣。但大多数儿童的语言问题仅仅是某些疾病的部分表现形式，如自闭症、学习障碍及听力障碍。

📁 知识拓展

5岁以前的儿童学习两种语言可改变大脑的结构，而成年人学习两种语言，他的大脑灰质会更密集。

3.8 前庭系统

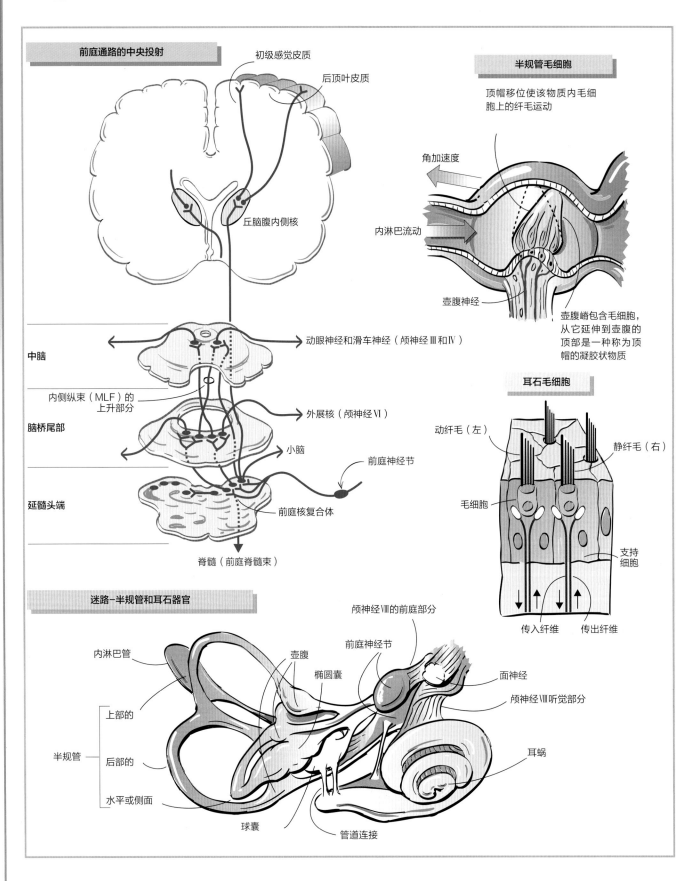

前庭通路的中央投射

初级感觉皮质

后顶叶皮质

丘脑腹内侧核

中脑

动眼神经和滑车神经（颅神经Ⅲ和Ⅳ）

内侧纵束（MLF）的上升部分

脑桥尾部

外展核（颅神经Ⅵ）

小脑

前庭神经节

延髓头端

前庭核复合体

脊髓（前庭脊髓束）

半规管毛细胞

顶帽移位使该物质内毛细胞上的纤毛运动

角加速度

内淋巴流动

壶腹神经

壶腹嵴包含毛细胞，从它延伸到壶腹的顶部是一种称为顶帽的凝胶状物质

耳石毛细胞

动纤毛（左）

静纤毛（右）

毛细胞

支持细胞

传入纤维   传出纤维

迷路-半规管和耳石器官

内淋巴管

壶腹

前庭神经节

椭圆囊

颅神经Ⅷ的前庭部分

面神经

颅神经Ⅷ听觉部分

上部的

后部的

半规管

水平或侧面

耳蜗

球囊

管道连接

前庭系统与平衡、姿势反射和眼球运动有关，是大脑最古老的系统之一。它由投射到脑干（包括动眼神经核）并从脑干投射到丘脑、感觉皮质、小脑和脊髓的外周传感器组成。对该系统的破坏（如前庭神经炎/迷路炎）会导致头晕、眩晕、恶心，伴有或不伴有视力模糊、眼动异常（典型的眼球震颤，见6.7节）和步态不稳。在昏迷患者中，前庭系统的临床检查可以提供有关脑干完整性的有效信息，因为它与许多原始脑干反射有关。

◉ 前庭传导

外周传感器组件由迷路组成，迷路由两个耳石器官（椭圆囊和球囊）和位于三个半规管中的壶腹组成。耳石器官主要与静态头部位置和线性加速度相关，而半规管则与头部的旋转（角度）加速度相关。

毛细胞位于耳石器官和壶腹，结构与耳蜗的毛细胞相似（见3.2节、3.6节）。与耳蜗一样，静纤毛向动纤毛的偏转使细胞去极化，使毛细胞释放神经递质，激活相关的传入纤维。如果静纤毛向相反方向偏移也一样。

纤毛的运动与头部的旋转运动（半规管中的壶腹感受器）、头部的加速或倾斜（椭圆囊中的耳石器官）有关，就像头部的运动导致内淋巴液冲洗毛细胞使其运动一样，该运动相对"滞后"并使静纤毛变形。

传入纤维的自发活动性高，提示细胞突触处有自发的递质渗漏。因此，毛细胞的超极化导致传入放电减少，而去极化与放电增加有关。脑干传出纤维终止于毛细胞，可改变受体终末器官的敏感性。

◉ 前庭系统的外周疾病

外周前庭系统受损并不少见，主要有以下几种情况。

良性阵发性位置性眩晕（BPPV）通常发生在外伤或前庭器官感染后，伴有碎片沉积（如耳石晶体或耳石），多见于后半规管。这种疾病的特点是当头转动到某些位置（如躺下或在床上翻身）会出现眩晕、恶心和共济失调，这是由这条管道内的内淋巴流动变形导致的。它可以通过使用Hallpike手法进行诊断，这种手法是通过操纵头部的运动诱发眩晕的发作。通过进行一系列头部操作（经典的Epley手法复位）可以使碎片从半规管落入壶腹来进行有效的治疗。

前庭器官的病毒感染较常见（迷路炎），并且可能导致严重的功能障碍，患者在没有任何头部运动时会出现严重的头晕和呕吐。这种感染通常是自限性的。

前庭器官的双侧失能可导致振动幻觉，表现为视觉上无法盯住固定的物体，尤其是头部运动时（见6.7节）。相反，前庭系统过度兴奋会出现前庭系统和视觉系统的信息差异，而导致头晕、呕吐、出汗和心动过速。

前庭功能可以通过将水注入外耳道来测试（冷热水试验）：受试者处于坐位，头部向后倾斜约60°，当向受试者外耳道注入热水时，可以观察到眼球震颤朝向治疗侧。冷水可诱导向对侧的眼球震颤。这些结果反映了内淋巴温度的变化，以及类似于远离注水侧的头部旋转效果。

◉ 前庭中枢系统与前庭反射

第八对颅神经的前庭传入纤维的胞体位于前庭神经节，终止于延髓的四个前庭核之一，它们也接受来自颈部肌肉受体和视觉系统的传入信号。

前庭核投射于：

· 脊髓（见1.9节、4.3节、4.8节）。

- 对侧前庭核。
- 小脑。
- 动眼神经核。
- 同侧和对侧丘脑。

其中一些结构在反射性的眼球运动中非常重要，如头部移动时保持视觉固定的能力，即前庭-眼反射（VOR，见4.8节、5.6节、6.7节）。前庭神经核的其他投射对维持姿势和步态很重要，前庭系统传入中枢神经系统的皮质末端是初级感觉皮质（SmⅠ）和后顶叶皮质（见3.13节）。在极少数情况下，癫痫发作可能起源于该区域并出现前庭功能失调的症状。

◉ 中央前庭通路障碍

前庭系统的冷热水试验可检查前庭器官与脑干连接的完整性。因此，当需要明确昏迷患者脑干功能损伤的程度时它可能有一定作用。多种疾病都可引起前庭中枢系统较轻的损伤，包括多发性硬化（见6.13节）和血管损伤（见6.15节）。大多数情况下疾病也会累及其他结构，因此检查时可以发现其他的症状和体征。

> 📁 **知识拓展**
> 头部与直立方向相差仅0.5°的变化都可被人体中的前庭系统检测到。

3.9 嗅觉和味觉

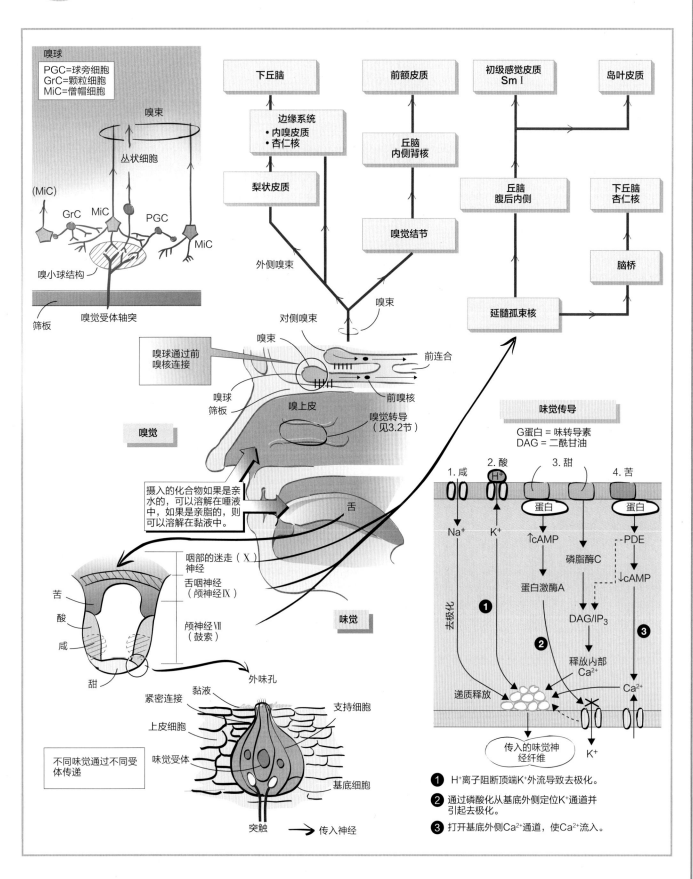

嗅球
PGC=球旁细胞
GrC=颗粒细胞
MiC=僧帽细胞

嗅束

丛状细胞

(MiC)

GrC MiC PGC MiC

嗅小球结构

嗅觉受体轴突

筛板

下丘脑

边缘系统
· 内嗅皮质
· 杏仁核

梨状皮质

前额皮质

丘脑
内侧背核

初级感觉皮质
Sm I

岛叶皮质

丘脑
腹后内侧

下丘脑
杏仁核

嗅觉结节

脑桥

外侧嗅束

嗅束

对侧嗅束

延髓孤束核

嗅球通过前
嗅核连接

前连合

嗅球
筛板

前嗅核

嗅上皮

嗅觉转导
（见3.2节）

嗅觉

味觉传导

G蛋白 = 味转导素
DAG = 二酰甘油

摄入的化合物如果是亲
水的，可以溶解在唾液
中，如果是亲脂的，则
可以溶解在黏液中。

舌

1. 咸   2. 酸   3. 甜   4. 苦

蛋白   蛋白

Na^+ K^+ $\uparrow cAMP$ 磷脂酶C   -PDE

咽部的迷走（X）
神经

舌咽神经
（颅神经Ⅸ）

颅神经Ⅶ
（鼓索）

味觉

苦

酸

咸

甜

外味孔

去极化

❶   ❷   ❸

蛋白激酶A $\downarrow cAMP$

DAG/IP_3

释放内部
Ca^{2+}

递质释放 Ca^{2+}

K^+

传入的味觉神
经纤维

不同味觉通过不同受
体传递

紧密连接   黏液

上皮细胞

味觉受体

基底细胞

突触   传入神经

支持细胞

❶ H^+离子阻断顶端K^+外流导致去极化。

❷ 通过磷酸化从基底外侧定位K^+通道并
引起去极化。

❸ 打开基底外侧Ca^{2+}通道，使Ca^{2+}流入。

嗅神经或第一对颅神经比任何其他投射到中枢神经系统（CNS）的感觉神经含有更多的纤维，而味觉则通过第七、第九和第十对颅神经传递（见1.7节）。

◉ 嗅觉

嗅觉系统作为一个整体能够辨别不同的化学刺激或气味，这是通过数千种不同的嗅觉感受器实现的。这些受体位于嗅觉感受器细胞的顶端树突中，细胞的轴突通过鼻顶部的筛板直接投射到中枢神经系统，到达嗅球。

与嗅觉感受器结合的嗅觉刺激或气味使其去极化（见3.2节），刺激充分时，可使胞体产生动作电位，然后沿嗅觉神经轴突向嗅球传导动作电位。

嗅神经通过筛板穿过鼻梁。该结构的损伤（如头部外伤）可能会切断嗅神经轴突，导致嗅觉缺失，但引起嗅觉缺失的最常见原因是鼻内的局部问题，通常是感染和炎症。嗅觉感受器的轴突与位于额叶底部的嗅球形成突触。该结构的损伤会引起单侧的嗅觉缺失，如额叶的脑膜瘤。

嗅球包含复杂的细胞排列。嗅神经的轴突与僧帽细胞及丛状细胞顶部的树突形成突触，两者都从嗅球投射出来成为嗅束。嗅球包含许多抑制性中间神经元（颗粒和周围细胞），这对于改变通过嗅球的嗅觉信息流是非常重要的。一些神经元在整个生命过程中被替换，它们的神经前体细胞起源于脑室下区，然后通过喙侧迁移流迁移到嗅球，这种结构已被证明存在于成年哺乳动物包括人类的大脑中（见1.1节）。该系统在嗅觉学习中可能很重要。

嗅束投射到颞叶，与梨状皮质及边缘系统形成突触，再投射至下丘脑。这种投射在嗅觉的行为效应中很重要，在其他物种中可能更为明显。人类结构的损伤很少产生单纯的嗅觉缺失，但在颞叶癫痫（见6.12节）中，中枢神经系统这一区域的激活与嗅觉异常（如嗅觉幻觉）有关。

嗅觉系统到丘脑的投射很小，通过嗅结节介导投射到背内侧核，随之投射到前额叶皮质。该通路的作用尚不明确。

◉ 味觉

味觉或味觉感受器位于舌头。它们与支持性干细胞聚在一起形成真菌状乳头；后者分裂以取代受损的味觉受体。味觉感受器的顶面含有由邻近杯状细胞产生的黏液覆盖的微绒毛。因此，所有摄入的化合物都能传递至味觉感受器：亲水性物质溶解在唾液中，而亲脂性物质溶解在黏液中。味觉传统上是按照四种方式分类的，即咸、酸、甜和苦。不同味道的传导过程不同。最新研究还发现了第五种味道（鲜味）。

·咸味刺激引起味觉感受器的直接去极化，因为Na^+通过对阿米洛利敏感的顶膜通道进入。去极化使神经递质从细胞基底部释放，激活相关颅神经的传入纤维。

·酸味刺激可能通过阻断顶端电压依赖性氢离子通道达到类似的效果。

·甜味刺激与激活G蛋白及味转导素的受体结合，随后通过腺苷酸环化酶生成环磷酸腺苷（cAMP）。cAMP的升高激活一种蛋白激酶，该激酶磷酸化并关闭基底外侧钾离子通道，使受体去极化。

·苦味刺激同样依赖于受体结合和G蛋白的激活。其中一个途径涉及味转导素，该途径激活cAMP磷酸二酯酶，降低cAMP及磷酸化蛋白激酶的水平，引起基底外侧钙离子通道的开放和递质的释放。

甜味和苦味的另一种途径涉及磷脂酶C的激活、三磷酸肌醇（IP3）和二酰甘油（DAG）的产生，后者可以从受体内部释放钙离子。钙离子浓度升高促进神经递质释放。

受体通过鼓索（舌头的前2/3）和舌咽神经（舌头的后1/3）将信息传递到延髓的孤束核（见1.7节、1.8节）。该结构通过丘脑向吻侧投射至初级感觉皮质（Sm I）和岛叶，并可能向下丘脑和杏仁核投射。一些颞叶癫痫患者发作前口腔会出现一种异常味觉的先兆，这可能与颞叶内的发作性电活动有关（见6.12节）。

📖 **知识拓展**
人类的鼻子可以识别超过5万种气味。

3.10 体感系统

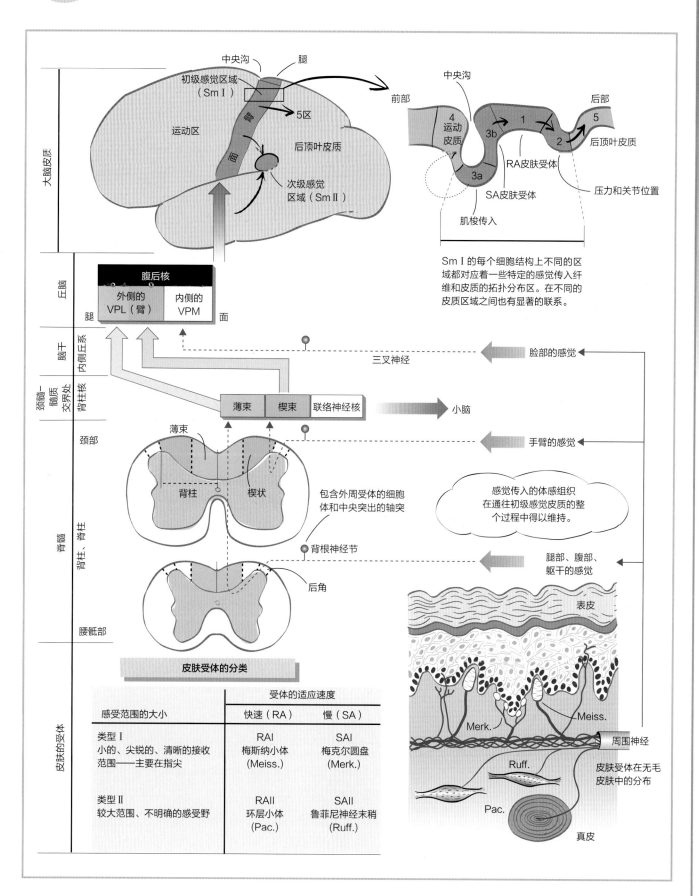

大脑皮层

中央沟
初级感觉区域（SmⅠ）
腿
前部
运动区
5区
后顶叶皮质
次级感觉区域（SmⅡ）

中央沟
前部
4 运动皮质
3a
3b
1
2
5
后部
后顶叶皮质
RA皮肤受体
SA皮肤受体
压力和关节位置
肌梭传入

SmⅠ的每个细胞结构上不同的区域都对应着一些特定的感觉传入纤维和皮质的拓扑分布区。在不同的皮质区域之间也有显著的联系。

丘脑

腹后核
外侧的 VPL（臂）
内侧的 VPM
腿
面

脑干
内侧丘系
三叉神经
脸部的感觉

颈髓－髓质交界处
背柱核
薄束
楔束
联络神经核
小脑

颈部
薄束
楔状
手臂的感觉

包含外周受体的细胞体和中央突出的轴突

感觉传入的体感组织在通往初级感觉皮质的整个过程中得以维持。

脊髓 背柱、脊柱
背柱
楔状
背根神经节

后角
腰骶部
腿部、腹部、躯干的感觉

表皮

Merk.
Meiss.
周围神经
Ruff.
皮肤受体在无毛皮肤中的分布
Pac.
真皮

皮肤受体的分类

感受范围的大小	受体的适应速度	
	快速（RA）	慢（SA）
类型Ⅰ 小的、尖锐的、清晰的接收范围——主要在指尖	RAI 梅斯纳小体 (Meiss.)	SAI 梅克尔圆盘 (Merk.)
类型Ⅱ 较大范围、不明确的感受野	RAII 环层小体 (Pac.)	SAII 鲁菲尼神经末梢 (Ruff.)

皮肤的受体

体感系统是神经系统的一部分，涉及触觉、压力觉、本体感觉（或关节位置感，见4.2节）、痛觉和温度觉（见3.11节、3.12节）。

◉ 感觉受体

感觉受体是特殊的细胞，而药物靶向的受体是特定分子，通常是蛋白质。触觉受体是位于皮肤中特殊的神经末梢，胞体位于背根神经节中。它们在指尖的密度特别高，而本体感觉受体不仅在皮肤，而且分布在肌肉和关节中（见4.2节）。

皮肤受体最典型的特征表现在结构位置、感受野和适应速度方面。

· Ⅰ型受体的感受野范围非常小、界限分明（梅斯纳小体和梅克尔圆盘），在指尖密集分布。尤其是梅斯纳小体传达了物体在皮肤上滑动或移动的信息，而梅克尔圆盘则传递精细的触觉（即感觉细节）。

· 相反，快适应性（RA）的环层小体传递振动觉，持续刺激时则停止放电。

· 慢适应性（SA）的鲁菲尼神经末梢感觉皮肤和深层组织（即皮肤拉伸）张力的大小、方向和变化速度。

◉ 背柱-内侧丘系通路

感觉受体是特殊的神经末梢，它们是快传导直径较粗的轴突，多分布在周围神经并投射至脊髓的后角。面部的三叉神经感觉系统也有类似的结构。

每一类受体根据受体类型和身体位置（体细胞体，见1.9节）都通过特定的模式穿过后角，但最终都在背柱终止（除三叉神经系统外）。它们将躯体同侧的感觉投射到颈髓交界处的背柱核（由薄束核和楔束核组成），虽然许多背柱轴突和脊髓的其他部位都有突触联系，但它们的第一个突触连接还是在背柱核。

背柱核（DoCN）是一系列复杂的结构，位于颈髓交界处，发出轴突后立即交替形成内侧丘系投射到丘脑。DoCN也投射到其他脑干结构，并从初级感觉皮质（SmⅠ）接收传入信号。

内侧丘系上行与三叉神经系统相连投射至向丘脑腹后侧核（VP）。三叉神经系统投射突触位于内侧核（VPM），其余的传导束终止于外侧核（VPL）。内侧丘脑的末梢是一个前后丘脑杆的形式，杆内所有细胞的形态和周围位置都相似（如食指、RAⅠ型受体）。丘脑杆随后投射到SmⅠ的第四层，形成皮质柱的基础（见1.10节）。

SmⅠ由四个不同的区域组成（*Brodmann's* 3a，3b，1区、2区），每个区域代表对侧肢体各个部分，其中舌头在外侧，脚在内侧。皮质代表区组成比例与皮肤中的受体密度成比例，如手的代表区域面积（皮质小人）比躯干更大。

◉ 初级和次级感觉皮质

SmⅠ内各部分皮质区的神经元特性略有不同。越靠近后顶叶皮质后部的神经元分析能力越强。SmⅠ不仅投射回背柱核，还投射到后顶叶皮质和次级感觉区（SmⅡ）。SmⅡ区位于Sylvian沟的侧壁，负责通过触觉识别物体，而SmⅠ可以区分传入后顶叶皮质的信号来源（见3.13节）。

初级感觉通路和皮质脊髓束（CoST）一起进化，在手指精细运动中具有选择性作用（见4.1～4.5节）。当我们探索周围环境时，这两个系统协同作用。成人的这两个系统也具有一定程度的可塑性（见4.5节、5.6节）。这是通过感觉通路的拓扑分布来实现的：相邻的感觉系统控制皮肤的相邻区域，至少SmⅠ是这样。

⊙ 体感系统的临床病变

很多周围神经病都伴有受体及其传入纤维的损伤。特别当背根神经节受损时，患者会抱怨感觉异常和麻木，通常与本体感觉改变相关（见6.5节）。

DoCN水平以上的躯体感觉通路的损害会引起对侧躯体的感觉丧失，如果病变位于脑干上部水平或以上，则会累及面部。6.5节描述了脊髓背柱的病变。

📁 **知识拓展**

挠痒痒需要痛觉纤维和触觉纤维的参与。你觉得痒主要是因为感到惊喜。即使你知道自己将要被挠痒，也不一定知道在哪里被挠，所以你的反应是怕痒。你不能给自己挠痒痒是因为大脑已经知道你要怎么做了。换句话说，你不能给自己挠痒痒，是因为你不能给自己惊喜。

3.11 疼痛系统Ⅰ：伤害性感受器和伤害性感受通路

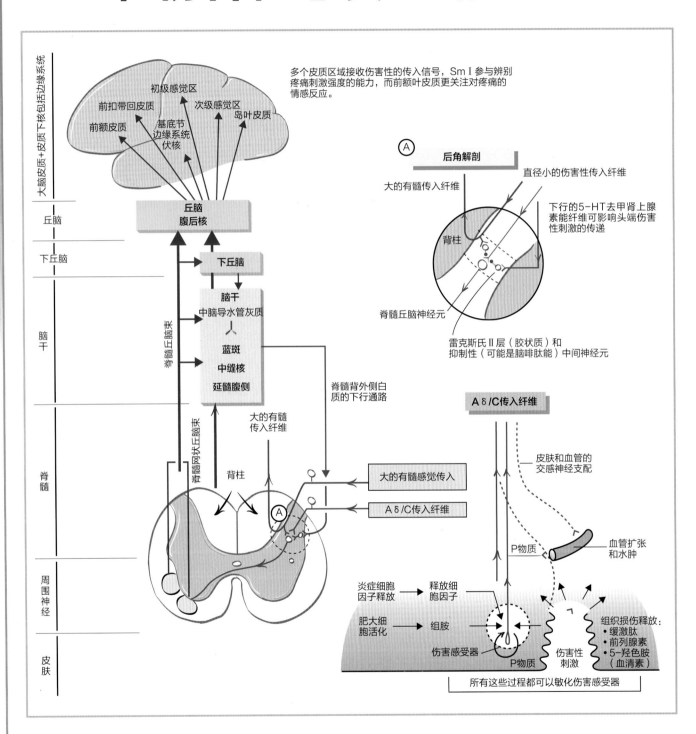

多个皮质区域接收伤害性的传入信号，SmⅠ参与辨别疼痛刺激强度的能力，而前额叶皮质更关注对疼痛的情感反应。

疼痛被定义为与实际或潜在的组织损伤相关的、令人不愉快的感觉或情绪体验。关于疼痛机制的大部分已知信息来源于对动物的研究，其中情感成分尚不清楚。出于这个原因，神经科学家倾向于使用术语"伤害性感受"，它并非一定因为组织损伤而引起，但不可避免地与疼痛相关，反之亦然。

◉ 伤害性感受器

伤害性感受器位于皮肤、内脏器官、骨骼肌和心肌及血管中。它们把伤害性事件的信息传递至脊髓初级传入突触的脊髓背角。

根据传入纤维的直径和激活它所需的刺激大小，伤害性感受器基本上可分为两种类型。

· 高阈值机械感受器（HTM）由强烈的机械刺激激活，并由传导速度为5～30 m/s的薄髓鞘Aδ纤维支配。

· 多觉型感受器（PMN）对强烈的机械刺激、超过42℃的温度和刺激性化学物质有反应。这些受体由传播速度为0.5～2 m/s的无髓鞘C纤维支配。

通常认为强烈的局部疼痛刺激通过更快的传导纤维传导，而较弱的局部疼痛刺激则由C纤维传导。

尽管生理上伤害性感受器是简单的游离神经末梢，但受体末梢的传导过程是复杂的，与一些化学介质的炎症、细菌直接产物及细胞内蛋白有关，这些化学介质与组织损伤明显相关。因此，三磷酸腺苷（ATP）、脂多糖、缓激肽、组胺和前列腺素都可激活或致敏受体末端。事实上，伤害性感受通路中的一些递质本身是通过外周释放的（如P物质），使受体末端产生进一步的致敏作用。伤害性感受器受体敏化有助于解释组织损伤区域疼痛加剧（原发性痛觉过敏）的感觉，本质上是一种持续时间相对较短的外周现象。

◉ 慢性疼痛和牵涉痛

持续数月的疼痛称为慢性疼痛。它通常是致残的，对治疗耐受性高。它可发生在周围或中枢神经系统受损或慢性炎症状态（如骨关节炎）之后。外周伤害性感受器敏感度的变化不能解释继发性痛觉过敏，即和皮肤直接损伤区域外的紧密接触可导致疼痛。

与周围或中枢神经损伤相关的一个更严重的问题是痛觉过敏。在这种情况下，轻抚皮肤会引起剧烈疼痛。背角的感觉传入模式异常（如在周围神经干的压迫或断裂）可以使背角对有害信息的处理方式发生长期改变。在这些部位，轴突传导的P物质到达背角的表层，使感受野的面积和一些背角神经元的敏感性增加。这些功能变化在一定程度上是通过突触释放谷氨酸作用于突触后N-甲基-D-天冬氨酸（NMDA）受体引起的，并可能与一些慢性疼痛状态相关。

此外，超敏和继发性痛觉过敏与小胶质细胞、星形胶质细胞的活性增加及一些因子的释放有关，如白细胞介素-1和白细胞介素-6、肿瘤坏死因子（TNF）、一氧化氮（NO）、ATP和前列腺素。

周围神经干的损伤可导致复杂性区域疼痛综合征（CRPS），其中一种类型与交感神经系统（SNS）紊乱有关（CRPS-1，其中反射性交感神经营养不良就是一个例子）。切断周围神经干可导致神经瘤的形成，神经瘤充当异位动作电位（异位病灶）的发生器，向脊髓发送大量动作电位。这种电活动解释了神经瘤对机械刺激和SNS活动（如去甲肾上腺素）较敏感，可被诱导引起幻肢疼痛。

内脏伤害性感受器通过自主神经系统（ANS）细的有髓纤维、无髓纤维和胚胎起源于脊髓水平的突触投射至脊髓。因此，至少在炎症的早期阶段，内脏痛会引起皮肤疼痛而非器官本身的疼痛，这种现象被称为牵涉痛。如阑尾发炎会导致脐部疼痛。

◉ 伤害性感受通路

大多数伤害性感受器和温度感受器通过背根投射到脊髓，仅有部分通过腹角投射。这些感觉神经到达脊髓时以复杂的方式在背角形成突触。

突触后细胞通过脊髓丘脑束、脊髓网状丘脑束和脊髓中脑束（后者未在图中示出）向脊髓传递伤害性信息，其中轴突通过脊髓中央管穿过脊髓水平。这种纤维交叉通常发生在伤害觉传导纤维进入脊髓以上的几个阶段，因此脊髓空洞症中央管区域的损伤会引起疼痛和温度敏感性的丧失（见6.5节）。

突触后细胞和突触前伤害性神经末梢接收来自其他外周投射体感系统、脑干的下行投射和背角固有中间神经元的突触。许多中间神经元都含有内源性阿片物质，称为脑啡肽和内啡肽，它们可以激活三种主要的阿片受体亚型（ų，κ，δ）。因此，在背角水平改变伤害性信息的传递具有巨大的潜力（见3.12节）。

伤害性信息上行传导通路见于CNS的多个部位。有害事件相关信息通过脊髓丘脑束（提供精确定位）或脊髓网状丘脑系统（传递有关疼痛的情感成分的信息）向上传导。这些通路投射至脑干的一些细胞核（如中缝核和蓝斑）后，反过来又将轴突从脊髓送回背角，可用于慢性疼痛综合征的控制（见3.12节）。

脊髓丘脑通路的丘脑投射区位于腹后核和板内核（包括后核群），后者依次投射至多个皮质区，特别是初级和次级感觉区（Sm Ⅰ 和Sm Ⅱ）及前扣带回皮质。这些部位受损时可改变对疼痛的感觉，但不会产生真正完全的痛觉缺失，而可能产生慢性疼痛综合征。这种综合征在丘脑的小血管意外中并不少见。

温度感受器及伤害性感受器的轻微损害也投射到下丘脑，它在体温调节和对疼痛刺激的自主反应中具有重要作用（见1.3节、1.11节）。

📂 **知识拓展**

男性和女性对疼痛的反应不同，这可能解释了为什么两性对疼痛有不同的描述。

3.12 疼痛系统Ⅱ：药理学和管理

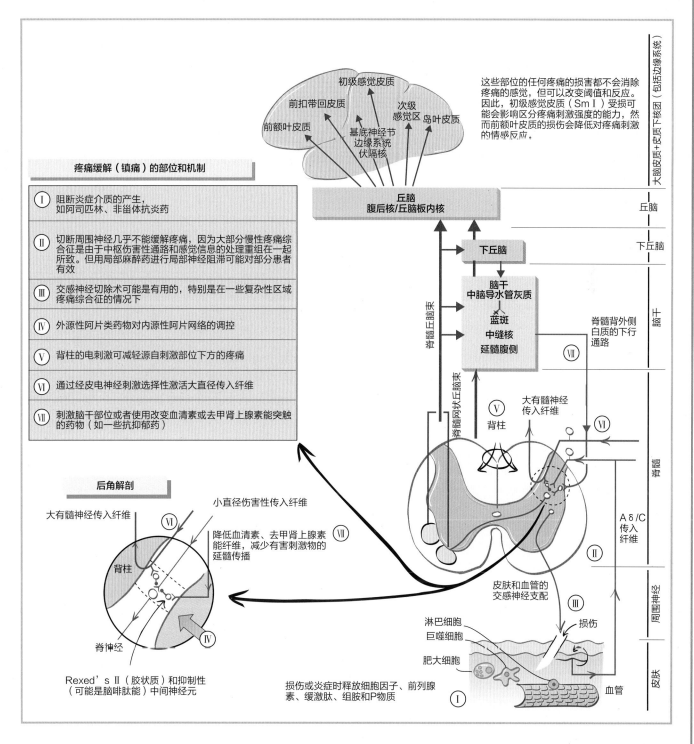

初级感觉皮质

前扣带回皮质

次级感觉区

前额叶皮质

岛叶皮质

基底神经节
边缘系统
伏隔核

这些部位的任何疼痛的损害都不会消除疼痛的感觉，但可以改变阈值和反应。因此，初级感觉皮质（SmⅠ）受损可能会影响区分疼痛刺激强度的能力，然而前额叶皮质的损伤会降低对疼痛刺激的情感反应。

大脑皮质+皮质下核团（包括边缘系统）

疼痛缓解（镇痛）的部位和机制

Ⅰ　阻断炎症介质的产生，如阿司匹林、非甾体抗炎药

Ⅱ　切除周围神经几乎不能缓解疼痛，因为大部分慢性疼痛综合征是由于中枢伤害性通路和感觉信息的处理重组在一起所致。但用局部麻醉药进行局部神经阻滞可能对部分患者有效

Ⅲ　交感神经切除术可能是有用的，特别是在一些复杂性区域疼痛综合征的情况下

Ⅳ　外源性阿片类药物对内源性阿片网络的调控

Ⅴ　背柱的电刺激可减轻源自刺激部位下方的疼痛

Ⅵ　通过经皮电神经刺激选择性激活大直径传入纤维

Ⅶ　刺激脑干部位或者使用改变血清素或去甲肾上腺素能突触的药物（如一些抗抑郁药）

丘脑
腹后核/丘脑板内核

丘脑

下丘脑

下丘脑

脑干
中脑导水管灰质

蓝斑
中缝核
延髓腹侧

脑干

脊髓背外侧白质的下行通路

Ⅶ

脊髓丘脑束

脊髓网状丘脑束

Ⅴ 背柱

大有髓神经传入纤维

Ⅵ

脊髓

Aδ/C
传入纤维

后角解剖

大有髓神经传入纤维

小直径伤害性传入纤维

Ⅵ

降低血清素、去甲肾上腺素能纤维，减少有害刺激物的延髓传播　Ⅶ

背柱

脊神经

Ⅳ

Rexed's Ⅱ（胶状质）和抑制性（可能是脑啡肽能）中间神经元

损伤或炎症时释放细胞因子、前列腺素、缓激肽、组胺和P物质

皮肤和血管的交感神经支配

Ⅲ 损伤

淋巴细胞
巨噬细胞
肥大细胞

Ⅰ

血管

周围神经

皮肤

疼痛是一种常见的体验，治疗疼痛很重要，因为疼痛不仅是由损伤或炎症引起的，还可能是由神经受损引起的。神经受损时疼痛可能来自先前损伤的部位（如痛觉超敏症），或因某些不清楚的因素而出现。神经受损时疼痛现已更名为复杂性区域疼痛综合征。无论何种原因引起的疼痛都可致残或引起抑郁，通常需要多学科综合治疗。同时，我们也应该知道，一些患有抑郁和焦虑等情感障碍的患者可能会在没有任何明显的组织损伤的情况下出现疼痛。

◉ 疼痛管理

多种不同的方法可以缓解疼痛（镇痛）。

作用位点 I

许多镇痛疗法通过减少外周炎症反应来起作用，该反应也是受体敏化的原因（位置I）。非甾体抗炎药（NSAID）是使用最广泛的镇痛药。这些药物具有镇痛、解热作用，较高浓度时具有抗炎作用。阿司匹林是第一个非甾体抗炎药，但大部分情况下已被毒性较小的药物（如对乙酰氨基酚、布洛芬、萘普生）替代。非甾体类抗炎药（NSAID）通过抑制环氧合酶（COX）产生发挥作用，环氧合酶是前列腺素（PGs）产生的关键酶。PGs是在炎症部位释放的介质之一。它们本身并不引起疼痛，但它们加剧了由其他介质引起的疼痛（如缓激肽、5-HT、组胺，位置I）。

在治疗内脏疼痛方面，非甾体抗炎药无效，通常需要阿片类止痛药。

作用位点 II

注射局部麻醉药中断周围神经的传导可能有助于缓解某些疼痛，但通过损伤周围神经并不能改善神经性疼痛（位置II），除非是为了去除神经瘤。

作用位点 III

一些患者的神经、肢体损伤时会出现交感神经对外周伤害性感受器的异常支配、激活，阻断该部位即是通过阻断该反应止痛。

作用位点 IV~VII

通过组织调整背角痛觉传入系统来进行疼痛的治疗，目前在临床上已经对这些方法进行了一些探索。例如，刺激非伤害性受体可以抑制伤害性信息在背角的传递，这意味着使用非伤害性刺激的反刺激可以"门控"疼痛刺激。这是Wall和Melzack门控理论的基础，如临床上用于疼痛区域（位置VI）的经皮神经刺激（TENS），以及对一些慢性疼痛（位置V）患者进行背柱本身的刺激。

同样，激活脊髓上传入系统也可以消除门控，如应激状态时疼痛刺激不一定会引起疼痛反应（如战争损伤）。也可以用药物处理这些脊髓上核，常用的有抗抑郁药物（见6.8节）。这些抗抑郁药物被用来治疗疼痛是因为它们可以作用于去甲肾上腺素能和5-HT能突触，而非它们的抗抑郁作用（位置VII）。最常用的药物是胺摄取抑制剂，如丙咪嗪、阿米替林（三环类抗抑郁药）、度洛西汀（双通道再摄取抑制剂）。这些药物可以在没有副作用的情况下改变疼痛（见6.8节）。

此外，认识到伤害性途径中的主要传播者之一是P物质（SP），这一发现使其他镇痛药物得到了发展。例如，辣椒素（红辣椒的活性成分）最初刺激伤害性感受器释放SP，使含SP的C纤维失活，它可以局部用于某些疼痛综合征，如疱疹后神经痛。然而，也许对该系统最常见的用途是通过使用外源性的吗啡及其类似物来操纵脑啡肽能中间神经元和阿片受体来控制疼痛（位置IV）。

阿片类止痛药是通过延长阿片受体（通常是μ-受体）的激活时间来模拟内源性阿片肽的药物。这样可以通过对中继神经元的抑制作用减少疼痛在脊髓背角突触中的传递。阿片类药物还能刺激脑干中的去甲肾上腺素能神经元、血清素能神经元和脑啡肽能神经元及它们的下行通路，进一步抑制脊髓丘脑束的中继神经元。阿片类镇痛剂被广泛用于缓解隐痛、定位不良的（内脏）疼痛。反复使用阿片类止痛药确实会产生依赖，而突然停止使用阿片类止痛药可能会引起戒断综合征。

吗啡是使用最广泛的止痛药之一，使用时会引起恶心、呕吐。

二乙酰吗啡（海洛因）比吗啡脂溶性强，注射给药时起效更快，被广泛用于术后止痛。

芬太尼可以经皮给予慢性稳定性疼痛患者。这些贴剂对于使用阿片类口服药物时会出现难治性恶心、呕吐的患者非常有效。

美沙酮的作用时间较长，镇静作用弱于吗啡。可以口服用于海洛因或吗啡成瘾者的维持治疗。

丁丙诺啡是 μ-受体的部分激动剂。它起效缓慢，作用持续时间比吗啡（6～8 h）长得多，但可能会引起长时间呕吐。

曲马多是一种较弱的 μ-受体激动剂，它是通过增加血清素能神经的传递而起止痛作用的。

可待因和右丙氧芬是用于轻度至中度疼痛较弱的止痛药物。

纳洛酮是阿片受体的拮抗剂，用于逆转阿片过量的作用。

疼痛通常是由组织损伤引起的，可能伴有周围和中枢神经系统的损伤而发生，如三叉神经痛（见6.1节）。大多数患者可用抗癫痫药卡马西平、加巴喷丁治疗，也可通过手术进行治疗（见6.12节）。

近年来，科研人员开始尝试用深部脑刺激来治疗一些慢性疼痛患者，但目前尚未证实是否有效。刺激器主要作用于运动皮质区域，其机制尚不清楚。

📁 **知识拓展**

具有攻击性行为或给别人带来痛苦的年轻人在观察其他人疼痛时，他们的功能性磁共振成像（fMRI）表现出异常激活模式。

3.13 联合皮质：后顶叶皮质和前额叶皮质

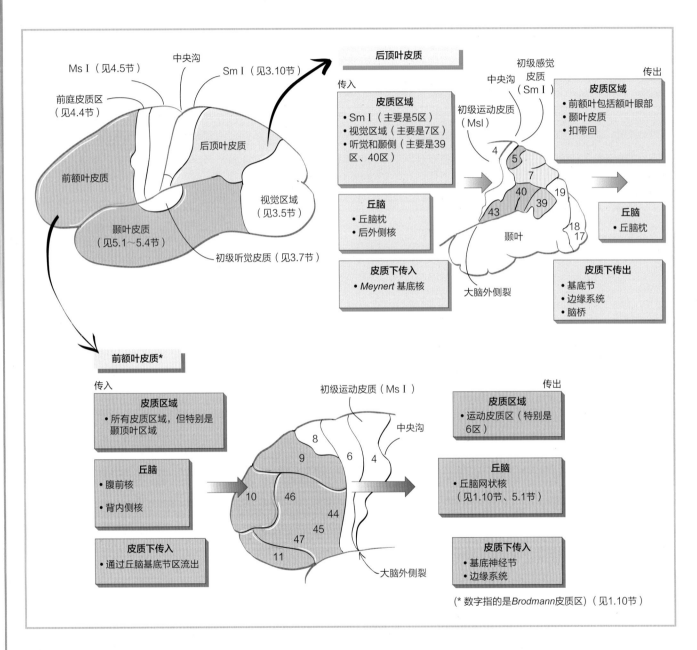

联合皮质是大脑皮质的一部分，它不具有初级运动或感觉的功能，而是参与感知和运动启动所需的感官信息的高阶处理。这些关联区域具体如下。

· 后顶叶皮质（PPC；在猴子中被定义为对应于Brodmann的5区、7区，在人类中被定义为39区、40区）。

· 前额叶皮质（对应于Brodmann的9～12区和44～47区）。

· 颞叶皮质（对应于Brodmann的21区、22区、37区和41～43区）。颞叶皮质参与听觉和语言、复杂的视觉处理（如人脸识别）和记忆（见3.5～3.7节、5.2～5.4节）。

⊙ 后顶叶皮质

后顶叶皮质区域在进化过程中得到了极大的发展，它与人类行为的特定形式有关，如工具的广泛使用、协作的战略规划和语言的发展。它有两个主要的分支。

· 涉及体感信息（以5区为中心）。

· 涉及视觉刺激（以7区为中心）。

在神经生理学上，5区包含许多具有复杂感觉传入的单元，通常是不同感觉方式的集合，如本体感觉和皮肤刺激。这些具有双重传入的单元可能参与了姿势和动作的感官控制。其他具有多个皮肤输入的单元可能更多地参与物体识别。然而除了复杂的感觉输入外，只有对感觉刺激感兴趣或行为有意义时才能最大限度地激活该区域的单元。后顶叶皮质5区病变的临床特征如下。

· 对侧感觉丧失。通常是精细的感觉，如在触觉操作中不能识别物体（实体感觉缺失）。

· 忽视身体对侧的刺激。这可使患者否认那部分身体的存在，这会干扰正常非忽视侧部分（手间冲突或异己手）的行动。

· 更常见的是，当刺激同时施加到身体的两侧（消失）时，患者无法感受到对侧的刺激。

相比之下，7区更多地参与复杂的视觉处理，该区域的部分单元会对感兴趣或有行为意义的刺激（如食物）产生反馈。在这个皮质区发现了许多不同的单元，其中一些最大限度地参与视觉固定和跟踪，而另一些则更多地参与将注意力从一个感兴趣的视觉对象转移到另一个视觉对象的过程（光敏感或视觉空间神经元）。7区中部分神经元可以对感觉和视觉刺激都产生反馈。当刺激从外周（远）空间朝向神经元的皮肤感受野移动时，这些神经元中的一部分被最大限度地激活，而另一部分则在视觉固定所需对象的过程中被最大限度地激活，同时伴随着手臂向该物体运动。

后顶叶皮质7区病变的临床特征如下。

· 忽略对侧视野中的视觉刺激。

· 眼球运动的缺陷和运动的视觉控制。

一些患者在复杂的视觉处理领域会出现更明显的缺陷，如查找路径、构建复杂的形状和复制动作/手势（动作协调障碍）。

在人类、少部分灵长类动物和其他动物中，前庭和听觉输入可最大限度地激活后顶叶皮质的某些单元（见3.7节、3.8节）。因此，该部位的损害引起视觉和视觉引导的动作、平衡和语言（包括算术技能）方面处理复杂信息的障碍，包括无法书写（失写症）、无法阅读（失读症）和无法进行计算（失算症）。

⊙ 前额叶皮质

随着系统发育，前额叶皮质区域的体积不断增大，在人类中具有最强的代表性。它与机体有目的的行为有关，其中与运动成分的刺激反应的计划密切相关（见4.1节）。在这个结构中有特殊的皮质区域，如额叶眼区（FEF，见6.7节）和Broca区（见3.7节）。

虽然前额叶皮质被视为一个功能性的整体，但这是一个大体上的简化。

许多不同类型的单元同时出现在大脑皮质的这一区域，它们常对行为相关的复杂感官刺激做出反应，然后将这些刺激转化为运动的线索。

在动物中这个部位的损伤会导致注意力的分散，引起工作记忆相应的缺陷（保持信息超过几秒钟的能力），以及运动活动和情绪反应的改变。运动区前额叶损伤的患者会出现一个特征性的无洞察力综合征［如额叶变异性额颞叶痴呆（FTD）〕。

前额叶损伤的患者有以下表现。

·往往是不受抑制的，这会导致他（她）的行为不典型，通常是幼稚的。

·注意力很差，很容易被干扰，无法保留信息，有时无法形成新的记忆，甚至在环境变化的情况下也有坚持（重复语言或短语和行动）和追求旧的行为模式的倾向。

·无法制订、追求目标和计划，无法概括和推断，在判断风险方面可能有困难。

·语言输出明显减少，这也反映在运动行为上，如缺乏自发运动。

·食物偏好有所改变，通常偏爱甜味、咸味食物。

·可能会变得冷漠，情绪反应严重迟钝，甚至在某些情况下，患者会变得咄咄逼人。

·性格整体发生变化，因为患者常否认存在任何问题（没有洞察力），而是由其他人将患者送医。

人类的前额叶皮质最发达，通常会依赖临床症状学来描述前额叶皮质的功能。然而，额叶的广泛损伤也会影响皮质运动区（见4.4节）、眼球运动（见6.7节）、说话能力（表达性语言障碍，见3.7节）和排尿控制。

神经影像学和神经心理学研究表明，前额叶皮质功能受损广泛见于神经退行性疾病（见6.11节）、精神疾病（精神分裂症、抑郁症，见6.8节、6.9节）和发育障碍〔注意缺陷多动障碍（ADHD）、孤独症〕中。通常认为治疗ADHD的精神刺激剂（哌甲酯、安非他明）和非兴奋剂（阿托莫西汀、去甲肾上腺素再摄取抑制剂）有助于治疗这些疾病。

📁 **知识拓展**

有证据表明，足球运动员额叶的永久性外伤性损伤可能是由于头部反复撞击旧的皮制足球造成的。

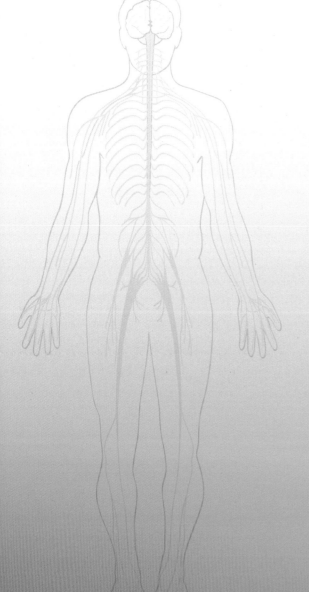

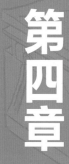

第四章

运动系统

4.1 运动系统的组成

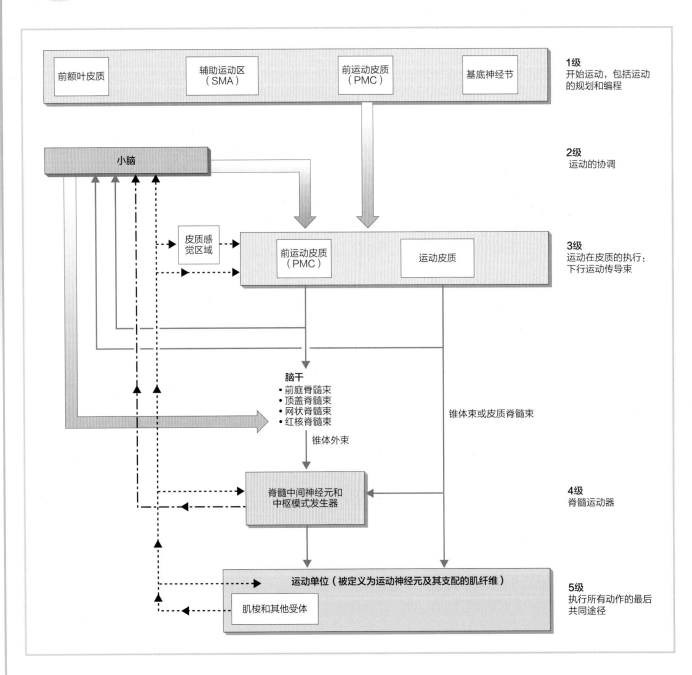

运动系统是神经系统中主要负责控制运动的区域。运动可以是：

·由感觉系统的传入信息（闭环或反射控制）引导。

·由感觉暗示或某种内在的运动欲望（开环或意志运动）触发。

实际上大多数运动行为同时涉及这两种类型的运动。闭环运动主要涉及中轴肌或近端的肌肉，负责平衡、姿势和运动，而开环运动涉及远端肌肉，负责控制精细动作。

运动结构的组织最好是从层次角度来看待（见表4-1）。

表4-1 运动控制的简化层次结构

级别	功能	涉及的结构	病变的临床特征
1级	运动控制的最高级别，与运动的启动、计划和程序化有关	这种欲望所涉及的结构可能起源于边缘系统（见5.4节）和后顶叶皮质（见3.13节），主要负责将欲望转化为运动的结构是基底节（见4.6节、4.7节）及其在额叶的皮质投射区（见4.4节、4.5节），这些皮质区域包括辅助运动区（SMA）和前运动皮质（PMC）	基底节及其皮质投射部位的损伤导致一系列复杂的运动障碍，包括帕金森病、舞蹈病、肌张力障碍和平衡障碍（见4.7节）。这些区域的损伤不会引起单突触腱反射的减弱或改变（见4.7节）
2级	这个级别涉及运动的协调	小脑：它通过比较从大脑皮质运动区域下行的预期运动与脊髓的肌肉传入纤维和中间神经元（IN）的活动所检测到的实际运动来协调运动。它也能够存储运动信息	该结构的损伤主要导致运动协调困难，不会引起肌无力（见4.8节）
3级	该级别负责对运动的执行和控制，需少部分中间神经元的参与	中间层通过脊髓上下行运动通路控制下运动神经元。大致可分为两组途径：（1）皮质脊髓束（CoST）或锥体束，起源于运动、运动前和体感皮质及突触，直接与脑干颅神经核和脊髓腹角（或前角）的运动神经元相连，在较小程度上与中间神经元相连；（2）锥体外束，起源于皮质下结构，与运动神经元（MN）和中间神经元（IN）的突触联系分布更为复杂	中枢神经系统的损伤很少只限于某一传导束，但运动下行通路的中断会导致肢体乏力，而手臂的伸肌和腿部的屈肌则更为明显，即所谓的（但命名错误的）锥体性肌无力。这种肌无力表现为，肌张力增加，反射活跃；这些都是上运动神经元损伤的特征（见4.3节），这是与乏力相关的第一级损伤
4级	脊髓通过整合下行通路神经元的内在网络和来自外周受体的传入信息来完成运动的协调	脊髓本身存在低级别的运动。下行运动通路不仅在运动神经元上，而且在中间神经元上也有突触连接，虽然其中一些通路介导脊髓反射，但其他通路能够产生它们自己的信息传出到运动神经元上，这些信息是独立于任何下行运动通路或外周感觉传入存在的——中枢模式发生器。这些在运动中很重要（见4.3节），尽管它们在人类中的存在和作用仍不清楚	脊髓结构的损伤会引起多种障碍，因为它会影响到下行运动通路、上行感觉通路和下运动神经元；然而在一些少见的情况下，病灶局限于脊髓运动通路，如僵人综合征和过度惊骇症。在僵人综合征中，由于γ-氨基丁酸（GABA）的功能抑制作用表失，脊髓兴奋性增高，导致肌肉僵硬（如行走）；在过度惊骇症中，由于甘氨酸受体的突变，会产生过度的惊吓反应
5级	运动的实际执行	该级别是运动系统最低级别和最终共同通路，是中枢神经系统（CNS）到肌肉的传出神经元。运动神经元不仅接收来自大脑和脊髓中间神经元的信息，还具有来自周围感受器官的重要输入；尤其是肌梭和高尔基腱器，分别存在于肌肉和肌腱中（见4.2节）	运动神经元或其轴突对肌肉的损伤引起下运动神经元病变（与上部相对），临床表现为肌无力、肌萎缩，以及肌张力减退和反射减弱或消失（见4.2节、4.3节）

◎ 警示说明

重要的是，中枢神经系统的运动和感觉功能的划分只是一个大体上的简化，因为所有的运动区域都有一些感觉信息的传入。一个经过高度加工的感觉输入在什么时候成为一个动作开始的冲动是很难被知道的。我们还应认识到，将运动系统划分为不同的级别和不同的运动区有助于理解运动控制和运动系统疾病的病理生理学，虽然这并不精确。

🗀 知识拓展

猎豹的跑动速度可以达到120 km/h，其中一个原因是它们的脊椎非常灵活，为它们的运动提供了额外的"弹簧"。

4.2 肌梭和下运动神经元

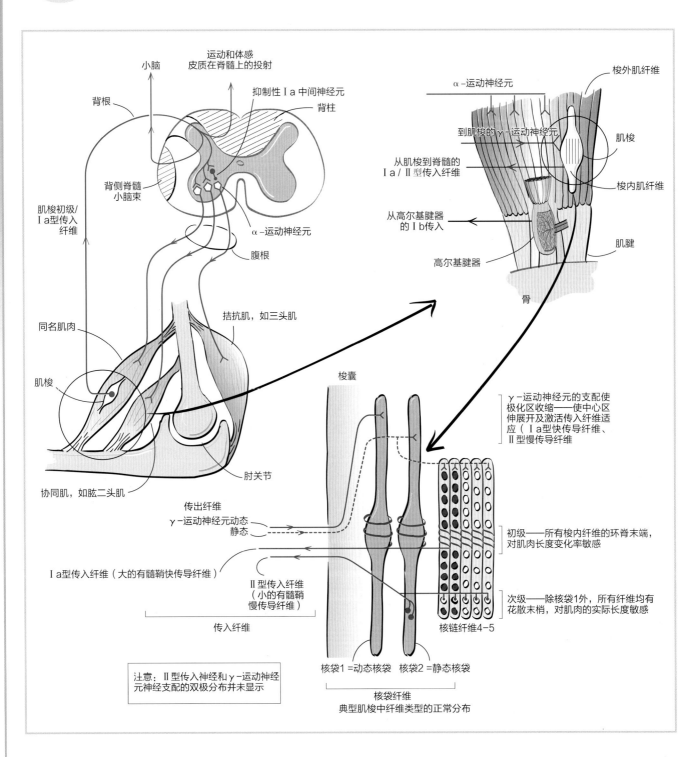

小脑

运动和体感
皮质在脊髓上的投射

背根

抑制性Ⅰa中间神经元
背柱

α-运动神经元
梭外肌纤维

到肌梭的γ-运动神经元

从肌梭到脊髓的
Ⅰa/Ⅱ型传入纤维

肌梭

梭内肌纤维

背侧脊髓
小脑束

α-运动神经元

腹根

从高尔基腱器
的Ⅰb传入

肌腱

肌梭初级/
Ⅰa型传入
纤维

拮抗肌，如三头肌

高尔基腱器

骨

同名肌肉

梭囊

γ-运动神经元的支配使
极化区收缩——使中心区
伸展开及激活传入纤维适
应（Ⅰa型快传导纤维、
Ⅱ型慢传导纤维

肌梭

协同肌，如肱二头肌

肘关节

传出纤维
γ-运动神经元动态
静态

初级——所有梭内纤维的环脊末端，
对肌肉长度变化率敏感

Ⅰa型传入纤维（大的有髓鞘快传导纤维）

Ⅱ型传入纤维
（小的有髓鞘
慢传导纤维）

次级——除核袋1外，所有纤维均有
花散末梢，对肌肉的实际长度敏感

核链纤维4-5

传入纤维

注意：Ⅱ型传入神经和γ-运动神经
元神经支配的双极分布并未显示

核袋1=动态核袋　核袋2=静态核袋

核袋纤维
典型肌梭中纤维类型的正常分布

◎ 下运动神经元

下运动神经元（LMN）是指细胞体位于前角、脑干腹角或脑干的颅神经核内，直接通过轴突支配肌肉的神经元。单个运动单位所支配的肌纤维数是运动单位。每个运动神经元（MN）轴突的纤维数量越小，控制的动作越精细（如眼外肌）。

前角的运动神经元分为两种类型。

· α-MN（直径70 μm）——支配肌肉本身（产生咬合纤维的力）。

· γ-MN（直径30 μm）——支配肌梭内部的纤维。

肌梭是在肌肉中发现的一种被包裹的感觉器官，负责通过监测肌肉纤维的长度来检测肌肉收缩的程度。肌梭及其与脊髓的连接介导肌腱反射。锤击肌腱使肌肉突然拉伸会瞬间激活 I a传入神经末梢，经由兴奋性单突触传入运动神经元，引起该肌肉（同名肌肉）短暂收缩（如膝反射）。此外，肌梭的 I a传入信息在激活其他具有类似作用的协同肌时，也通过脊髓内的 I a抑制性中间神经元抑制相反作用的肌肉（拮抗肌）。

肌腱反射不仅反映了这个回路的完整性，而且反映了运动神经元的整体兴奋性，如上运动神经元损伤时，运动神经元的兴奋性增加（见4.3节）。

◉ 肌梭

肌梭的结构

肌梭与梭外肌纤维平行，由以下部分组成。

· 具有不同形态特征的核袋和核链纤维。核袋1或动态纤维，对肌肉长度的变化率非常敏感；核袋2或静态纤维，与核链纤维一样对肌肉的绝对长度更敏感。

· γ-运动神经元。它在梭内肌纤维的极端形成突触，可以是以下两种类型之一：动态和静态。其中静态支配除袋1纤维以外的所有纤维。这两种类型的 γ-运动神经元通常与α-运动神经元一起被激活，梭内纤维与梭外纤维同时收缩，使肌梭在肌肉收缩期间保持其敏感性。有时，γ-运动神经元可以独立于α-运动神经元被激活，常见于动物学习一些新的复杂运动时，这增加了肌梭对长度变化的敏感性。

有两种类型的传入纤维和神经末梢：一种是 I a型传入纤维，与缠绕在所有类型梭状纤维（初级末端）中心的环状螺旋神经末梢有关；另一种是传导速度较慢的 II 型传入纤维，与梭状纤维（除1号袋纤维外，次级末端）的极性区域上的花散末梢有关。梭内纤维的拉伸激活了这两种纤维。 I a型纤维对纤维长度的变化率最敏感，II 型纤维对纤维的总长度的反应更大，而对纤维长度比例的变化不敏感。

肌梭各部分之间的联系

肌梭通过背根连接中枢神经系统（CNS）的以下部位。

· 运动神经元支配同名和协同的肌肉（牵张反射的基础）。

· 中间神经元抑制拮抗肌。

· 小脑通过脊髓小脑背束。

· 躯体感觉皮质。

· 经背柱内侧丘系通路的初级运动皮质。

因此，肌梭除负责介导简单的伸展或腱反射及肌张力外，还参与运动协调、关节位置知觉（本体感觉）和长潜伏期反射或跨皮质反射的调节（见4.5节）。

肌梭结构损坏的影响

肌梭传入纤维的损伤（如大纤维性神经病变）会引起肌张力下降（因为牵张反射控制正常张力的肌肉）、不协调（感觉性共济失调）、关节位置感减弱，以及偶尔还会颤抖，无法在新的环境中学习新的运动技能。

此外，大纤维神经病变会破坏其他体感传入通路（见3.10节、6.5节）。

高尔基腱器

高尔基腱器（GTO）位于肌肉和肌腱的交界处，与梭外肌纤维串联。它根据肌肉产生的力量监测肌肉收缩的程度，并通过Ⅰb传入纤维将其传递到脊髓。这个感觉器官除了向中枢神经系统提供有关肌肉紧张程度的有效信息外，还可以防止肌肉过度收缩（见4.3节）。因此，当被激活时它会抑制主动肌的收缩。

◉ 运动神经元的募集和损伤

募集的原理与不同类型肌纤维激活的顺序相对应。最小的α–运动神经元最容易被各种传入信号激活，它们支配1型（不要与肌梭中的袋1融合纤维混淆）或慢收缩纤维（负责增加和维持肌肉张力）。

下一群激活的运动神经元是支配2A型或快速收缩（耐疲劳纤维）的运动神经元，它们几乎负责所有形式的运动。最后，最大的运动神经元仅被最大的传入刺激激活，这些传入纤维支配2B型或快速收缩（容易疲劳）的纤维，负责跑步或跳跃。

下运动神经元损伤

特定传入引起运动神经元募集的顺序遵循一个简单的关系，即大小原则，它允许肌肉按逻辑顺序收缩。虽然下运动神经元损伤可见于多种不同的情况，但它们的临床特征都是相同的，具体如下。

· 失神经支配肌肉的萎缩。

· 相同肌肉的无力。

· 腱反射减弱或缺失（下运动神经元损伤）。

· 有时可见肌束震颤（肌肉抽动），当运动神经元传入肌肉的信号丢失时会引起乙酰胆碱受体远离原神经肌肉接头关节并重新随机分布。

下运动神经元损伤的特征和上运动神经元损伤明显不同（见4.3节）。LMN病变的原因包括感染（脊髓灰质炎）、神经退行性疾病（运动神经元病）及随着运动神经离开脊柱（神经根疾病）和肢体本身引起的压迫（如腕管综合征）。

📁 **知识拓展**
人的咬肌约有114个肌梭。

4.3 脊髓运动组织与运动

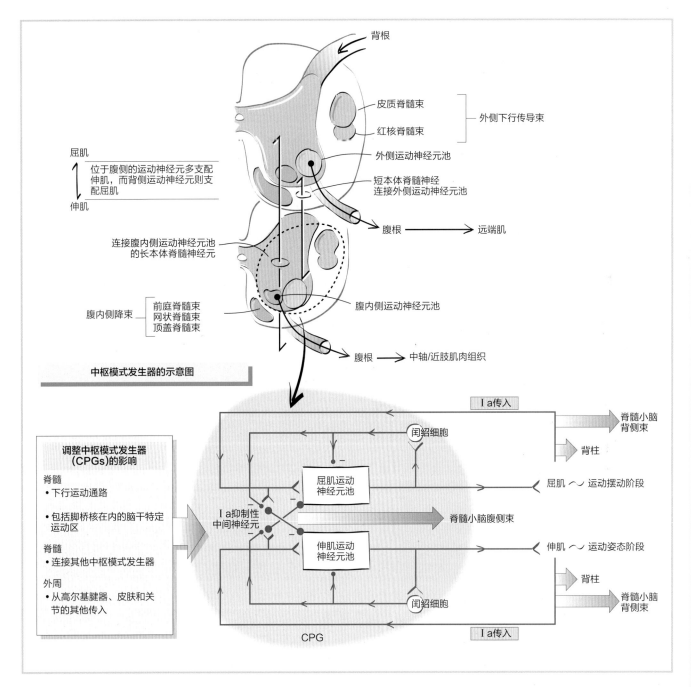

中枢模式发生器的示意图

背根

皮质脊髓束
红核脊髓束 } 外侧下行传导束

屈肌
伸肌 } 位于腹侧的运动神经元多支配伸肌，而背侧运动神经元则支配屈肌

外侧运动神经元池

短本体脊髓神经连接外侧运动神经元池

腹根 → 远端肌

连接腹内侧运动神经元池的长本体脊髓神经元

腹内侧降束 } 前庭脊髓束 网状脊髓束 顶盖脊髓束

腹内侧运动神经元池

腹根 → 中轴/近肢肌肉组织

调整中枢模式发生器 (CPGs)的影响

脊髓
• 下行运动通路
• 包括脚桥核在内的脑干特定运动区

脊髓
• 连接其他中枢模式发生器

外周
• 从高尔基腱器、皮肤和关节的其他传入

Ⅰa传入

闰绍细胞

屈肌运动神经元池

Ⅰa抑制性中间神经元

伸肌运动神经元池

闰绍细胞

脊髓小脑背侧束

背柱

屈肌 ～ 运动摆动阶段

脊髓小脑腹侧束

伸肌 ～ 运动姿态阶段

背柱

脊髓小脑背侧束

Ⅰa传入

CPG

◎ 脊髓运动组织

除了含有α–运动神经元和γ–运动神经元外，脊髓还含有大量的中间神经元。

这些中间神经元可以形成内在活动网络，其传出纤维管理运动神经元、中枢模式发生器（CPG）的活动。这些CPG作为运动的基础，由中央和外围传入信号调节（见4.2节、4.4节）。CPG并不是运动所独有的，可以见于中枢神经系统的其他部分，控制如呼吸和脑干呼吸网络等节律性的运动。

◉ 下行运动通路

下行运动通路（见表4-2）可以按照以下分类。

·按起源部位可分为锥体或锥体外系（但临床锥体外系疾病指基底节疾病，见4.7节）。

·按它们在脊髓的位置及它们最终支配的肌肉分类。

因此，锥体束（皮质脊髓束）和红核脊髓束与支配远端肌肉组织的外侧运动神经元池相关联，而前庭脊髓束、网状脊髓束和顶盖脊髓束更多地与支配中轴和近端肌肉组织的腹内侧运动神经元池相关联。

腹内侧运动神经元池由长的脊髓固有的神经元连接，而外侧运动神经元池则相反。因此，外侧运动系统在控制远端精细运动方面更为灵活，而腹内侧系统更加注重平衡和姿势。

前角的运动神经元进一步被组织起来，使大部分腹侧运动神经元支配伸肌，而更多的背侧运动神经元支配屈肌。

表4-2 下行运动传导束

传导束	皮质脊髓束（CoST）或锥体束	红核脊髓束（RuST）	前庭脊髓束（VeST）	网状脊髓束（ReST）
起源部位	初级运动皮质（40%） 前运动皮质（30%） 躯体感觉皮质（30%）	中脑红核的大细胞部分	髓质Deiters核（前庭核复合体的一部分）	脑桥和髓质中的尾状网状结构
主要动作	在独立细分手指运动中的重要作用 在感官加工中的作用（见3.10节）	投射到类似运动神经元群成为CoST 除非合并CoST的损害，否则该传导束的实验性损伤几乎不会产生缺陷 它在人类中的存在和意义是有争议的	主要支配伸肌和轴向肌，对控制姿势和平衡很重要	对运动神经元有较小程度的兴奋和抑制作用，并且对运动和脊髓内活动的抑制作用很重要，因此这个部位的损伤会影响伸肌的张力

注：顶盖脊髓束是起源于中脑顶盖的一种相对较小的束。

◉ 运动

对运动的控制是复杂的，因为它要求大多数哺乳动物的四肢协调运动。运动的每一个周期被称为一个步骤，包括一个姿势相和一个摆动相，后者是当脚不与地面接触时的那部分时相。

每个周期都需要以正确的顺序激活右侧、左侧肢体及屈伸肌。前者由连合纤维控制，最简单的方法是通过两个CPG（半中心）分别激活屈肌和伸肌，并彼此相互抑制。

这种相互抑制可能最好使用抑制性Ⅰa中间神经元和闰绍细胞进行建模。闰绍细胞是中间神经元，当它被运动神经元激活时，可以抑制那些相同的运动神经元（见2.6节）。因此，由CPG激活的运动神经元池引起对自身运动神经元的抑制作用，同时移除了拮抗肌CPG的抑制性传入，改变了激活的肌群。

这种运动的半中心模型可以通过一系列下行通路和外周传入通路来调节。当遇到障碍物时，一系列的皮肤传入信号可以改变时相，使高尔基腱器转换CPG。

这些感受器被称为屈肌反射传入，它们使肢体屈伸跳过或远离有害物体或障碍物。

脊髓内的CPG通过固有神经元相互联系。

脊髓以上来自和关于CPG的信息以肌梭Ⅰa传入活动的形式通过脊髓小脑背侧束（DSCT）和背柱间接传递，脊髓神经间活动通过脊髓小脑腹侧束（VSCT）传递。脊髓上对运动的控制是通过脑干的下行通路介导的，脚桥核（PPN）和楔形核（CEN）是参与这一过程的主要核团，它们接收来自包括基底节在内的许多其他中枢神经系统的传入信息（见4.6节、4.7节）。

◉ 脊髓运动控制和局部运动障碍的临床疾病

虽然实验动物能在没有脊髓上传入信号时进行运动（虚拟运动），但在人类中并非如此。然而，临床上的步态障碍是比较常见的，引起其发生的原因有很多。

僵人综合征等脊髓中间神经元疾病很少见，它伴有肌张力的增高或中轴肌僵硬，伴或不伴随痉挛，这主要是由于对抑制性中间神经元传出至腹角运动神经元的丢失，引起运动神经元的持续放电。这种情况与针对γ-氨基丁酸（GABA）、谷氨酸脱羧酶（GAD）合成酶的抗体有关。

下行通路的损伤会造成一系列的缺陷。最具破坏性的是脑干的严重损伤，患者会出现典型的去大脑强直，表现为颈部和背部拱起，四肢僵直。一侧大脑半球的损伤可致对侧肢体乏力（下肢偏瘫或轻偏瘫）、肌张力增加（肌张力增高）和腱反射增强（反射亢进），这可引起自发或拉伸诱发的节律性非自主肌肉收缩（肌阵挛，上运动神经元损害）。这种情况也可见于脊髓下行运动通路的损伤（见1.9节、4.1节、6.6节）。

该部位病变引起的无力主要累及上肢的伸肌和下肢的屈肌。这被误认为是一种锥体束损伤的无力分布，因为猴子锥体束的损伤只会引起手指的精细运动障碍，出现一定程度的肌张力降低和腱反射减退或反射消失。

📁 **知识拓展**

众所周知，当鸡失去大部分头部仍可以行走，研究指出鸡可以在没头部的情况下最长生存18个月。

4.4 皮质运动区

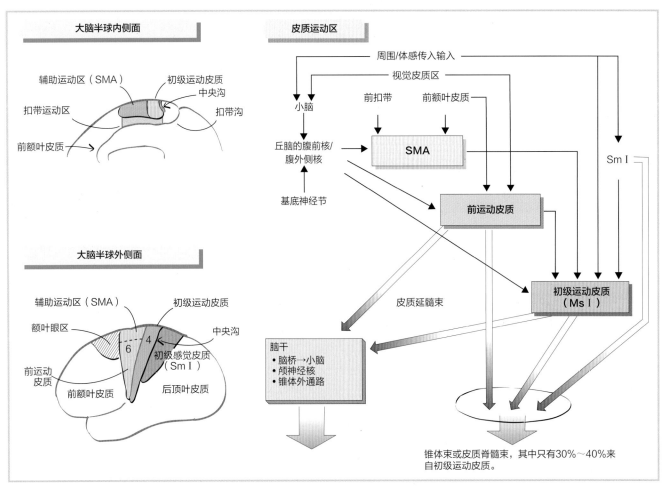

一些皮质区域负责运动控制，包括初级运动皮质（MsⅠ，见4.5节）、前运动皮质（PMC）、辅助运动区（SMA）和前扣带皮质中的几个相邻区域。此外，还有其他一些区域在皮质的运动控制中发挥特定作用，包括额叶眼区（见6.7节）和后顶叶皮质（见3.13节）。本节简要讨论了运动皮质区域的组织结构及其在运动控制中的相关作用，4.5节将重点讨论运动皮质中的初级运动皮质。

◉ 初级运动皮质

包括MsⅠ在内的许多皮质区域都参与了运动的控制。MsⅠ是大脑的一部分，能够以最小的电刺激产生运动反应。它对应Brodmann 4区，位于中央沟的前面，通过皮质核束投射到脑干的运动神经元，并直接经皮质脊髓束及间接经皮质下锥体外束投射到脊髓的运动神经元。

事实上，初级运动皮质与锥体束密切相关（即使其中60%～70%来源于其他皮质区域），因此它在控制远端肌肉组织和细微运动方面发挥作用（见4.3节）。

◉ 其他皮质运动区

包括初级运动皮质在内的一些皮质区域都参与了运动的控制（相当于Brodmann 6区的外侧部分）；辅助运

动区（相当于*Brodmann* 6区的内侧）；许多以前扣带皮质为中心的运动区域，位于额叶的内侧；额叶眼区（相当于*Brodmann* 8区）；后顶叶皮质（特别是*Brodmann* 7区）。

一些区域具有特殊的功能，如具有眼球运动控制功能的额叶眼区（见6.7节）及运动视觉控制的后顶叶皮质（见3.13节）。额叶中的其他区域参与更复杂的运动。

因此，大多数其他皮质区的运动级别比Ms I更高，它们的连接和功能总结在表4-3中（见4.1节）。

表4-3 皮质运动区域：连接和功能

皮质区域	传入输入	传出输出	神经生理学	功能
初级运动皮质	辅助运动区 前运动皮质 初级感觉皮质 小脑通过丘脑（VA-VL）	皮质脊髓束或脑干锥体束 脑桥到小脑 颅神经核 锥体外束	初级运动皮质的损伤导致定位、跳跃反应和熟练操作动作能力的丧失	对运动的控制主要表现为控制远端肌肉和精细动作（经皮质反射）
	背柱-内侧丘系（经VP）			
前运动皮质	辅助运动区域 前额叶皮质	初级运动皮质 皮质脊髓束或锥体束	前运动皮质的病变导致轻瘫和熟练运动功能受损。执行视觉运动任务时出现障碍	控制近端肌肉组织
	体感和视觉皮质	脑干：脑桥到小脑 锥体外系通路	局部血流量的研究表明，在需要从感官信息定向引导运动的任务中，它是被激活的	控制运动顺序和做运动准备
	经丘脑小脑（VA-VL） 基底神经节通过丘脑（VA-VL）			
辅助运动区	前额叶皮质	辅助运动区（对侧）	辅助运动区的病变导致自发运动活动的明显减少，伴有强握反射和双手协调功能受损	在启动和规划运动中的作用
	基底神经节通过丘脑（VA-VL）	前运动皮质	刺激辅助运动区引起发声和双手出现复杂运动	在双手协调中的作用
	前扣带皮质	初级运动皮质	辅助运动区的活动先于初级运动皮质的活动	
	对侧辅助运动区		辅助运动区的单元能最大限度地对感觉信息进行响应，并指导运动的执行最大限度地响应感知线索，被用作运动的指令 局部血流研究显示，随着运动行为的计划或思考血流增加	

注：VA-VL，丘脑腹前-腹外侧核；VP，丘脑腹后侧核。

PMC指的是*Brodmann* 6区的特定区域，和Ms I一样，通过CoST或锥体束直接传入脊柱运动神经元。因此，该区域占据两个等级，因为它在运动规划中也有作用（见4.1节）。相反，SMA位于前运动皮质的中间位置，在运动规划，尤其是在对感官信息的响应中具有更明确的角色。

此外，SMA明显是更高级的运动皮质区的一部分，这些区域位于额叶皮质内侧，更多地参与运动的规划，而不是执行。正是这些皮质区域接受了基底节区的主要传出信号（见4.6节），这有助于解释所看到的异常运动。如在帕金森病中，运动迟缓和运动减少与这些皮质区域的激活不足有关，这种情况可以通过使用抗帕金森病药物或成功的神经外科治疗来纠正。

📁 知识拓展

经颅磁刺激（TMS）是通过在颅骨的外侧放置磁体来刺激皮质区域的技术，它可以调节大脑中正在进行的活动。TMS正在成为神经系统疾病患者的一种可能的治疗方法。

4.5 初级运动皮质

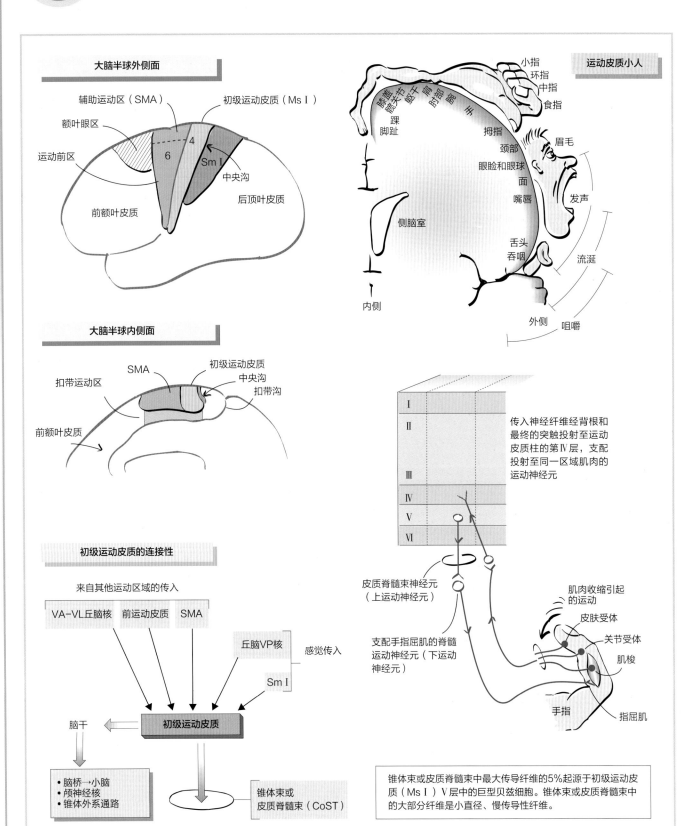

大脑半球外侧面

辅助运动区（SMA）
额叶眼区
运动前区
前额叶皮质
初级运动皮质（Ms I）
4
6
Sm I
中央沟
后顶叶皮质

运动皮质小人

小指
环指
中指
食指
拇指
眉毛
颈部
眼睑和眼球
面
嘴唇
发声
膝盖
髋关节
躯干
肩部
肘部
腕
手
踝
脚趾
侧脑室
舌头
吞咽
流涎
内侧
外侧
咀嚼

大脑半球内侧面

扣带运动区
SMA
初级运动皮质
中央沟
扣带沟
前额叶皮质

I
II
III
IV
V
VI

传入神经纤维经背根和最终的突触投射至运动皮质柱的第Ⅳ层，支配投射至同一区域肌肉的运动神经元

初级运动皮质的连接性

来自其他运动区域的传入

| VA-VL丘脑核 | 前运动皮质 | SMA |

丘脑VP核 —— 感觉传入

Sm I

初级运动皮质

脑干

• 脑桥→小脑
• 颅神经核
• 锥体外系通路

锥体束或皮质脊髓束（CoST）

皮质脊髓束神经元（上运动神经元）

支配手指屈肌的脊髓运动神经元（下运动神经元）

肌肉收缩引起的运动
皮肤受体
关节受体
肌梭
手指
指屈肌

锥体束或皮质脊髓束中最大传导纤维的5%起源于初级运动皮质（Ms I）Ⅴ层中的巨型贝兹细胞。锥体束或皮质脊髓束中的大部分纤维是小直径、慢传导性纤维。

初级运动皮质（MsⅠ）接收来自小脑（通过丘脑）和位于运动皮质前部区域的传入信息，如辅助运动区（SMA）和来自肌梭和皮质感觉区的感觉传入。后一种感觉传入强调将中枢神经系统（CNS）人工划分为运动和感觉系统。为了强调这一点，初级运动皮质被称为MsⅠ，而初级感觉皮质被称为SmⅠ（见3.10节）。

对初级运动皮质组织的研究表明，身体的运动神经支配是以高度拓扑地形图的方式表现的，身体各部位的皮质代表区与运动支配的程度成正比，如手和口部肌肉组织有很大面积的皮质代表区。在这种情况下，癫痫发作可能从一个部位开始蔓延至其他部位，通常从手部开始（*Jacksonian*游行，以神经学家休斯·杰克逊的名字命名）。这与辅助运动区起源癫痫发作的临床表现相反，患者举起双臂说话，做出复杂的重复样动作，提示这一区域在运动控制方面的级别更高（见4.4节）。

Penfield和他的同事在20世纪50年代对运动拓扑分布地形图进行的这些研究揭示了MsⅠ的宏观结构，但随后的动物微电极研究表明，初级运动皮质是由皮层柱组成的（见1.10节）。每一个柱的传入由关节、肌梭和皮肤的传入纤维组成，受同一皮质区域支配的肌肉收缩时这些纤维被最大限度地激活。当手指弯曲时，一组皮层柱将接收来自手指的感觉传入，该传入由手指前端的皮肤感受器、手指屈肌中的肌梭和手指关节的关节感受器提供。同一列皮层柱还向脊髓内的运动神经元发送传入信息，支配手指的屈肌。来自该柱的皮质脊髓神经元的活化将最终激活投射到同一皮质柱的受体，反之亦然。

因此，每一列都有传入–传出耦合，这对更复杂的运动控制反射很重要，如长潜伏期反射或跨皮质反射。这些反射指肌肉突然伸展后肌电图出现延迟和较小的变化，肌电图发生最早的变化是单突触的牵张反射（见4.2节）。跨皮质反射的传入信号是肌梭通过Ⅰa纤维传入（通过背柱内侧丘系通路传递），再通过皮质脊髓束传出。这种反射的确切作用尚不清楚，但它在精确控制精细运动方面可能很重要，尤其是遇到意外的障碍时会激活肌梭。

MsⅠ是否控制单个肌肉、简单运动或一些其他形式的运动一直存在很大的争议。在肌电图发生任何变化之前，MsⅠ内的神经元就开始活跃起来，似乎为运动的方向和力量编码，虽然此活动取决于正在执行的任务的性质。因此，作为一个整体，运动皮质通过其支配的多个运动神经元群来控制运动，因为单个皮质脊髓轴突支配许多不同的运动神经元。

MsⅠ能够在损伤或根据感觉反馈的变化被重塑，意味着它始终与肌肉保持灵活的关系。因此，同一MsⅠ区的细胞可以转而控制不同组的肌肉。一些证据表明特定的皮质区域内突触的强度可以随着长时程增强而改变（见5.2节），这表明MsⅠ能够学习新的运动，以前曾将其归因于小脑的功能（见4.8节）。此外，当运动皮质主动进行运动时，它在抑制性感觉皮质区的作用也可能比先前所认为的更重要。

MsⅠ孤立性的损伤较少见，并且倾向于产生与选择性锥体束损伤相似的神经功能缺损。然而，与包括大脑中动脉在内的大多数脑血管意外（CVA）（见1.6节）相同，MsⅠ和相邻运动前区的损害会引起更显著的功能损伤，伴有明显的偏瘫。

📁 **知识拓展**

科学家们现在已研发出了脑–计算机接口，这样患者只需想一想就可以移动身体的瘫痪部位。

4.6 基底神经节的解剖与生理

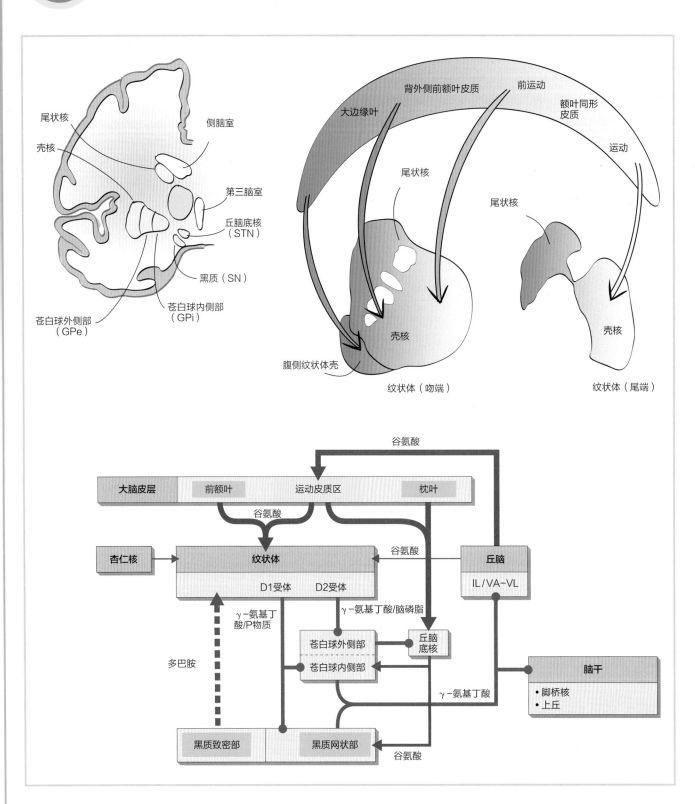

基底节区包括尾状核和壳核［背侧或新纹状体（NS）］、苍白球内侧部和外侧部（分别为GPi和GPe）、黑质的网状部和致密部（分别为SNr和SNc）及丘脑底核（STN）。

新纹状体是基底节区的主要接收区，它以体感拓扑的方式接收整个大脑皮质和丘脑板内核的传入信息并主要通过GPi和SNr传出到丘脑腹前外侧核（VA–VL），后者依次投射到前运动皮质（PMC）、辅助运动区（SMA）和前额叶皮质。此外，还投射到脑干，特别是与运动有关的脚桥核（PPN）（见4.3节）和上丘（与眼运动有关）（见3.3节、6.7节）。

基底神经节内还有许多重要的环路。纹状体–黑质–纹状体环路中黑质至纹状体的投射在本质上是多巴胺能的。从GPe到STN也有一个环路，然后回到GPi和SNr。该途径本质上是兴奋性的，并且对于控制基底神经节至丘脑抑制性传出核团的激活水平而言是重要的。然而，尽管在整个基底神经节中可以观察到投射纤维有明显的收敛和发散，但确实形成了平行的通路，可以简单分为通过壳核的运动通路和通过尾状核的非运动通路。

近年来发现有皮质的信号直接传入苍白球和STN，然后从苍白球传出至额叶皮质。这表明新纹状体外的区域也可能具有通过不同的皮质基底神经节回路直接调节活性的关键功能。

新纹状体由缺乏乙酰胆碱酯酶（AChE）的纹状质组成。纹状质位于富含乙酰胆碱酯酶的纹状体内，构成大纹状体外基质。一般来说，纹状质与多巴胺能黑质纹状体通路、前额叶皮质和杏仁核密切相关，而基质更多地与感觉运动区有关。然而，新纹状体的这两个组成部分与其他平行通路的关系尚不清楚。

基底神经节的这种非运动作用可能通过由腹侧纹状体（伏隔核）、腹侧苍白球和无名质（图中未显示）组成的基底节腹侧延伸看得更清楚。它从位于中脑黑质致密部（SNc）附近的腹侧被盖区接受多巴胺能传入，并通过丘脑投射到前额叶皮质和额叶眼区。这些结构与动机和吸毒成瘾密切相关（见5.4节）。

神经生理学研究提示基底神经节内的细胞有较复杂的特点，而不能仅根据它们的反应特征分为感觉和运动。如NS的神经单位仅响应能诱发运动的感觉刺激。相反，苍白球的神经单元能在肌电图（EMG）发生变化前最大限度地响应关节的运动刺激。因此，从神经生理学角度来看，基底神经节接收高度处理后的感觉并将其转化为某种运动形式。基底节区病变引起的临床表现也支持该理论（见4.7节、6.6节）。

📂 **知识拓展**

大麻能作用于包括基底神经节在内的中枢神经系统的许多部位，因为它们有较高水平的活性成分δ–9–四氢丁醇受体。长期使用这种药物会使包括基底节区在内的大脑发生深远的变化。

基底神经节的疾病及其治疗

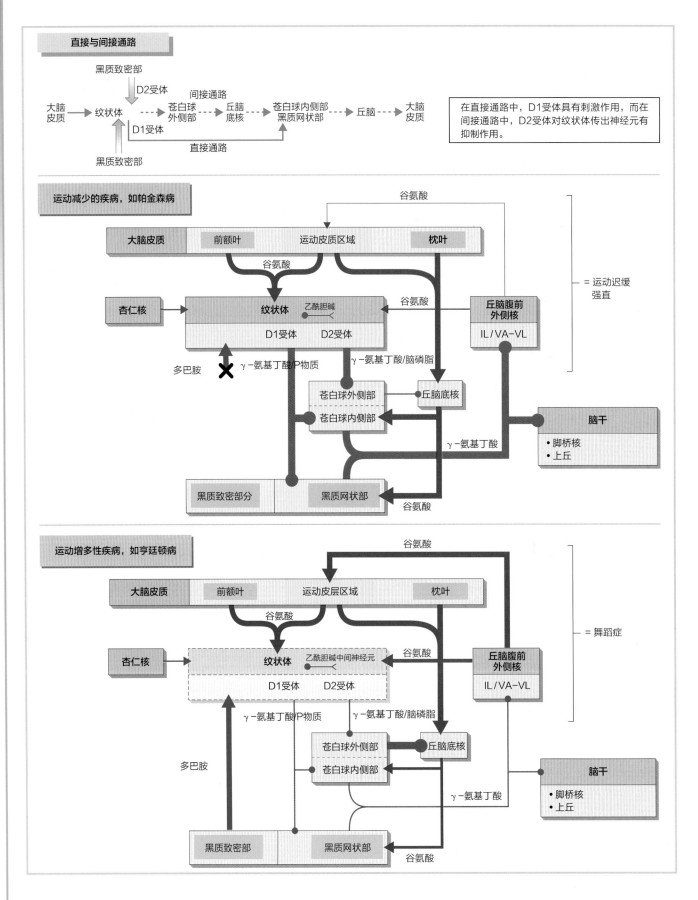

◉ 帕金森病

帕金森病是一种退行性疾病，通常发生于60~70岁的老年人。主要病理表现为多巴胺黑质纹状体通路的丢失，形成特征性的组织学包涵体，被称为路易体。大多数病例的病因尚不清楚（特发性帕金森病，见6.11节）。而在某些情况下病因很明确，如黑质纹状体区的血管病变、精神分裂症患者服用抗多巴胺能药物（见6.9节）或年轻患者和一些罕见家庭的基因异常。

在典型临床表现出现之前就已经有50%~60%的多巴胺能黑质纹状体神经元丢失。特发性帕金森病的典型临床特征为：行动缓慢（运动迟缓）、肌张力增加（齿轮样强直）、静止性震颤。然而，大多数患者也表现出一系列认知、情感和自主神经功能异常，这与其他部位的病理变化有关。

从神经生理学的角度来看，这些患者的苍白球内侧部（GPi）神经元活动增加，放电模式受到干扰，这是主要抑制性多巴胺能传入丢失致丘脑底核（STN）至新纹状体（NS）的活动增加所致。从苍白球内侧部和黑质网状部至丘脑腹前-腹外侧核的抑制性传出信号增加，导致辅助运动区和其他邻近皮质区激活减少。帕金森病患者由于不能激活辅助运动区而无法启动运动。

抗帕金森病药物

目前还没有发现能延缓帕金森病进展的药物。对大多数患者而言，首选疗法是选择左旋多巴（L-dopa）或多巴胺受体激动剂进行多巴胺替代疗法（多巴胺本身不能通过血脑屏障）。

左旋多巴是多巴胺的直接前体，通过脱羧作用而转化为多巴胺。口服的左旋多巴主要是在脑外代谢，因此与脑外脱羧酶抑制剂合用（卡比多巴或苄丝肼），大大减少了有效剂量和外周不良反应（如低血压、恶心）。使用左旋多巴会经常产生由多巴胺受体的广泛刺激引起的不良反应。大约有一半的患者在治疗5年后会出现这些并发症。一些患者会逐渐出现少动症，即所谓的"剂末现象"，而另一些患者可能会出现各种各样的运动障碍（左旋多巴所致的运动障碍）。这些问题可引起患者运动状态的迅速变化（"开关"现象），可见于所有晚期帕金森病患者。

司来吉兰和雷沙吉兰是选择性单胺氧化酶B型（MAO_B）抑制剂，可降低多巴胺在脑中的代谢，增强左旋多巴的作用，可与左旋多巴联合使用，以减缓"剂末现象"的加重。

儿茶酚胺-O-甲基转移酶（COMT）抑制剂（如恩他卡朋）降低了左旋多巴的外周代谢（对托卡朋来说，也包括中枢代谢），从而增加了左旋多巴进入大脑的数量。

多巴胺受体激动剂（罗匹尼罗、普拉克索）也常用于年轻的帕金森病患者的一线治疗或在帕金森病晚期与左旋多巴联用。多巴胺受体激动剂直接与纹状体（和黑质）中的多巴胺受体结合，从而激活纹状体的突触后传出神经元。它们还能激活腹侧纹状体的多巴胺受体，从而导致行为异常等副作用，如性欲亢进和病态赌博。

其他可用于早期以震颤为主的帕金森病患者及一些年轻的帕金森病患者的药物，包括抗毒蕈碱类药物，如三己芬迪（苯海索）、普环啶。这些药物被认为可以纠正中枢胆碱能激活相对过度的现象，这种过度活动是由抑制性多巴胺能活性逐渐降低所致，不良反应也较为常见。

谷氨酸拮抗剂金刚烷胺正越来越多地被用于帕金森病患者，主要用于治疗左旋多巴运动障碍。

手术治疗

虽然大多数帕金森病患者最好用药物治疗，但在疾病晚期，也可以选用手术方法进行治疗。最初，这种手术方法是以使苍白球内侧部病变（切开术）的形式出现，但近年来选择将电极插入脑深部，尤其是插入丘脑底核，进行刺激。后一种方法可能通过产生短暂的损伤或通过诱导传导阻滞而起作用，但该机制还没有得到证实。

另一种手术方法是将富含多巴胺的组织植入纹状体，以替代并可能恢复受损的黑质纹状体通路。这种方法的疗效仍有争议，如胶质细胞源性神经营养因子（GDNF）等生长因子的应用。

⊙ 亨廷顿病

亨廷顿病（Huntinton's disease）是一种常染色体显性遗传病，与4号染色体上的亨廷顿蛋白基因编码的三核苷酸扩增有关（见6.14节），因此，通过简单的血液遗传测试可以明确诊断出受累个体。

患者常在中年时出现进行性痴呆和异常运动，通常以舞蹈样动作的形式出现（快速、舞蹈样动作）。这种运动被描述为多动症，不像帕金森病中出现的少动障碍，提示主要的病理改变是纹状体传出神经元的丢失，相对抑制了丘脑底核的功能。苍白球内侧部和黑质网状部的抑制性传出信号减少，导致皮质运动区被过度激活，引起运动增多。

亨廷顿病运动障碍的治疗旨在降低基底神经节内多巴胺能刺激的水平。治疗包括给予抗精神病药物，如奥氮平、舒必利、利培酮和奎硫平，以及囊泡2型单胺转运体抑制剂丁苯那嗪。虽然抗抑郁药（见6.8节）或情绪稳定剂（如拉莫三嗪）对患者的情绪障碍有一定的改善作用，但还没有方法治疗亨廷顿病引起的认知障碍。

⊙ 基底节区其他病变

多动性运动障碍的另一个例子是偏侧投掷症，原因是丘脑底核的损害，表现为对侧肢体的快速摆动运动。

其他一些疾病也可能影响基底节区，包括威尔逊氏症（与铜沉积有关的常染色体隐性疾病）、Sydenham氏舞蹈症（风湿热后遗症）、线粒体功能缺陷（线粒体细胞病变，见6.14节）、一些毒素（如一氧化碳、锰），以及舞蹈病样脑瘫（手足徐动症被定义为一种异常的不自主缓慢扭动运动）。

这些疾病引起运动障碍的表现形式是多样的，因为损伤很少局限于一个结构，因此患者可表现为帕金森综合征、舞蹈症和投掷症，或肌张力障碍，其中一个肢体维持一种异常的固定姿势。

帕金森病和亨廷顿病等许多疾病都会引起认知障碍，但不是单纯的痴呆，这与大脑皮质额外的损伤有关。越来越多的证据表明，这些疾病引起的痴呆可能是基底节损伤的直接结果。这可能和基底神经节的腹侧延伸有关。

基底神经节在眼球的控制中起着重要作用（见6.7节），大量的基底节区疾病患者出现眼运动异常，有助于明确其临床诊断。

📁 **知识拓展**

重度帕金森病患者在面对危及生命的情况时，可以使用绕过基底节不同的运动通路，突然正常活动。

4.8 小脑

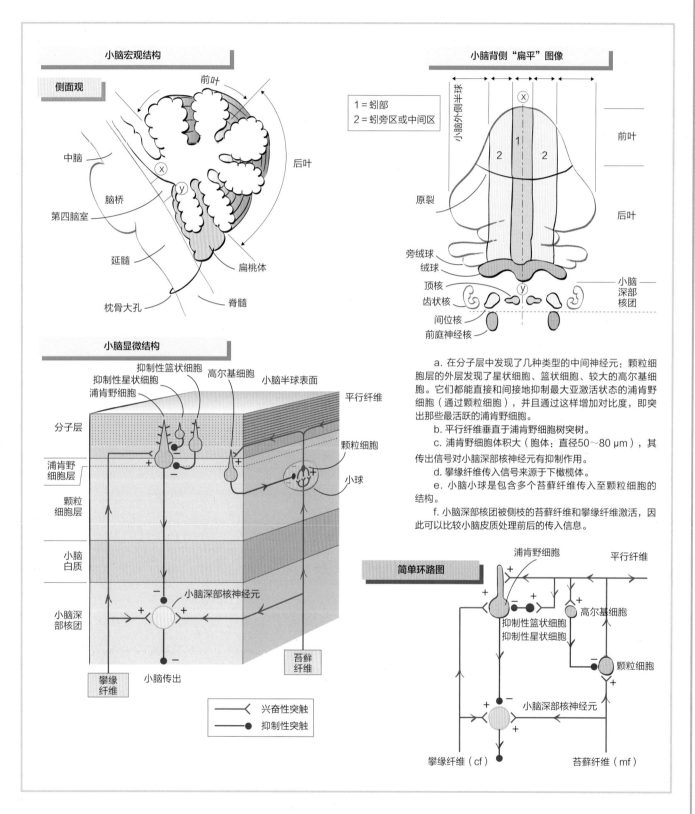

小脑宏观结构

侧面观

前叶
后叶
中脑
脑桥
第四脑室
延髓
扁桃体
枕骨大孔
脊髓

小脑背侧"扁平"图像

1 = 蚓部
2 = 蚓旁区或中间区

小脑外侧半球
前叶
原裂
后叶
旁绒球
绒球
顶核
齿状核
间位核
前庭神经核
小脑深部核团

a. 在分子层中发现了几种类型的中间神经元：颗粒细胞层的外层发现了星状细胞、篮状细胞、较大的高尔基细胞。它们都能直接和间接地抑制最大亚激活状态的浦肯野细胞（通过颗粒细胞），并且通过这样增加对比度，即突出那些最活跃的浦肯野细胞。

b. 平行纤维垂直于浦肯野细胞树突树。

c. 浦肯野细胞体积大（胞体：直径50~80 μm），其传出信号对小脑深部核神经元有抑制作用。

d. 攀缘纤维传入信号来源于下橄榄体。

e. 小脑小球是包含多个苔藓纤维传入至颗粒细胞的结构。

f. 小脑深部核团被侧枝的苔藓纤维和攀缘纤维激活，因此可以比较小脑皮质处理前后的传入信息。

小脑显微结构

抑制性篮状细胞
抑制性星状细胞
浦肯野细胞
高尔基细胞
小脑半球表面
平行纤维
分子层
浦肯野细胞层
颗粒细胞层
颗粒细胞
小球
小脑白质
小脑深部核团
小脑深部核神经元
攀缘纤维
小脑传出
苔藓纤维

兴奋性突触
抑制性突触

简单环路图

浦肯野细胞
平行纤维
抑制性篮状细胞
抑制性星状细胞
高尔基细胞
颗粒细胞
小脑深部核神经元
攀缘纤维（cf）
苔藓纤维（mf）

◉ 小脑组织

小脑（CBM）是一种复杂的结构，位于后颅窝的幕膜下，由三对（小脑）脚与脑干相连（见1.8节）。它主要参与运动的协调和学习，需要从三个功能和解剖系统来了解。

（1）脊髓小脑，参与控制中轴肌肉和姿势。▨ + ▨

（2）脑桥小脑，参与肢体活动的协调与规划。□

（3）前庭小脑，参与姿势和眼球运动的控制。■

这三个系统有自己独特的连接模式（见表4-4）。

脊髓小脑可分为蚓部和蚓旁（中间）区，前者与中轴肌群密切相关。因此，它与腹内侧下行运动通路及运动神经元（MN）有关，而脊髓小脑的蚓旁区更与肢体的协调有关。

脑桥小脑具有协调作用，但与运动的视觉控制有关，将信息从后顶叶皮质传递到运动皮质区域。

前庭小脑没有相关的小脑深部核团，是小脑最古老的部分之一。与脊髓小脑的蚓部一样，它通过与腹内侧运动通路的连接参与平衡的控制，但也在控制眼球运动中发挥作用（见6.7节）。

表4-4　小脑的功能和解剖系统

系统	脊髓小脑或旧小脑：Vermal区 ▨	脊髓小脑或旧小脑：蚓旁区或中脑区 ▨	脑桥或新小脑 □	前庭小脑或原小脑 ■
主要传入联系	前庭神经核	远侧肢体的 Ⅰa/Ⅰb 传入纤维经 DSCT	后顶叶皮质	半规管经前庭核
	近端肢体 Ⅰa/Ⅰb 传入和神经元间活性分别通过 DSCT和VSCT传递	VSCT中远侧脊髓运动池的神经元间活性	初级运动区和运动前皮质区	上丘、外侧膝状核及初级视皮质经脑桥核传递的视觉信息
	仅向后叶提供视觉和听觉信息	初级运动与体感皮质	两者均经脑桥核传递	
相关小脑深部核团	顶核	间位核（球核和栓状核）	齿状核	—
主要传出投射	网状结构-ReST	红核（大细胞部分）- RuST	VA-VL→4区和6区→皮质脊髓束	前庭核-VeST
	前庭神经核→VeST（腹内侧下行运动通路）	VA-VL→PMC（Brodmann6区）和MsI（Brodmann4区）→皮质脊髓束（背外侧下行运动通路）	红核（小细胞部分）→下橄榄→CBM（Mollarets三角）	前庭核-动眼神经核
特别的角色	控制中轴肌肉	肢体远端协调性 调节肌张力	运动计划 视觉运动控制 在远端肢体协调中的次要作用	姿势 眼动控制

注：1. 表顶部的颜色阴影指的是数字。

2. CBM，小脑；DSCT，脊髓小脑背束；Ms I，初级运动皮质；PMC，前运动皮质；ReST，网状脊髓束；RuST，红核脊髓束；VA-VL，丘脑腹前-腹外侧核；VeST，前庭脊髓束；VSCT，脊髓小脑腹侧束。

◉ 长时程抑制和运动学习

一般来说，小脑将源自运动皮质区域的预期运动与肌肉传入和脊髓中间神经元介导的实际运动进行比较，同时接受前庭和视觉系统的重要传入。信号经过比较后，误差信号通过下行运动路径传递，校正因子作为运动记忆的一部分存储至浦肯野细胞（PuC）的突触传入中。这种位于浦肯野细胞水平的可塑性突触是长时程抑制的一个例子（LTD，见5.2节、5.6节）。这意味着当浦肯野细胞被攀缘纤维（cf）传入的低频刺激激活时，平行纤维（pf）传导至同一浦肯野细胞的信号弱化并至少持续数小时。换言之，运动时由攀缘纤维传入至浦肯野细胞的信号对由平行纤维至同一浦肯野细胞的传入信号有校正作用。

这种可塑性突触是由Marr在1969年提出之后被证实的，特别是关于前庭–眼反射（见5.6节）。小脑长时程抑制的生化基础尚不清楚，但似乎依赖于浦肯野细胞中不同谷氨酸受体的激活，及之后钙的流入和蛋白激酶的激活。可塑性突触的存在意味着小脑能够在运动记忆中学习和存储信息（见表4-4）。

◉ 小脑的微观结构

虽然LTD的生化基础仍然不清楚，但小脑特征性的微观结构使LTD的产生成为可能。苔藓纤维和攀缘纤维将兴奋性信号传入小脑。苔藓纤维通过来自颗粒细胞的平行纤维间接激活浦肯野细胞。相反，攀缘纤维直接与浦肯野细胞形成突触联系，此外还和苔藓纤维一样，部分纤维将信号传入小脑深部核团的神经元。这些神经元被小脑的传入纤维激活，被小脑皮质（浦肯野细胞）的传出信号所抑制。浦肯野细胞依次被许多局部中间神经元抑制，而外颗粒细胞层中的高尔基细胞（GoC）为颗粒细胞提供抑制性传入。所有这些中间神经元都具有抑制次激活状态的浦肯野细胞和颗粒细胞的作用，通过这样突出要分析的信号。

小脑深部核向各种脑干结构的最终传出信号也是抑制性的。

◉ 小脑损害的临床特点

从小脑损害患者的临床特点可以推断出小脑的许多功能。

引起小脑功能障碍的原因很多，其临床特征如下。

· 肌张力低下或肌张力降低。由小脑深部核团通过下行运动通路进入肌梭的传入减少所致（见4.2节）。

· 运动不协调或共济失调有多种表现形式，包括：协同不能（不能协调收缩主动肌和拮抗肌）；辨距不良（不能准确终止运动，可能导致意向性震颤和过指现象）；轮替运动障碍（不能快速交替运动）。共济失调常被用来描述不协调的运动。蚓部受损时可引起蹒跚、宽基底、醉酒样的步态，如酒精性小脑变性。当涉及小脑半球较外侧的部分时，可引起肢体运动不协调。

· 构音障碍。由于口咽部肌肉不协调而无法正确地说出单词，吐词是含糊不清的，说得很慢（扫描构音障碍）。

· 眼球震颤。由于前庭核的传出通路及其与动眼神经核的联系受损，引起快速眼跳样运动（见3.8节）。

· 腭肌震颤或肌阵挛。这是一种下橄榄肥大引起的罕见情况，由下橄榄、小脑的齿状核和中脑的红核所形成的三角形结构受损所致（Mollaret三角）。患者表现为一种特征性低频的腭部上下震颤，患者常诉只有他们能听到的"咔嗒"声，这与咽鼓管打开和关闭时，腭部上下移动有关。

最近有研究指出小脑在认知功能中也起到一定的作用，因为在一些小脑疾病患者中可以看到认知领域的轻微损害。

◉ 小脑功能

小脑的功能可以根据区域来划分，和小脑疾病局灶性的体征密切相关。虽然尚不清楚小脑究竟是如何实现这些功能的，但小脑皮质各部分重复相同的基本回路意味着这是一种共同的功能模式。存在三种可能性，它们互相之间不排斥。

1. 小脑作为比较的器官，将下行的脊髓上运动信号（感知副本、预期运动）与上行传入反馈信息（实际运动）进行比较，所有差异都由小脑通过下行运动通路的传出信号进行校正。这使得小脑能够协调运动，从而平稳和准确地实现运动。

2. 通过充当定时装置，小脑（特别是脑桥小脑）将下行的运动信号转换为一系列的运动激活信息，使运动以平稳和协调的方式进行，由前庭小脑和脊髓小脑保持平衡和姿势。

3. 通过启动和存储运动信息，浦肯野细胞水平的可塑性突触意味着小脑能够存储和更新运动信息。

因此，在适当的情况下，正确的运动顺序可以通过脊髓上运动路径获得和输入，这样可以启动准确的学习运动（见4.1节）。

小脑疾病的治疗

虽然有些人主张使用金刚烷胺治疗共济失调，但目前尚无治疗小脑疾病的药物。

> 📁 **知识拓展**
> 成年人的小脑重约150 g，含有2 000万个浦肯野细胞。

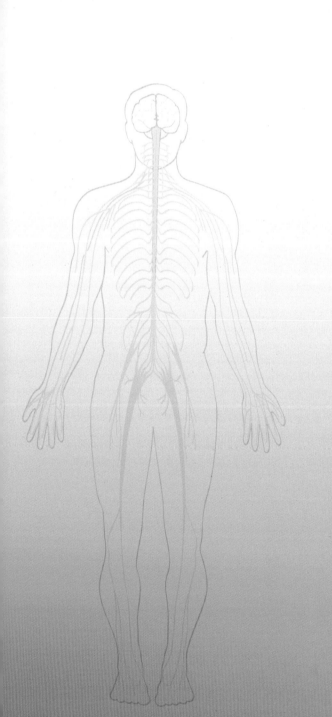

第五章

认知与神经可塑性

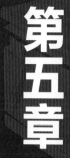

5.1 网状结构与睡眠

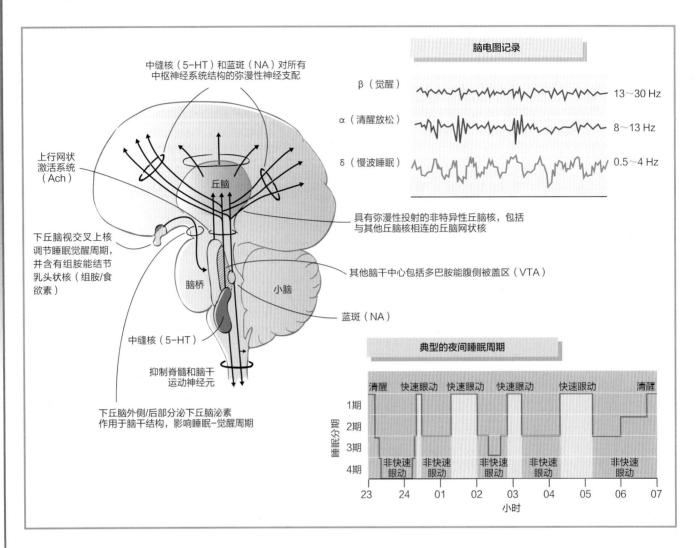

中缝核（5-HT）和蓝斑（NA）对所有
中枢神经系统结构的弥漫性神经支配

脑电图记录

β（觉醒）　13～30 Hz

α（清醒放松）　8～13 Hz

δ（慢波睡眠）　0.5～4 Hz

上行网状
激活系统
（Ach）

丘脑

具有弥漫性投射的非特异性丘脑核，包括
与其他丘脑核相连的丘脑网状核

下丘脑视交叉上核
调节睡眠觉醒周期，
并含有组胺能结节
乳头状核（组胺/食
欲素）

脑桥　　小脑

其他脑干中心包括多巴胺能腹侧被盖区（VTA）

中缝核（5-HT）

蓝斑（NA）

抑制脊髓和脑干
运动神经元

下丘脑外侧/后部分泌下丘脑泌素
作用于脑干结构，影响睡眠-觉醒周期

典型的夜间睡眠周期

清醒　快速眼动　快速眼动　快速眼动　快速眼动　清醒

1期

2期

睡眠分期

3期

4期　非快速
眼动　非快速
眼动　非快速
眼动　非快速
眼动　非快速
眼动

23　24　01　02　03　04　05　06　07

小时

⊙ 睡眠

　　睡眠是所有哺乳动物的特征之一，在行为上被定义为对环境刺激的反应减弱，而电生理上表现为脑电图（EEG）活动的改变。此外，还有许多与自主神经系统（ANS）功能相关的变化。

　　正常的睡眠模式对人类必不可少。这对记忆的巩固尤其重要，睡眠时可能还可以通过间质液体流动的动态变化清除一些细胞外蛋白（如β-淀粉样蛋白，见6.11节）。因此，长期的睡眠障碍可能会诱发神经退行性疾病，而当患者本身患有该类疾病时睡眠障碍可以加速它们的病程进展。

⊙ 脑电图对意识状态和慢波睡眠的影响

　　正常清醒的受试者在休息时的脑电图记录显示出一种特征的高频（13～30 Hz，β活动）、低电压模式。当受试者闭上眼睛变得昏昏欲睡时，这种去同步活动会发生改变，新的脑电图模式具有较低的频率（8～13 Hz，α活动），但电压略高。这种模式据说是同步的，是许多皮质神经元在丘脑活动后同时放电的结果。

脑电图的研究表明，睡眠是分阶段进行的。

1. 当受试者进入睡眠状态（1期）时，脑电图与清醒脑电图（低幅快活动）相似。

2. 随着睡眠从2期和3期逐渐加深到4期，脑电图波幅逐渐增大、频率下降。3期和4期睡眠被称为整体慢波睡眠（SWS）或非快速眼动（non-REM）睡眠，因为眼睛是不动的。

3. 经过大约90 min的睡眠后，脑电图又回到了1期与non-REM睡眠无法区分的低幅快活动模式。然而，在这一阶段，眼睛会快速运动。这种类型的睡眠被称为快速眼动睡眠（REM睡眠）或异相睡眠，因为虽然脑电图与清醒的人相似，但睡眠者很难被唤醒、肌张力消失。

大多数梦境发生在non-REM中，non-REM发生的梦境有较多的情绪内容和较少的细节。

⦿ 睡眠的神经机制

睡眠是一个活跃的过程，涉及许多神经递质系统。

上行网状激活系统中的胆碱能神经元通过两种途径投射：一种是通过内侧丘脑的背侧途径；另一种是通过下丘脑外侧、基底神经节和前脑的腹侧途径。广泛的丘脑皮质投射为皮层兴奋性的广泛变化提供了基础。胆碱能神经元的活动引起觉醒和皮质去同步化的增加。在快速眼动睡眠开始时，这个系统的活动参与了脑桥-膝状体-枕叶（PGO）波。

蓝斑的去甲肾上腺素能神经元和中缝核的血清素能（5-羟色胺，5-HT）神经元都参与控制不同睡眠阶段与睡眠觉醒周期之间的平衡。

腹外侧视前区（VLPA）神经元向蓝斑（LC）、中缝核和结节乳头核传递抑制性 γ-氨基丁酸（GABA）介导的传入信号，后者含有组胺能神经元，可作为抗组胺药物镇静作用的底物。

其他参与睡眠觉醒模式的大脑区域包括下丘脑的视交叉上核。

已确认许多肽类与睡眠状态有关（如促食欲素和睡眠诱导肽，δ-SIP），并似乎参与了睡眠觉醒周期的切换及松果体中褪黑素的分泌。

⦿ 睡眠障碍

失眠

失眠是常见的睡眠障碍之一。它指无法获得所需的睡眠量或睡眠质量，导致白天无法正常工作。通常认为原发性失眠是由大脑睡眠机制紊乱引起的，这些患者可能需要使用安眠药治疗。继发性失眠的原因包括精神疾病（特别是抑郁和焦虑症）、躯体疾病、慢性疼痛、药物滥用（如过量的酒精、咖啡因）和高龄。

失眠的治疗

安眠药是促进睡眠的药物。它们包括作用于苯二氮䓬类受体的药物（苯二氮䓬类和Z-类药物）、水合氯醛、氯甲唑和巴比妥酸。苯二氮䓬类和较新的Z-类药物是迄今为止使用最广泛的催眠药。它们还具有抗焦虑、抗惊厥、使肌肉松弛和引起遗忘的作用。

苯二氮䓬类化合物的所有作用都是通过增强中枢神经系统（CNS）介导的抑制作用起效，GABA$_A$受体具有多个"调节"位点，其中一个是苯二氮䓬类受体，激活后会引起GABA受体构象的改变，使与GABA结合的亲和力增加，强化了GABA对神经细胞膜上Cl$^-$电导的作用。任何在夜间服用的苯二氮䓬类药物都会诱导睡眠，但快速清除性药物（如替马西泮）通常是避免日间镇静的首选药物。苯二氮䓬类药物的不良反应包括嗜睡、警觉性受损和共济失调，以及使用几周后的低度依赖。突然停止服用该类药物可能会导致躯体戒断综合征（焦虑、失眠），这种症状可能会持续数周。

一些较新的药物没有苯二氮䓬类药物的结构，但却是苯二氮䓬类受体激动剂。这些是所谓的Z-药物：佐匹克隆、唑吡坦和扎来普隆。Z-药物比苯二氮䓬类药物的半衰期短，而且引起日间镇静的可能性低。它们有较低的耐药性和戒断倾向，在治疗失眠方面得到广泛的使用。

受体阻滞剂抗抑郁药米氮平有时被用于睡眠不佳的患者，其作用可能是通过阻断5-HT2受体介导的。

对部分失眠病例，心理治疗可以有效替代药物治疗。

嗜睡症（白天嗜睡）

与失眠症相比，这是一种严重但不常见的疾病。持续白天嗜睡的常见原因包括发作性睡病、阻塞性睡眠呼吸暂停、药物（如苯二氮䓬类、酒精）和抑郁症（20%的人患有嗜睡症而不是失眠）。

发作性睡病

发作性睡病的特点是白天出现持续5～30 min无法抵抗的睡眠，通常伴随猝倒（肌张力消失和短暂性瘫痪），常由情绪（如笑声、愤怒）引起。还表现为在入睡或从睡眠中醒来时出现睡眠瘫痪和幻觉。它具有很强的组织相容性位点抗原（HLA）关联（DR2/ DQW1），虽然在这些患者中没有发现任何病理异常，但睡眠时很可能存在脑干结构的异常，因为有证据表明正常清醒时间监测到潜伏期很短的REM睡眠。此外，近年来，在一些发作性睡病患者中发现了食欲素不足的现象。

这种综合征对生活质量有毁灭性的影响，长期使用右旋氨基丁胺、哌甲酯和莫达芬等兴奋剂可以改善生活质量。莫达芬虽然是较弱的多巴胺再摄取抑制剂，但其作用机制尚不清楚。氯米帕明是一种特异性的5-羟色胺三环类抗抑郁药，用于治疗猝倒。

阻塞性睡眠呼吸暂停综合征

当患者在睡梦中呼吸时，咽喉后部的上呼吸道会发生塌陷，使血液中的氧气浓度降低，从而唤醒患者，阻止正常的睡眠模式。该类患者常见于超重的男性，夜间觉醒而不自知，但睡眠的中断会导致白天困倦和白天表现受损。

阻塞性睡眠呼吸暂停综合征可以通过减肥、夜间积极的通气支持和口咽手术来治疗，如果它得不到即时治疗，就会导致长期的心肺问题，如肺动脉高压和右心衰竭。众所周知，睡眠呼吸暂停可由中枢神经系统病变引起。

📁 **知识拓展**

海豚可以在一侧大脑半球睡眠时，另一侧大脑半球保持清醒。

5.2 边缘系统与长时程增强

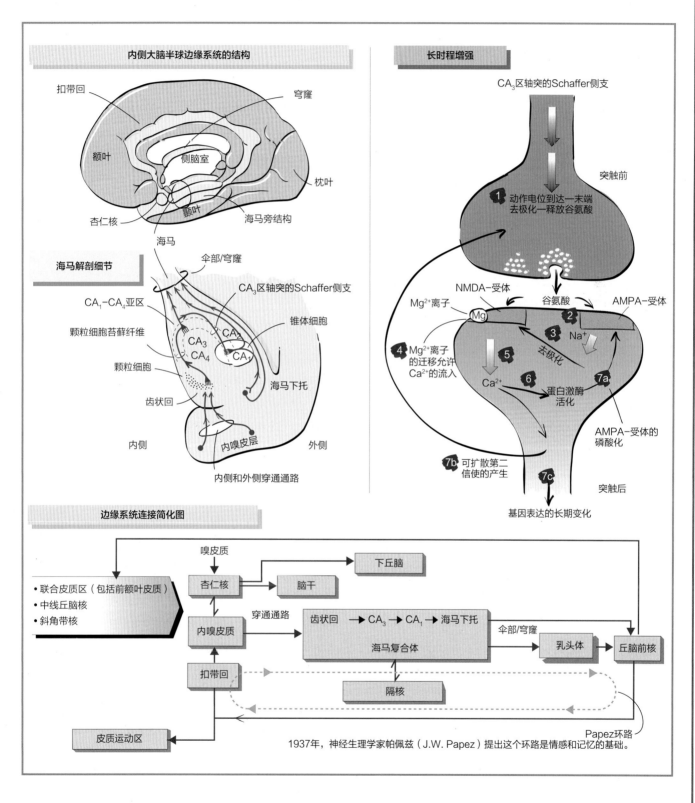

内侧大脑半球边缘系统的结构

扣带回
穹窿
额叶
侧脑室
枕叶
杏仁核
颞叶
海马旁结构
海马

海马解剖细节

伞部/穹窿
CA₃区轴突的Schaffer侧支
CA₁-CA₄亚区
锥体细胞
颗粒细胞苔藓纤维
CA₃
CA₂
CA₄
CA₁
颗粒细胞
海马下托
齿状回
内侧
内嗅皮层
外侧
内侧和外侧穿通通路

长时程增强

CA₃区轴突的Schaffer侧支

突触前

1 动作电位到达一末端 去极化一释放谷氨酸

NMDA-受体
Mg²⁺离子
谷氨酸
AMPA-受体
Mg
2
Na⁺
3
去极化
4 Mg²⁺离子 的迁移允许 Ca²⁺的流入
5
Ca²⁺
6
蛋白激酶 活化
7a

AMPA-受体的 磷酸化

7b 可扩散第二 信使的产生

7c

突触后

基因表达的长期变化

边缘系统连接简化图

嗅皮质
下丘脑
杏仁核
脑干
• 联合皮质区（包括前额叶皮质）
• 中线丘脑核
• 斜角带核
内嗅皮质
穿通通路
齿状回 → CA₃ → CA₁ → 海马下托
海马复合体
伞部/穹窿
乳头体
丘脑前核
扣带回
隔核
皮质运动区
Papez环路

1937年，神经生理学家帕佩兹（J.W. Papez）提出这个环路是情感和记忆的基础。

⊙ 边缘系统解剖

　　边缘系统有许多不同的定义，在本节中，我们将其定义局限于内侧颞叶的结构：扣带回、海马旁结构（后下托、傍下托、前下托、嗅周皮质）、内嗅皮质、海马复合体（齿状回、CA$_1$–CA$_4$亚区、海马下托）、隔核和杏仁核。与边缘系统密切相关的其他结构包括乳头体、下丘脑、嗅皮质和伏隔核（见1.11节、3.9节、4.7节、5.4节）。

　　边缘系统的解剖结构表明，它对感觉信息进行了高级别的处理，因为它的传入来自联合皮质区（见3.13节）。边缘系统的主要传出目的地是前额叶皮质、下丘脑和参与行为规划的皮质区域，包括运动反应（见4.1节、4.5节）。因此，从解剖学上看，边缘系统似乎在附加行为意义和对刺激的反应中起作用，特别是在其情绪内容方面。海马复合体既具有高度的低氧易感性，又具有显著的可塑性，这有助于解释为什么这种结构在癫痫发作的发生和记忆的获得中非常重要（见6.12节）。它也是成人大脑神经发生的主要场所之一，在某些形式的记忆和情绪功能中也可能很重要。

⊙ 边缘系统的功能　海马复合体和海马旁结构（见5.3节）

　　20世纪50年代，Scoville和Milner描述了患者进行双侧前颞叶切除术后出现了长期遗忘，提示该区域在记忆中起着重要的作用。随后，Ammon角和海马旁区被证明在获取事件相关信息方面发挥了作用（见5.3节），尽管海马体本身的主要作用可能与空间记忆的相关度更高。

　　然而，记忆的长期存储很可能在上覆的大脑皮质内，这可以从阿尔茨海默病型痴呆（DAT，见6.11节）的记忆丢失模式中看出：在严重受损或缺乏顺行记忆（患者无法记住刚刚做过的事情）时，患者仍保存良好的逆行记忆（如童年等遥远事件）。

　　海马和海马旁结构在空间导航中也起着至关重要的作用，通过识别高度组织化的细胞网络（编码位置、网格、边界和头部方向）就可以看出这一点。这被认为代表了人脑的"卫星导航"系统。

杏仁核（见5.4节）

　　杏仁核是一个小的杏仁状结构，由一些位于颞叶内侧的核团组成，该结构的实验损伤可引起对正常激发刺激的情绪反应减弱，甚至可以阻止情绪行为的获得。在有选择性杏仁核损伤的人群中，识别面部恐惧表情的能力似乎受到了严重的损害。刺激该结构可产生一种典型的恐惧行为模式，使自主神经活动增加。临床上杏仁核损伤有时可见于颞叶癫痫，患者诉说有短暂的恐惧发作。

扣带回

　　环行于整个半球内侧的扣带回具有多种功能，包括复杂的运动控制（见4.4节）、疼痛感觉（见3.11节、3.12节）和社会互动。这种结构的损伤会导致动作忽视、疼痛知觉减少、攻击性和表达能力降低、情绪淡化和社会行为改变，从而导致无症状性缄默症的临床表现（不说话或移动）。在实验上或在癫痫发作期间对这一区域的刺激，会引起自主神经症状的出现和运动停止的改变，并伴有发声和复杂的运动。

⊙ 长时程增强

　　长时程增强（LTP）是指在持续数分钟以上的重复使用的情况下，突触传递强度的增加，而在海马区，它可以由不到1 s的强烈突触活动触发，持续数小时或更长时间。可以在中枢神经系统（CNS）的许多部位诱导出LTP，特别是在海马区，因此LTP被认为在记忆获得中起着重要的作用。但海马复合体内不同突触上LTP产生的机制不同，大部分突触工作的机制是基于CA_1亚区或海马复合体中的兴奋性谷氨酸突触。

LTP目前的模式（见图）如下。

第一阶段：突触前末梢谷氨酸的释放是由突触前活动的传入爆发引起的。

第二阶段和第三阶段：释放谷氨酸然后结合到突触后膜中的N–甲基–D–天冬氨酸（NMDA）和非NMDA受体（非NMDA–R）。这些突触后膜上受体的激活受体导致Na^+内流（第二阶段），使突触后膜去极化（第三阶段）。

第四阶段：突触后膜去极化不仅导致兴奋性突触后电位（EPSP），还能移除NMDA相关离子通道中的Mg^{2+}。

第五阶段：Mg^{2+}通常阻断NMDA受体相关的离子通道，因此突触后去极化移除NMDA受体离子通道上的Mg^{2+}，使Na^+和Ca^{2+}随后流入突触后细胞。

第六阶段：Ca^{2+}内流导致突触后蛋白激酶的激活，该激酶负责LTP的初始诱导–突触后事件。

第七阶段：维持LTP除了需要持续激活蛋白激酶活性外，还包括插入更多突触后谷氨酸受体（7a期）和基因转录改变（7c期），也可能需要调控神经递质的释放（7b期），因此特定的传入冲动可引起神经递质释放的增加。如果要维持LTP，意味着突触后细胞必须产生一个可扩散的二级信号，能作用于突触前末梢，如花生四烯酸代谢物、一氧化氮、一氧化碳和血小板活化因子。这是LTP的突触前调控。

在某些情况下，海马CA_3亚区的苔藓纤维突触可诱发长时程抑制（LTD），这与LTP不同，通常被认为是由突触前代谢型谷氨酸受体介导的。

📁 **知识拓展**

据报道，伦敦出租车司机的海马体比其他人大，因为他们必须记住城市里复杂的地图和路线。

5.3 记忆

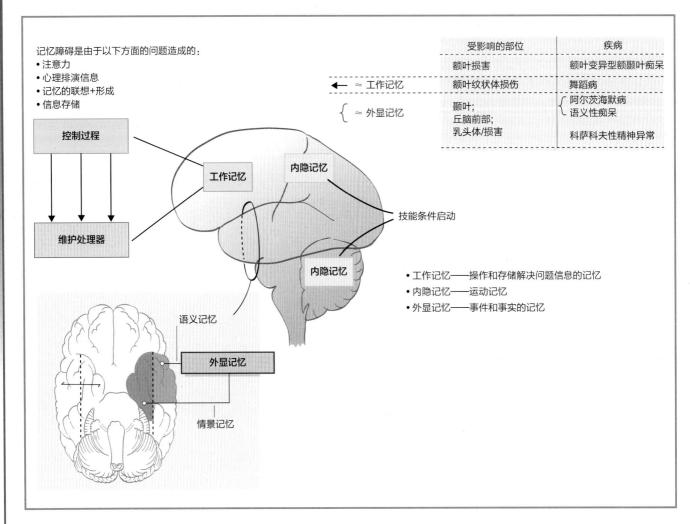

记忆障碍是由于以下方面的问题造成的：
- 注意力
- 心理排演信息
- 记忆的联想+形成
- 信息存储

控制过程

工作记忆

维护处理器

内隐记忆

语义记忆

外显记忆

情景记忆

技能条件启动

内隐记忆

	受影响的部位	疾病
≈ 工作记忆	额叶损害	额叶变异型额颞叶痴呆
	额叶纹状体损伤	舞蹈病
≈ 外显记忆	颞叶； 丘脑前部； 乳头体/损害	阿尔茨海默病 语义性痴呆 科萨科夫性精神异常

- 工作记忆——操作和存储解决问题信息的记忆
- 内隐记忆——运动记忆
- 外显记忆——事件和事实的记忆

"记忆"一词通常用来指记忆信息的能力，但重要的是要理解有不同类型的记忆，它们负责不同的功能。首先，运动记忆和非运动记忆有区别，前者是内隐记忆的一种形式，通常涉及小脑、运动皮质区和基底节区（见4.4～4.8节）。其他类型的记忆更多地涉及解决问题（工作记忆）、接收事件和事实知识（外显记忆）、操作和存储信息。

在临床实践中，患者及其家属提到一系列不同类型认知问题的现象并不少见，如语言缺陷（见3.7节）、注意力或知觉（见3.13节）。在本节中，我们将讨论不同的记忆类型、它们的神经生物学基础，以及影响这些不同系统的疾病及其临床表现。需要特别指出的是，区分工作记忆（通常被错误地称为短期记忆）和长期记忆是有意义的。虽然这种区别与记忆的持续时间有关，但它主要指信息是否保持在意识（工作记忆）中，或者它是否被无意识地存储，然后被有意识地取出（长期记忆）。

⊙ 工作记忆

定义

工作记忆是一种有限的将信息储存在意识中的能力（大约七项信息块），当注意力转移时，这种能力会迅速消失。它通常可分为两大类：对信息存储所需的过程和对信息进行控制（"执行"）所需的过程。存储过程通常要求受试者背诵一个数字列表并立即重复（数字跨度）。执行控制过程可通过要求受试者按相反顺序重复数字来测试。

工作记忆障碍的神经生物学基础

对人类和猴子的研究已经证明了前额叶外侧皮质在工作记忆过程中的重要性（见3.13节）。研究表明，前额叶皮质的不同部分对形成工作记忆的存储和控制执行过程很重要。其他脑区则按模式依赖性的方式参与了工作记忆的过程。视觉空间信息相关的工作记忆可能依赖于枕叶–颞叶区域（记住对象的视觉属性）或枕叶区域（记住对象的空间属性）。同时，保持语言或语音信息工作记忆似乎需要外侧颞叶皮质的参与。无论什么领域，工作记忆过程的有效灵活使用取决于额叶控制过程和依赖于模式的"从属"系统的协调互动。这个系统的异常通常发生在上述部位，特别是前额叶皮质及一些基底神经节的紊乱（如亨廷顿病和帕金森病），这些疾病会导致皮质纹状体神经回路的中断（见4.7节）。这些患者难以接受信息，因此他们很难解决需要不断进行数据操作的问题。

⊙ 长期记忆

定义

长期记忆是一种几乎有着无限容量的存储，这个系统中的记忆可以持续一段时间。长期记忆主要分为外显记忆和内隐记忆。

外显记忆是指有意识的记忆。它分为情景记忆（情节或事件的记忆，通常是个人经历相关内容的记忆）和语义记忆（对事实的了解，没有个人经历相关内容的记忆）。因此，关于巴黎的情景记忆可能包括参观巴黎的记忆，而语义记忆则是巴黎是法国的首都，位于塞纳河上。

内隐记忆是指意识无法获得的记忆，通常指的是运动记忆。它包括运动技能的习得、条件反射（例如，帕夫洛夫的狗在听到铃声时流口水）及启动。后一个过程是指受试者回答一般问题的能力（例如，当被要求说出一个城市的名字时，说出"巴黎"这个词），即使他们不记得之前的接触。

长期记忆障碍的神经解剖学基础

著名的案例中强直性癫痫患者H.M.的内侧颞叶皮质被切除，这一案例首次清楚地证明了情景记忆系统依赖于内侧颞叶区域。此外，他的案例还强调外显记忆与内隐记忆的区别，以及神经解剖学层面上情景记忆和语义记忆产生的不同系统基础。手术之后，H. M.无法学习或者回忆他一生中新的经历。然而，他学习新运动技能的能力和他的实际知识一样被保留了下来。

虽然有大量证据证明内侧颞叶结构，特别是海马结构在情景记忆过程中的重要性，但很明显与工作记忆过程一样，往往需要前额叶介导控制的分布式大脑系统，才是最佳个人经历式记忆过程所必需的（见1.11节、3.13节）。

相应的，某些类型伴较广泛病理特征的神经退行性疾病患者可能有严重的长期记忆障碍，如阿尔茨海默病（见6.11节）。在这种状态下，海马及相关结构（见5.2节）、颞叶和顶叶皮质都有病理变化，患者首先会出现顺行性记忆障碍（即新记忆的建立），随后出现逆行性记忆障碍（取回已存储的记忆），并呈进行性加重。这种在顺行和逆行记忆中的区别都是基于信息从海马结构传递到不同的上层皮质中，因此随着病理的扩散，这些过程也以类似的方式受到影响。而在阿尔茨海默病中，最初的记忆问题更多的是一种情景式记忆障碍，部分人的语义记忆系统中存在问题，这些语义性痴呆的患者开始丧失对单词意义的理解，这是由下颞叶和外侧颞叶皮质的损伤所致，在一些额颞叶痴呆（FTD）患者中也可以看到。

📁 **知识拓展**

亨利·古斯塔夫·莫莱森（Henry Gustave Molaison，H.M.），于2008年去世，享年82岁。他已经被神经科学家研究了55年，为神经科学界做出了卓越贡献。

5.4 情绪、动机和药物依赖

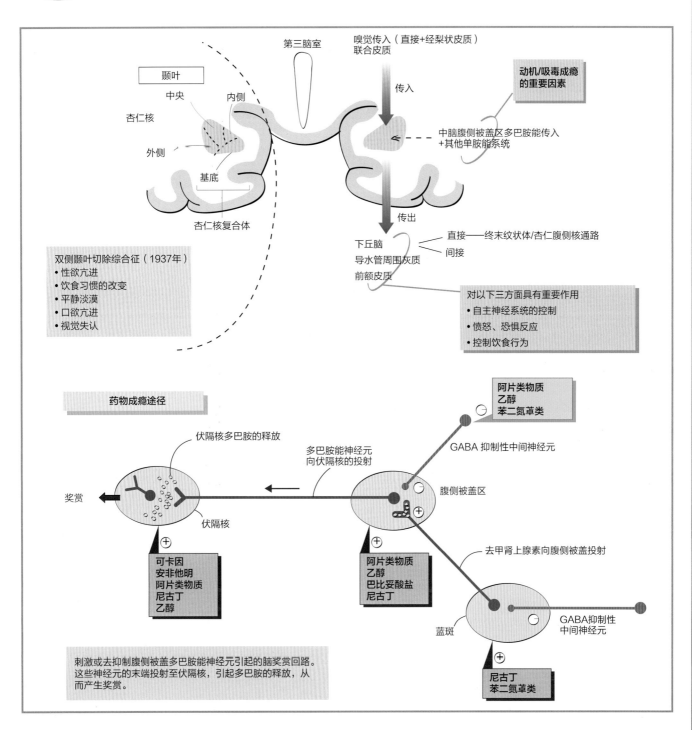

第三脑室

嗅觉传入（直接+经梨状皮质）
联合皮质

动机/吸毒成瘾的重要因素

颞叶

中央　内侧

杏仁核

外侧

基底

杏仁核复合体

传入

中脑腹侧被盖区多巴胺能传入
+其他单胺能系统

传出

下丘脑
导水管周围灰质
前额皮质

直接——终末纹状体/杏仁腹侧核通路
间接

双侧颞叶切除综合征（1937年）
• 性欲亢进
• 饮食习惯的改变
• 平静淡漠
• 口欲亢进
• 视觉失认

对以下三方面具有重要作用
• 自主神经系统的控制
• 愤怒、恐惧反应
• 控制饮食行为

药物成瘾途径

阿片类物质
乙醇
苯二氮䓬类

GABA 抑制性中间神经元

伏隔核多巴胺的释放

多巴胺能神经元向伏隔核的投射

奖赏

伏隔核

腹侧被盖区

去甲肾上腺素向腹侧被盖投射

可卡因
安非他明
阿片类物质
尼古丁
乙醇

阿片类物质
乙醇
巴比妥酸盐
尼古丁

蓝斑

GABA抑制性
中间神经元

尼古丁
苯二氮䓬类

刺激或去抑制腹侧被盖多巴胺能神经元引起的脑奖赏回路。
这些神经元的末端投射至伏隔核，引起多巴胺的释放，从
而产生奖赏。

◉ 情绪

　　最初对大脑情绪的研究都集中在边缘系统（见5.2节），现今认为杏仁核也是情绪处理中心系统的关键成分。虽然之前已经讨论过这种联系的证据（见5.2节），但双侧颞叶切除综合征还是值得一提的。这种情况与双侧杏仁核损伤有关，有特征性的表现：患者明显缺乏正常的恐惧反应和过度的平静。

　　此外，人类的功能神经成像研究与动物研究是一致的，这意味着杏仁核参与了尤其是在恐惧条件下情绪刺

激的处理（以前中性的刺激可以通过和不愉快的结果联系起来而产生恐惧反应）。杏仁核被认为是通过类似于海马区长时程增强（LTP）的过程形成刺激之间必要联系的关键部位（见5.2节），以及通过其传出投射构成恐惧反应的一系列现象的起源。

⊙ 动机

情绪与行为反应相关，并可能由行为反应组成，因此可能很有用。它帮助我们在多种竞争性行为中做出选择，指导我们的行为以获得最大程度的奖励和最少的惩罚结果。情绪与动机之间的关系非常重要。鉴于此，与杏仁核相关尤其是中脑边缘系统的多巴胺系统（见2.8节、6.9节）显得至关重要。关于多巴胺对动机的贡献，人们提出了一系列假说。

·享乐主义假说。虽然多巴胺被认为是快乐体验的关键，但有越来越多的证据反对这种观点。

·学习假说。多巴胺对学习刺激和奖励之间的关系至关重要。多巴胺作为预测奖励刺激的"教学信号"，是行为的起源，从而使奖励显现出来。

·激活假说。多巴胺是实际参与工作所必需的，这是获得奖赏所必须做的。这对奖赏和消费工作中的注意力和运动成分都很重要。

·诱因显著性。多巴胺使某些刺激具有吸引力或令人渴望。

仅仅用中脑多巴胺系统向杏仁核的传入来表达动机过程过于简单，但它仍然是解释药物成瘾的一个有用的模型。

除了特定刺激的动机特性外，在许多情况下，我们还必须考虑看起来与刺激无关的动机状态。例如，摄食行为不仅源于食物的刺激特性（视觉、嗅觉、味觉），还源于依赖许多稳态因素的驱动状态（饥饿），例如内分泌信号（胰岛素水平，以及分别减少和促进摄食行为的瘦素和食欲刺激素水平）主要通过下丘脑起作用（见1.11节）。对动机状态的全面描述需要几个层次的描述及对状态内在交互作用的理解。例如，刺激本身的动机属性、对个体的驱动状态的影响和（或）影响的程度。当个体的动机行为与他们的内稳态要求相矛盾时，会损害健康，就像上瘾行为一样。

⊙ 药物依赖

使用一些娱乐药物可能是奖励回馈性的，但有证据表明，成瘾行为（以及相关的戒断现象）是由大脑对重复给药后的适应方式决定的，而不是药物可能令人非常愉快这一事实的直接结果。相反，尽管药物的奖励特性不足以解释成瘾行为，但单纯将成瘾视为旨在避免戒断症状的行为也是简单化的。除了从追求愉悦状态（药物诱发的兴奋）或避免戒断状态（一系列的生理和心理症状，这些症状实际上可能仅仅是由于先前戒断相关的刺激或环境）的角度来考虑成瘾，我们还必须考虑到什么可以被认为是明显增强了服用这种药物的动机状态，也就是所谓的渴望。在这方面很重要的一点是，一个人在戒断症状恢复后很长一段时间内，可能会被药物刺激或环境所诱发而产生渴望。

其他需要解释的重要现象是耐药性［重复使用药物的频率和（或）剂量的增加］和敏化性（与耐受性效应不同，重复摄入实际上可能会增加药物的累积效应）。有趣的是，无论是耐药性还是敏化性，都不能用纯粹的药理学术语解释，因为这两种现象也显示出某些特征，提示它们是条件性反应的。有人提出了一种观点，解释了耐药性和敏化性同时出现的原因：虽然药物的愉悦感随着反复服用而减少（导致耐受），但随着时间的推移，药物及相关环境和工具更有可能引起人们的注意并促成相关行为（敏化）。吸毒的神经生物学基础仍未被完全了解，有证据表明它涉及中脑边缘多巴胺系统和遗传易感性，这可能反过来影响这一药理系统的正常功能。最近人们认识到的一个例子是，一些帕金森病患者在进行多巴胺能治疗的同时逐渐形成异常行为——多巴胺失调综合征，这可能和病态赌博及性欲亢进有关。

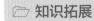

📂 **知识拓展**
雌激素已被证明能增强记忆功能。

5.5 神经可塑性和神经营养因子 I：周围神经系统

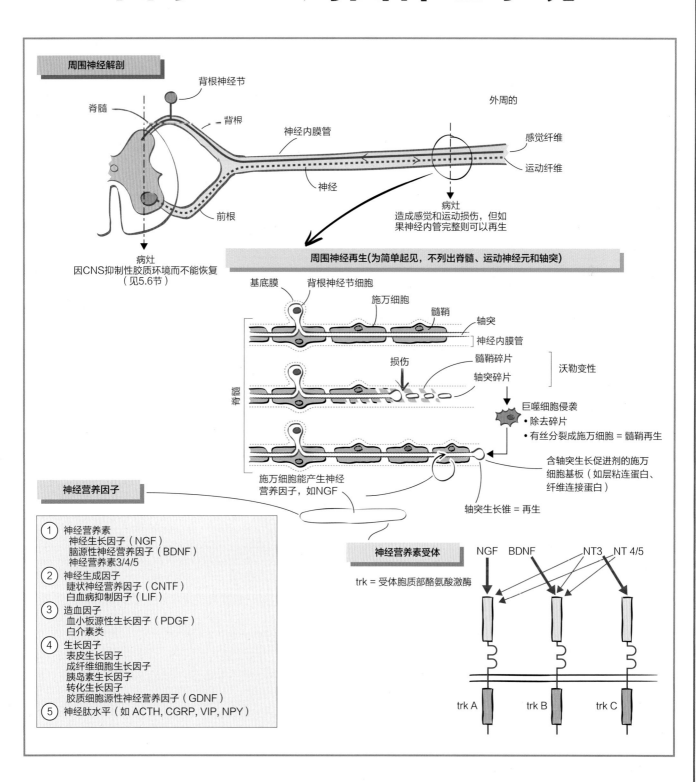

周围神经解剖

背根神经节

脊髓

背根

神经内膜管

外周的

感觉纤维

运动纤维

神经

前根

病灶
造成感觉和运动损伤，但如果神经内管完整则可以再生

病灶
因CNS抑制性胶质环境而不能恢复
（见5.6节）

周围神经再生（为简单起见，不列出脊髓、运动神经元和轴突）

基底膜　背根神经节细胞　施万细胞　髓鞘　轴突

神经内膜管

脊髓

损伤　　髓鞘碎片　　沃勒变性
　　　　　轴突碎片

巨噬细胞侵袭
• 除去碎片
• 有丝分裂成施万细胞 = 髓鞘再生

含轴突生长促进剂的施万细胞基板（如层粘连蛋白、纤维连接蛋白）

施万细胞能产生神经营养因子，如NGF

轴突生长锥 = 再生

神经营养因子

① 神经营养素
　神经生长因子（NGF）
　脑源性神经营养因子（BDNF）
　神经营养素3/4/5
② 神经生成因子
　睫状神经营养因子（CNTF）
　白血病抑制因子（LIF）
③ 造血因子
　血小板源性生长因子（PDGF）
　白介素类
④ 生长因子
　表皮生长因子
　成纤维细胞生长因子
　胰岛素生长因子
　转化生长因子
　胶质细胞源性神经营养因子（GDNF）
⑤ 神经肽水平（如 ACTH, CGRP, VIP, NPY）

神经营养素受体

trk = 受体胞质部酪氨酸激酶

NGF　BDNF　　　　　NT3　NT 4/5

trk A　　　trk B　　　trk C

周围神经系统（PNS）具有很强的修复能力，在某种程度上与损伤发生的年龄无关。相反，中枢神经系统（CNS）曾一直被认为是无法自我修复的，但现在有越来越多的证据表明，即使是成人的中枢神经系统也具有相当的可塑性，而且中枢神经系统的大部分（不是全部区域）都能够进行一定程度的重组（见5.6节）。

⊙ 周围神经系统修复

如果周围神经损伤严重，会造成永久性的破坏，导致感觉丧失、肌容积减少和无力。然而，在许多情况下，神经能够自我修复，因为周围神经在施万细胞有利的环境下可以再生。这与中枢神经系统不同，虽然大多数中枢神经系统神经元能够形成新的轴突，但中枢神经系统中的神经胶质细胞（星形胶质细胞和少突胶质细胞）一般抑制轴突的生长。

当周围神经受到损伤时，轴突的远端会因沃勒变性而丢失。沃勒变性导致轴突和髓鞘来源物质的清除和回收，但在包围所有神经纤维的基底层管内留下分裂施万细胞的位置。这些由基底膜包围的施万细胞柱被称为神经内膜管，为轴突生长提供了有效的底物。

受损伤后，变性的神经纤维首先引起巨噬细胞的侵袭，进而向施万细胞提供有丝分裂的所需物质，再生轴突在损伤后数小时内开始出芽，并与一侧的施万细胞基板及另一侧的施万细胞膜接触。施万细胞基板在轴突芽生的过程中尤为重要，因为它含有许多促进轴突向外生长的重要因子（如层粘连蛋白和纤维连接蛋白）。

施万细胞除了提供轴突生长的底物外，还会产生多种神经营养因子，包括神经生长因子（NGF）。因此，施万细胞不仅提供了底物，使再生轴突既能生长，又能提供良好的神经营养环境；它还有助于将再生轴突引导回其合适的靶点，即神经内膜管。有时，轴突的再生是不准确或不完整的，如在第三对颅神经受损后，可能会出现再生异常，导致眼球向下看时眼睑向上提起。

与轴突损伤不同的是，细胞体（腹角或背根神经节）的丢失导致周围神经轴突不可逆的永久性丧失。这类疾病包括与α-运动神经元有关的脊髓灰质炎和运动神经元疾病（MND），以及背根神经节的一些炎症和副肿瘤综合征等（见6.11节、6.13节）。在所有这些疾病中，轴突的丢失都是继发于胞体丢失，因此不可再生。通过尝试用周围传递神经营养因子来挽救运动神经元病中死亡的α-MN运动神经元至今仍未取得显著成功（见6.11节）。

⊙ 神经营养因子

自最初报道第一种神经营养因子（NGF）以来，已鉴定的神经营养因子的数量大幅度增加，其中发现许多因子也影响非神经种群或细胞，它们形成了离散的家族，作用于特定类型的受体。这些受体中有许多是由亚基组成的，其中一个或几个亚基构成了神经营养因子家族的共同结合区。如神经营养因子的神经营养素家族和trk受体使用一系列的细胞质凝乳酶作为其信号机制的一部分。

一些神经细胞群不论在体外还是在动物疾病模型中都会对神经营养因子产生反应。然而，尽管取得了这些令人鼓舞的结果，但神经营养因子在神经退行性疾病和神经病的临床试验中的应用只取得了有限的成功。这并不能说明这些疾病是特定的神经营养因子缺乏的结果（见6.11节）。最近，直接将神经营养因子注入脑实质，而不是注入脑脊液（CSF）或外周取得了一定的突破，如胶质细胞源性神经营养因子（GDNF）在帕金森病中的应用（见4.7节）。

脑源性神经营养因子（BDNF）与抗抑郁药物的疗效密切相关，在药物开始发挥临床作用的4～6周后，BDNF反过来又会改变海马的神经发生（见6.8节），一些理论认为BDNF介导的神经可塑性损伤可能导致情绪障碍的发生。

> 📂 **知识拓展**
> 蝾螈可以在几周内重新长出完整的四肢。

5.6 神经可塑性和神经营养因子Ⅱ：中枢神经系统

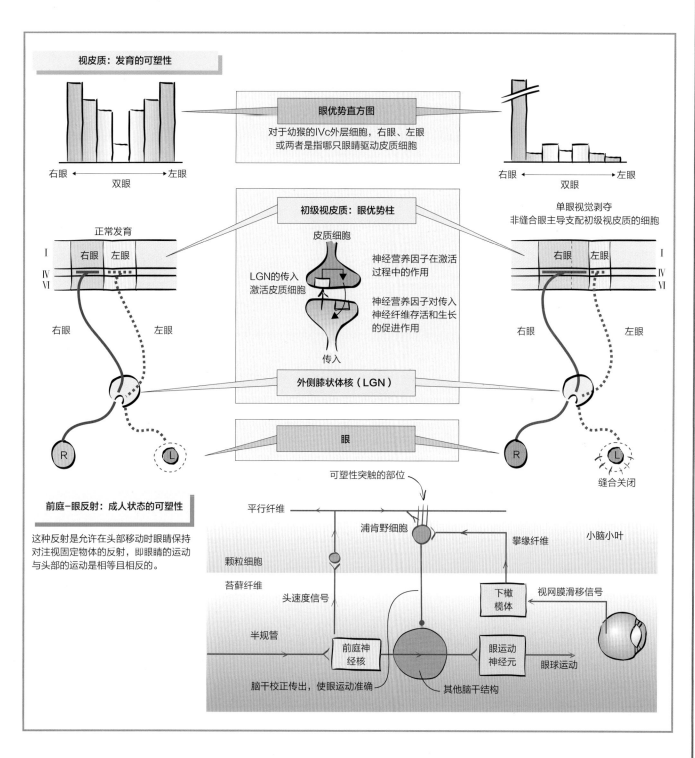

大量证据表明成人的中枢神经系统（CNS）可以再生和重组。然而，因成熟CNS中的神经元都是有丝分裂期后的，CNS的可塑性不是因为可以生成大量的新生神经元，而是因为它们可以延伸出新的轴突和更多成熟的树突棘。在产后的早期脑系统仍在发育，这时还可以对神经系统做出较大的修饰。

可塑性的机制还不完全了解，但在细胞外基质包括神经元周围网络中，促进神经元生长和生存因子（神经营养因子）的生成及再摄取至关重要。

◉ 发展中的视觉系统的可塑性

Hubel和Wiesel在他们的开创性研究中证明出生时初级视觉皮质（V1）的第四层接收广泛的传入信号。在发育的关键时期（出生后3~14周的猫或出生后数年的人），这些传入信号分离，形成了眼优势（OD）柱的基础（见3.5节）。

传入的分离取决于每只眼睛在传入神经通路内活动的数量和类型；这种活动越大，该传入信号就越有可能获得对这些皮质神经的控制。因此，在两眼传入信号之间没有竞争的情况下，OD柱就会形成，但当两者都没有传入输入时，就不会形成OD柱。Hubel和Wiesel通过缝合一只眼睛剥夺该眼的传入信号（单眼视觉剥夺），然后在后来的实验中逆转这个过程（"反向缝合"）。单眼视觉剥夺使来自未缝合眼的丘脑传入信息在第四层的影响扩大，随后OD柱移位，使更多的皮质细胞处于未缝合眼的控制下，这种状态在关键时期可通过"反向缝合"迅速改变，这意味着丘脑对皮质细胞影响的最初变化是由突触的激活引起的。由于没有足够的时间来生成轴索，现有的突触在功能上被抑制了。然而，随着活动丘脑的传入接管对皮质细胞的控制，非竞争眼中最初的受抑制的突触会从身体上消失。

正确地将视觉传入分离到V1作为OD柱，对于V1许多其他视觉功能的产生是非常重要的。然而，一旦超出视觉皮质可调控的关键时期，这种能力就会减弱，但不会消失。

◉ 成人的可塑性

体感系统与前庭-眼反射

外周受体的传入信号改变可引起体感系统的重塑。因此，部分传入信号的丢失（如截肢）并不会引起对应的大脑皮质区永久静默，相反，接受邻近区域感觉传入周围的皮质区将萌出轴突，并对这个最初沉默的皮质区域施加影响。

感觉通路中的传入信息增加会导致接受传入信息的皮质区域扩大。简单地说，可以想象传入通路的特定活动会使突触后细胞生成一种神经营养因子，然后神经营养因子结合到活跃的突触前末端的适当受体上，促进其生长和存活。通过这种方式，中枢神经系统根据持续传入信息的数量和类型不断地进行自我重塑。随后发现，大量的感觉缺失（如整个肢体的传入神经阻滞）产生了类似的结果，这意味着邻近的传入信号取回相应的皮质区域并不仅仅是通过局部皮质轴突的芽生来实现的。

有时这种可塑性在某些情况下可能会出错，如肌张力障碍。在这种情况下，初级运动和感觉皮质的异常可塑性引起肌肉的异常激活，导致部分躯体的姿势异常（见4.7节）。前庭-眼反射是已成熟中枢神经系统可塑性的另一个例子（见3.8节、4.8节）。前庭系统将头的运动速度信号传至中枢神经系统，并通过苔藓纤维传递到小脑。然而，小脑的另一个传入纤维——攀缘纤维，可以提供图像在视网膜上滑动的程度（眼球运动对头部运动的补偿程度）。

来自攀缘纤维的传入信号不仅提供反射是否正常工作及工作的程度等信号（如提供错误信号），而且提供了关键的传入信号校正该反射。因此，如果让患者佩戴棱镜来改变眼球和头部运动之间的关系，如反射会随着时间的推移而逐渐适应以补偿新的关系，这种适应是可能的，因为攀缘纤维的传入可以修饰平行纤维至浦肯野细胞的传入信号（以及如此间接的苔藓纤维）（见4.8节）。在浦肯野细胞水平上这种修饰过程的基础是细胞内过程，称为长时程抑制（LTD，见5.2节）。

神经干细胞

在许多成体组织中，由于自然损耗或损伤而引起的细胞损失是通过干细胞的增殖和随后的分化来平衡的。既往曾认为成年的中枢神经系统并非如此，但现已有证据表明，包括人类在内的哺乳动物的成熟中枢神经系统中都能发现神经前体细胞。这些细胞主要存在于海马和脑室周围。然而，它们在可塑性和修复方面的作用尚不清楚，但在海马齿状回中，这些细胞可能参与记忆和介导各种激素（如皮质醇、皮质酮）和药物（如抗抑郁药）对中枢神经系统功能的作用。

⊙ 成人中枢神经系统再生能力的限制

成人中枢神经系统再生能力受到以下限制。

- 成熟中枢神经系统中的神经元为有丝分裂期后，干细胞数量较少，并局限于某些部位。
- 中枢神经系统中的胶质细胞通常抑制轴突的生长（见2.2节）。

星形胶质细胞产生的信号会阻止轴突的生长，但该观念最近受到一些挑战。同时，少突胶质细胞产生的许多因子会排斥轴突，甚至导致接近的轴突生长锥崩溃，现在有证据表明，成熟的CNS中这些细胞可帮助它们相邻的活跃的轴突形成髓鞘。虽然目前所有这些问题并未得到解决，但是已有早期临床试验试图克服这些细胞抑制信号来治疗脊髓损伤。

> 📁 **知识拓展**
> Rita Levi Montalcini因共同发现神经营养因子而获得诺贝尔奖，她在公寓里建立了一个实验室，并在那里做了很多早期的实验工作。

5.7 神经系统研究技术

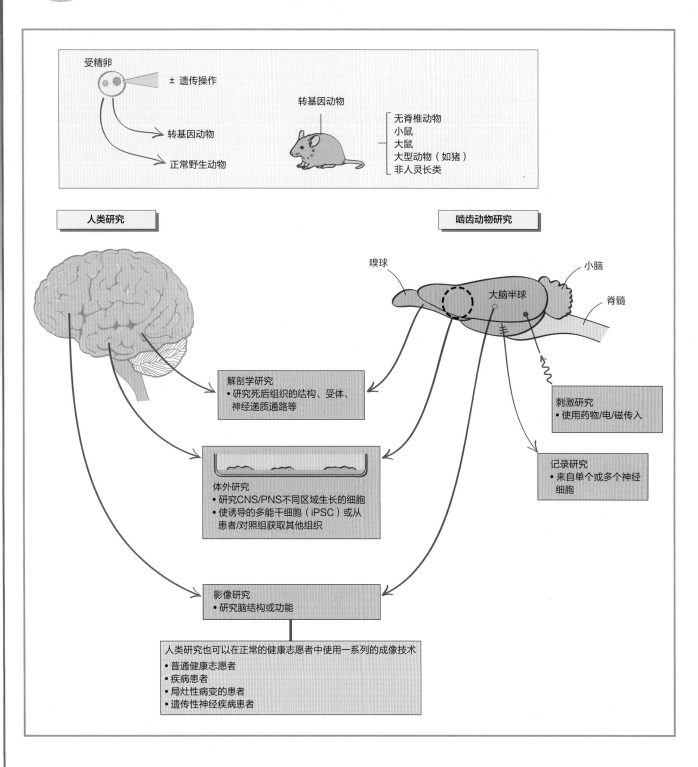

受精卵

± 遗传操作

转基因动物

正常野生动物

转基因动物

无脊椎动物
小鼠
大鼠
大型动物（如猪）
非人灵长类

人类研究

啮齿动物研究

嗅球

小脑

大脑半球

脊髓

解剖学研究
· 研究死后组织的结构、受体、神经递质通路等

刺激研究
· 使用药物/电/磁传入

体外研究
· 研究CNS/PNS不同区域生长的细胞
· 使诱导的多能干细胞（iPSC）或从患者/对照组获取其他组织

记录研究
· 来自单个或多个神经细胞

影像研究
· 研究脑结构或功能

人类研究也可以在正常的健康志愿者中使用一系列的成像技术
· 普通健康志愿者
· 疾病患者
· 局灶性病变的患者
· 遗传性神经疾病患者

在实验室中，有许多不同的方法来研究神经系统的功能和神经系统疾病的问题。所选择的技术在一定程度上取决于被问到的问题，这类问题通常围绕所研究的结构、该结构的连接及其功能展开，可以通过刺激、结构的病变和相关研究记录来研究。最终，在这些模型中所显示的相关性在可能的情况下将在患者或健康的人类志愿者中得到验证（见1.6节）。

⊙ 基因修饰动物

要了解神经系统的正常功能或疾病状态，可以通过表达或者敲除动物体内目标分子来实现。这涉及转基因动物模型的制作，通常是在胚胎时期让特定类型的细胞使某种基因的过表达或限制其表达，常用于老鼠和绵羊，甚至猴子。这种方法的主要优点是能够观察特异性的修饰如何改变神经系统的功能。这可通过下列技术从行为学及细胞水平进行研究：行为测试包括观察运动功能（如运动活动）、认知功能（如学习）或情感行为（如恐惧）。主要的缺点是一些基因操作会导致发育异常，损害胚胎的存活能力，或导致神经系统以外的病理改变，这在成年动物上常难以解释。此外，一些在受孕时设计的基因操作可以在发育过程中得到补偿，而成熟的成年神经系统则不然。

近年来，在果蝇、斑马鱼（Danio Rerio）和非洲斑节线虫等简单无脊椎生物中也越来越多地用到类似的操作。因为它们可以很容易地大量繁殖，进行快速的筛选，缺点是它们不是哺乳动物，因此它们与人类生理和疾病的相关性不那么明显。人类可以使用各种技术研究特定基因疾病的患者。

⊙ 神经系统的局灶性刺激

可使用很多技术来观察操作如何改变细胞或整个动物的行为。

· 通过植入电极直接电刺激大脑部分区域，但这可能刺激通过该区域的纤维，从而产生误导的结果。

· 用经颅磁刺激或经颅直流电刺激大脑皮层，这也可以在人身上进行。

· 使用光敏离子通道靶向递送（光遗传学）系统或只由特定药物激活的设计受体（DREADD）选择性刺激细胞。

· 通过给予动物靶向作用于特定受体的药物，或者局部注射药物或递质作用于中枢神经系统（CNS）的特定部位刺激神经递质受体。

⊙ 神经系统的局灶性抑制

可使用以下技术，并以与刺激研究相同的方式研究神经系统的局灶性抑制效果。

· 光遗传学和DREADD技术。

· 病毒把毒性蛋白传递到大脑的某些区域（如将变异的亨廷顿蛋白传递到下丘脑）。

· 利用机械损伤（如结构吸入性损伤）或化学方法（如使用6-OHDA破坏多巴胺细胞或兴奋性氨基酸来破坏纹状体）来控制大脑区域。

· 大脑区域的冷却。

· 使用药理学试剂阻断某些特定类型的受体。

⊙ 神经系统记录

神经系统纪录可以通过脑电图（EEG）和功能成像（见6.4节）在全脑层面进行记录，也可以用微电极记录单个细胞，或用局部场电位（测量细胞外变化）或细胞内多电极记录一群细胞的活动。有时使用组织（如海马片），这样可以更好地识别正在研究的细胞，以及它们对特定操作的反应，包括刺激被探测细胞的传入通路。

可以使用电活动的成像标记（如钙）研究细胞网络。利用与钙相关的荧光标记可以观察哪些细胞是活跃的，因为只有那些有动作电位导致细胞内钙浓度变化的细胞才会被看到。这可以通过双光子显微镜（可以研究活动物的皮质活动）及切片和细胞培养等技术观察。

虽然所有这些研究都是通过人工刺激系统并记录结果，但还是应该尽可能地记录动物正常活动状态下的结果，因为这能更真实地反映现实生活中的情况。

⊙ 解剖学研究

神经系统的解剖可以用下列方法描述。

· 通过标准组织学染色识别特定脑区的细胞类型（如尼氏染色、甲酚紫、银染色）。

· 标记特定细胞群的标记物，通常是通过对特定类型细胞所特有蛋白质的抗体来标记的（如星形胶质细胞的GFAP、小胶质细胞的Ibal、多巴胺细胞的酪氨酸羟化酶）。

· 标记细胞间通路的标记物（如诺罗金标记、单突触狂犬病追踪）。

· 标记病理的标记物，如蛋白质聚集物（如EM48代表突变的亨廷顿蛋白）或垂死的细胞（如切割caspase 3代表正在发生凋亡的细胞）。

单个细胞和突触的解剖可以用电子显微镜或原子力显微镜来研究。

⊙ 生化研究/分子研究

脑区分子组成可以使用标准分子技术［如Western blot、聚合酶链式反应（PCR）或转录组分析］来分析，通过这些技术我们可以检测某一分子的表达水平（在DNA、RNA或蛋白质水平上）。

我们还可以利用上述技术分析中枢神经系统区域，以及使用高效液相色谱法（HPLC）或微透析等技术进行神经递质水平的分析。

⊙ 体外研究

神经细胞的行为可以通过培养的细胞来研究，这些细胞通常是从胎儿组织中提取的，最近使用的诱导多能干细胞来源于成年人类细胞的神经细胞。后者包括将成人细胞重新编程成干细胞状态，然后从干细胞状态分化为神经元或胶质细胞。这一技术在实验室被用于模拟建造神经系统疾病的模型。

体外培养可以观察细胞的形态和病理，利用刺激和记录电极来观察细胞的电特性，以及它们对药理或神经毒性损害的反应。

> 🗁 **知识拓展**
> 日本医学家山中伸弥（Shinya Yamanaka）因其在诱导多能干细胞（iPS）方面研究的贡献于2012年获得诺贝尔生理学或医学奖。他是在另一位获奖者约翰·古登（JohnGurdon）开始克隆的开创性实验后出生的。

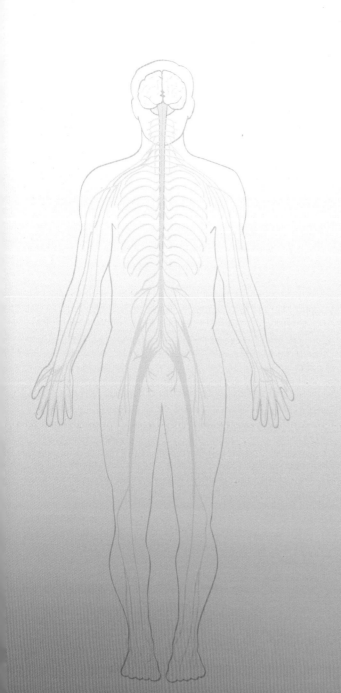

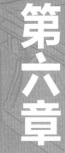

第六章

应用神经生物学：神经病学和精神病学的原理

6.1 走近神经疾病患者

神经系统	综合征	症状	体征	章节
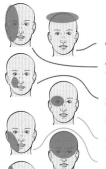	卒中	突发无力、感觉缺失、言语障碍、意识丧失	意识丧失、上运动神经元体征、感觉丧失、言语困难	1.6节、6.15节
	脑膜炎	头痛、畏光、恐音症、颈强，往往亚急性发作	意识丧失、意识模糊、颈强，可偶尔有局灶性体征	1.5节、6.13节
	脑炎	头痛、谵妄、行为异常、失神发作，可能是无意识的	很少有病灶。意识丧失/行为混淆特征	6.13节
	神经退行性疾病	症状进展缓慢，通常累及运动和认知	认知和运动异常，如痴呆、帕金森病、上运动神经元和下运动神经元体征	4.7节、6.11节
	癫痫	典型的间歇性发作 意识改变和（或）局灶性的体征 有意识丧失、行为和意识模糊等特点	在大多数情况下，在发作间期没有异常的发现	6.12节
	多发性硬化	发作性的感觉、运动控制障碍，视觉受累，通常持续数天（数周）后缓解，随着时间的推移出现永久性症状	体征取决于炎症部位，但通常会引起视力问题、眼动控制、颅神经的表现；上运动神经元损伤和感觉性共济失调	6.13节
	脊髓炎/脊髓病	可急性或亚急性地出现行走困难+/−，上肢/膀胱异常+/−，感觉丧失	典型的下肢出现上运动神经元损伤的体征+/−；上肢出现下运动神经元损伤的体征，伴有感觉异常	6.5节、6.13节
	神经丛病变	出现肢体力量和感觉的亚急性损伤	患肢下运动神经元损伤的体征与感觉丧失	6.5节、6.6节
	周围神经病	存在感觉缺失+/− 无力：可以是急性、亚急性起病，也可以是慢性的。如果是全身性神经病变，可同时累及四肢；如果是局灶性病变，则累及部分周围神经	下运动神经元损伤的体征与感觉丧失，其程度取决于神经病变的性质/类型	6.5节、6.6节
	神经肌肉接头疾病	局部疲劳性无力，伴有间歇性复视、发音困难、吞咽困难	体查可以是正常的，但有运动后无力。不应有感觉异常的体征	2.5节、6.13节
	肌肉疾病	通常很难坐起、爬楼梯，但有时可能累及面部、语言、吞咽和呼吸，很少只累及远端肌肉	通常表现为近端无力+/−，肌萎缩而腱反射正常，没有感觉的缺失	2.9节、2.10节

中枢神经系统控制身体所有的基本功能并对外部变化作出反应

周围神经系统提供一个完整的运动和感觉神经纤维网络，连接中枢神经系统和身体的其他部分

常见的头痛类型

慢性紧张型头痛通常是双额部延伸至全头部，一天中的大部分时间都头痛，并且随着时间的推移变得更糟，检查未发现任何异常。

偏头痛通常为单侧，呈阵发性，并伴有恶心、呕吐、畏光症+/−阳性视觉现象（锯齿状线等）。很少会导致乏力或感觉丧失。可由凝血和通道疾病的潜在问题引起。查体无异常。

非典型的面部疼痛包括许多症状。通常在检查中没有异常的发现，疼痛较难定位。

其他原因头痛。

丛集性头痛罕见。一般来说，男性患者多于女性患者，一只眼睛周围的剧烈疼痛，使眼睛发红、闭合。患者在头痛过程中往往非常焦躁，甚至会出现自杀倾向。疼痛持续15～45 min，但在数周内反复发作。

三叉神经痛表现为三叉神经三支之一阵发性放射性疼痛。典型的是下颌支。

颅内压升高罕见，早晨或仰卧时疼痛加重，可伴有恶心、呕吐、视觉问题，逐渐出现神经系统体征和意识水平下降。

巨细胞/颞动脉炎表现为颞浅动脉区域疼痛。可影响眼动脉，造成失明，因此必须尽快使用类固醇治疗。

鼻窦炎会引起头痛和（或）面部疼痛、压痛。

患者的病史、查体和检查的总体目标是明确有无神经系统问题，如果有，则明确：

该病理部位在哪里？

病变的性质是什么？

如何更好地检查清楚？

如何才能更好地治疗？

◉ 病史采集

如意识改变（如癫痫）、中枢神经系统（CNS）变性过程或重大损伤（如阿尔茨海默病、头部损伤），尤其是额叶受损时，可能需要看护者提供相关信息，因为患者已对自己的问题失去洞察力。询问病史时主要包括以下信息：

主诉是什么？

它是什么时候开始的？

它如何发展？

该问题会反复发生吗？

主诉中可看到哪些相关特征？

患者以前是否有任何神经系统的疾病、受伤？

有神经系统疾病相关的家族史吗？

患者服用了什么药物？

到目前为止，患者有哪些疾病？

患者从事什么职业？

患者是否吸烟、饮酒、使用非法药物？

患者最近有哪些旅居史？

显然，进一步的提问可以根据最初的主诉，更好地界定问题的性质。值得注意的是，精神病患者可能出现神经症状。

◉ 查体

患者抱怨的是症状，检查时发现的是体征。6.2节详细介绍了神经系统查体的过程。然而，有时可能还需要进行一次简短的精神心理评估，如果考虑该疾病不是神经性的，则必须检查其他系统（如心血管系统）。

◉ 检查（见6.3节、6.4节）

检查的数量和类型是由上述问题的答案决定的。许多检查是非侵入性的，并且易于执行，但必须始终仔细考虑为什么要进行检查，以及是否有必要。

◉ 意识障碍（见6.12节）

意识障碍可能由癫痫、循环障碍（昏厥、心律失常、主动脉瓣狭窄）引起，或偶尔由焦虑或精神问题引起。重要的是要清楚地了解发作的时间、原因及在发作过程中发生的事情，这通常需要一个见证者。

◉ 头晕

头晕是一个很常见的问题，但往往很难做出诊断。它很少是由中枢神经系统疾病引起的，更常见于内耳问题（见3.8节）或伴有过度通气的焦虑症。

◉ 感觉症状（见6.5节）

许多患者抱怨局部感觉障碍，如麻木或刺痛。如果非常集中，而与乏力无关，那么找到病因的机会就很小。事实上，如果找不到典型的体征，就不太可能找到病因。

◉ 疲劳

这是一种很少会诊断的非特异性症状。区分疲劳与劳累很重要。

无力（运动神经元受累）。

白天嗜睡（睡眠问题）。

疲劳无力（神经肌肉接头问题）。

疲劳是抑郁症的常见特征之一，但也可见于多发性硬化症和帕金森病。

📂 **知识拓展**

1650年，英国乡村医生罗伯特·佩梅尔（Robert Pemell）写了第一本英文神经病学著作——《头颅疾病》（*De Morbis Capitis*），或称《颅内主要疾病》（*The Chief lnterrial Diseases Of The Head*）。

6.2 神经系统的体格检查

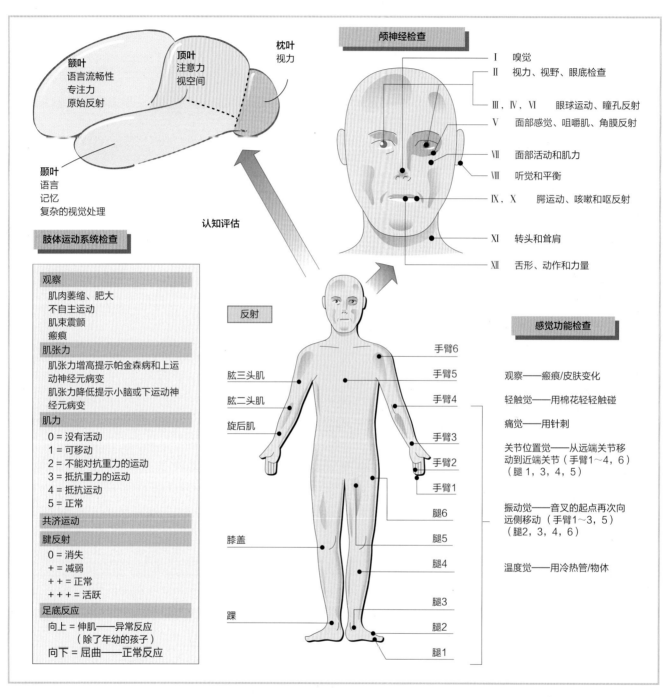

神经系统的检查可以分解成若干单独部分的评估。

◎ 认知评估

有一些广泛使用的评估工具，包括简易精神状态检查量表（MMSE，<25分提示痴呆）和修订的Addenbrooke的认知检查（ACE-R）。在临床上，有针对性的认知测试对确定导致认知问题的病理学主要部位非常有帮助。但是，这些测试只有在患者具有正常的意识水平，能够集中注意力并且没有严重言语问题时才有用。

一般情况

时间、人物和地点的定向：如果不能正确回答这些问题（假设患者没有严重的语言缺陷），那么患者要么是意识模糊，要么是严重精神错乱，在这种情况下，认知检查的其余部分不太可能有帮助。

额叶功能

语言流畅性：在60 s或90 s内说出以某一字母开始（如"s"）或特定类别物体（如动物）的单词数量。

专注力：能够立即接收并重复一份包含物体或名字和地址的清单。

原始反射：包括轻触嘴唇时噘嘴，以及当检查人员的手轻轻地移过患者的手心时，抓住检查人员的手。

顶叶功能

注意力：或忽视对侧感觉视野中的视觉或感觉刺激。

失用障碍：患者无法形成、复制或模仿手势和普通的任务（如梳理头发）。

视觉空间能力：复制图画的能力（如相互锁定的五边形）。

颞叶功能

顺行记忆：5 min后能够记住给予患者的地址和标准名称（如艾塞克斯切尔姆斯福德市场街42号，彼得·马歇尔）。然而，重要的是要确保患者从一开始就接受了这些信息。

语言：评估聆听自发言语的内容和流畅性、命名对象、重复短语（如"没有如果，和或但是"）、指令完成的情况、阅读和书写（见3.7节）。

◎ 颅神经检查

嗅觉神经：每个鼻孔分别用各种标准气味进行测试。

视神经：用标准视力图测试每只眼睛的视力。必要时对每只眼睛的视野进行盲点检查（见3.4节）。用眼底镜检查眼底，观察有无视网膜和视盘的异常，如肿胀（乳头水肿）或苍白和视神经萎缩。彩色视力（使用石原色板）和瞳孔反应也可以测试。

动眼神经、滑车和外展神经：观察上睑下垂、视神经乳头异常和眼球运动（见1.3节、3.4节、6.7节）。

三叉神经：在三叉神经的所有三个分支部分测试感觉和下颌肌肉的力量。用棉花轻触角膜检查角膜反射。

面神经：测试面部肌肉的力量，如患者紧紧地闭眼、鼓腮、噘嘴。检查人员不能够对抗这些动作。

前庭耳蜗神经：轻轻地在两耳旁说一个数字来测试听力。更正式的测试可以用音叉进行。

舌咽神经和迷走神经：患者张大嘴巴，说"啊啊啊——"，以便评估腭部的运动。咽反射可以通过轻轻地将压舌板贴在咽后壁上并注意腭部的反射运动来测试。在某些情况下，测试咳嗽的强度和性质也是有帮助的。

副神经：这是通过让患者向右、向左耸肩来测试的。检查人员不能抵抗这个动作。

舌下神经：观察患者舌头是否有萎缩或纤颤，然后让患者将舌头从口腔伸出，若舌头偏离中线则可以轻易地被发现。舌头力量的检查是让患者用舌头推动脸颊，但要求患者没有任何明显的面部无力。

◎ 肢体运动系统检查

肢体运动系统检查包括以下6项。

观察：不自主运动、肌萎缩、乏力、肌束震颤、瘢痕或畸形。

肌张力：轻轻移动肢体，评定其强直程度。若有帕金森病或上运动神经元病变，则肌张力增高，若有下运动神经元或小脑病变，则肌张力降低（见4.1～4.8节）。

肌力：根据医学研究委员会（MRC）的评分表（见图）对运动进行评估和评分。

共济运动：上肢共济运动的能力是通过让患者用示指指尖来回触碰自己的鼻尖及检查者的手指来测试的。如果有乏力、感觉丧失或小脑疾病，该活动可能出现异常。下肢共济运动的检查是让患者正常行走、脚跟—脚趾走路，最后让患者躺下。

腱反射：这是通过敲击上、下肢某些部位的肌腱来测试的。反射可表现为消失、减弱、正常或活跃。反射活跃意味着一种上运动神经元病变，而反射减弱或消失意味着脊髓单突触反射部分功能障碍（见4.2节）。

足底反应：沿脚底外侧面轻轻刮擦，脚趾应呈扇形散开，大脚趾下降（屈趾或正常足底反应）。如果脚趾向上并且这不是退缩反应，则意味着上运动神经元病变。

◉ 感觉功能检查

肢体的感觉在四肢和皮肤上都是通过一系列的测试来检查的。

轻触觉：用棉花轻触皮肤，检查患者是否能正常感觉到它（首先在面部测试，假设没有三叉神经感觉丧失）。

痛觉：使用钝针。

温度觉：使用冷热管或物体。

振动感觉阈值（VPT）：音叉适用于远侧指间关节或大脚趾。患者必须感觉到它在振动，而不仅仅是感觉它被放在关节上。如果感觉不到振动，则把音叉向近端移动。

关节位置觉（JPS）：通过轻微移动手部或脚趾的末端关节来测试，检查患者是否知道运动的方向，因为关节位置觉在人体中是非常敏感的，所以活动幅度应该非常轻微。如果不能感受到运动，则移动近端关节，并加大运动的幅度，就像测试振动感觉阈值一样。

📂 **知识拓展**

1896年，约瑟夫·巴宾斯基（Joseph Babinski）最先描述了足底反应。他的兄弟是一位著名的厨师和工程师。

6.3 神经系统的检查

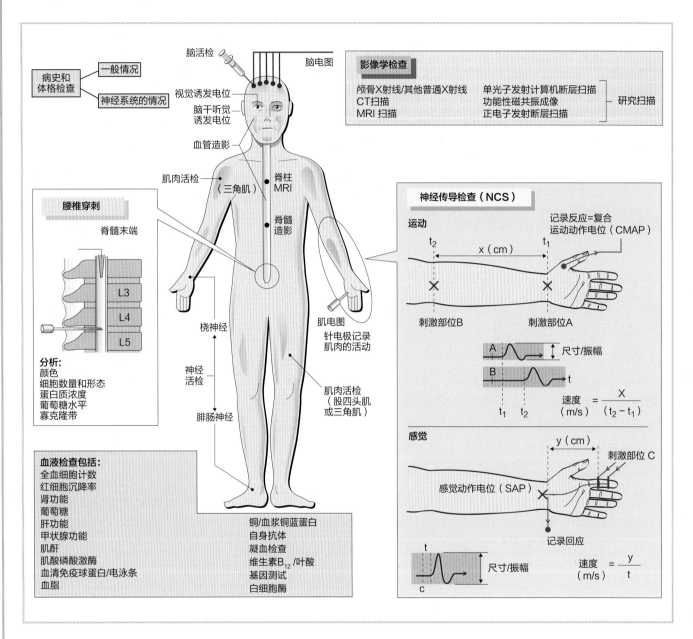

研究任何患者的关键是通过他们的病史和查体，因为这将有助于明确问题的可能性质和病变位点。

◉ 病史和体格检查（见6.1节、6.2节）

在病史和体格检查结束时，应该提出一个假设，说明问题在哪里，问题可能是什么，然后指导检查。

◉ 血液检验

很多的检测都可以做（参见图例）。

◉ 影像学检查（见6.4节）

除非怀疑患者的病变在躯体另一个部位，如胸部（如肺癌），否则X线平片对神经系统疾病的诊断很少有价值。

计算机断层扫描（CT）提供了脑部、颅骨和下脊柱详细的X线图像，对诊断肿瘤、中风或颅骨骨折等结构性病变很有帮助。它使用较广泛，但对后颅窝和颈胸脊髓的影像分辨率有限。它也可以用来检查血管（CT血管造影）。

磁共振成像（MRI）是一种嘈杂的、可导致幽闭恐惧的检查，需要患者的合作。它提供了大脑和脊髓各部位的详细图像，并且使用不同的序列提高了它的实用性和诊断强度，不产生任何辐射。

磁共振动脉造影和磁共振静脉造影（MRA／MRV）显示了大脑内部的主要血管。它们主要用于发现颈部颅外动脉的狭窄、脑动脉瘤和大脑主要静脉窦的堵塞，但不像血管造影那么敏感。

血管造影将一根小导管送入大脑主要血管（颈动脉和椎动脉）的原点，并注入少量造影剂，然后使用视频跟踪造影剂，随着时间的推移，造影剂通过血管树。该操作是侵入性的，并发症的发生风险很小，但可用于准确地发现各种血管异常（如颈动脉狭窄、动脉瘤、动静脉畸形和静脉窦血栓形成），也可用于寻找脊髓中特定的血管异常。

由于MRI的非侵入性和分辨率，目前很少使用脊髓造影来检查脊髓有无异常。但在某些情况下它可能是有用的，如通过腰椎穿刺将不透射线的造影剂注射到脊柱周围蛛网膜下腔。

单光子发射计算机断层扫描（SPECT）使用放射性同位素提供脑内灌注的信息，分辨率低。

正电子发射断层扫描（PET）检测与脑内某些化学部位结合的特定物质释放的正电子，用于研究中枢神经系统功能的特定方面，在临床实践中通常与CT一起用于对疑似副肿瘤综合征患者体内小的隐匿性肿瘤进行定位。

◉ 电生理检查

心电图（ECG）是一种记录心脏电活动的检查，在许多神经系统疾病患者中都应进行ECG检查，特别是那些有肌肉疾病、昏厥或某些遗传疾病（如强直性肌营养不良）的患者。

脑电图（EEG）记录大脑的电活动和节律，适用于意识水平下降的患者、癫痫患者（见6.12节）和一些睡眠障碍患者（如发作性睡病，见5.1节）。

神经传导检查（NCS）包括刺激感觉神经和运动神经并测量其反应。通常是在神经的一个部位进行刺激，在另一个部位或它所支配的肌肉上记录其电活动。电活动的大小和速度非常重要。髓鞘的脱失（脱髓鞘）减慢了传导的速度，而轴突的丧失则表现为波幅降低，但传导速度正常，这在确定患者是否有神经病、脱髓鞘或轴突脱髓鞘类型和范围（局灶性或广泛性）等方面很有用。

肌电图（EMG）是指在肌肉内插入一根针，记录肌肉内的电活动。它在诊断肌肉疾病和运动神经元丢失的患者中很有用，因为肌电信号可以显示失神经支配的程度（就身体部位而言），有助于诊断。

诱发电位（EP）可以对视觉通路［视觉诱发电位（VEP）］、听觉通路［脑干听觉诱发电位（BSAEP）］或上肢/下肢周围神经（体感诱发电位）进行检查。该检查通过刺激外周受体（眼睛、耳朵或中间/后部胫神经）测量皮质反应。这可以同时了解外周和中枢神经系统的传导情况。最常用的是视觉诱发电位，可用于多发性硬化症中来观察视觉通路是否有症状性的脱髓鞘。

中枢运动传导时间（CMCT）测量从刺激运动皮质到测量肌肉反应的时间，例如手。它可以用来衡量下行皮质脊髓束的完整性，但前提是周围的运动系统没有功能障碍。

热阈值是一种主观测试，目的是观察患者小纤维对手和脚温度变化的反应。这不是常规检测。

◉ 脑脊液分析

我们可以从多个部位获得脑脊液（CSF），最常用的方法是腰椎穿刺，即将一根小针穿入腰椎下的蛛网膜下腔。脑脊液应该是澄清的，并送检以下几方面内容。

某些细胞类型的数量会在感染（如脑膜炎和脑炎）及恶性脑膜炎（癌细胞沿脑膜播散）时升高。

脑脊液培养可以找感染的微生物，包括脑膜炎的革兰氏染色和一些中枢神经系统感染的致病菌（如疱疹病毒性脑炎中的单纯疱疹病毒）的聚合酶链式反应（PCR）检查。

一些特殊类型的感染或脑膜炎和脑膜转移瘤患者的葡萄糖水平可能较低。

蛋白质水平在某些类型的神经疾病、肿瘤和阻碍脊髓脑脊液流动的病变中会升高。

在中枢神经系统内特异性合成免疫球蛋白的寡克隆带，通常见于多发性硬化症。

◉ 神经肌肉活检

在有神经或肌肉疾病证据的情况下，神经肌肉活检可能有助于对疾病进行特异性的鉴别诊断。典型的活检部位是桡神经、腓肠神经、股四头肌和三角肌。

◉ 脑活检

可以对一些脑肿瘤的患者进行脑活检以明确诊断，并在一定程度上预测预后。对一些病因不明确的进展性神经疾病，可以进行活检，以确定该疾病是否可治（如血管炎）。

📁 **知识拓展**

1666年，弗朗西斯科·瑞德（Francesco Red）首次记录了肌电图实验。

6.4 中枢神经系统的影像学检查

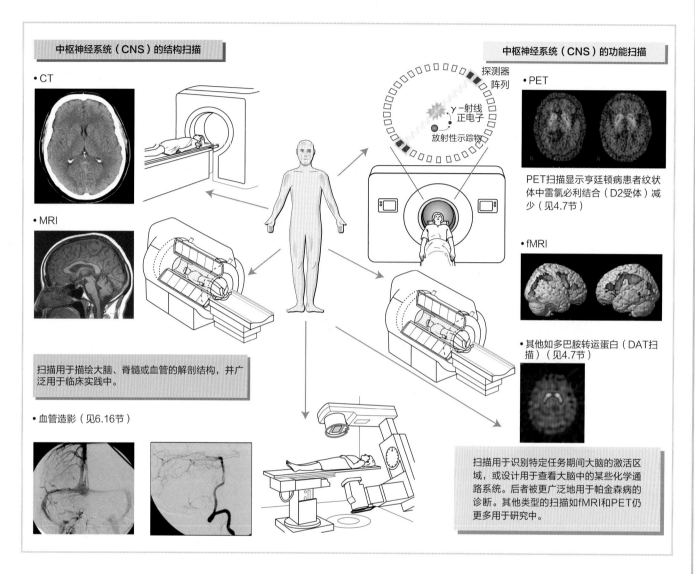

中枢神经系统（CNS）的结构扫描

• CT

• MRI

扫描用于描绘大脑、脊髓或血管的解剖结构，并广泛用于临床实践中。

• 血管造影（见6.16节）

探测器阵列

γ-射线
正电子
放射性示踪物

中枢神经系统（CNS）的功能扫描

• PET

PET扫描显示亨廷顿病患者纹状体中雷氯必利结合（D2受体）减少（见4.7节）

• fMRI

• 其他如多巴胺转运蛋白（DAT扫描）（见4.7节）

扫描用于识别特定任务期间大脑的激活区域，或设计用于查看大脑中的某些化学通路系统。后者被更广泛地用于帕金森病的诊断。其他类型的扫描如fMRI和PET仍更多用于研究中。

中枢神经系统（CNS）的成像基本上可分为观察结构［计算机断层扫描（CT）、磁共振成像（MRI）、血管造影］或功能［功能性MRI（fMRI）、正电子发射断层扫描（PET）和单光子发射计算机断层扫描（SPECT）］。在临床实践中，前者更多地用于临床实际诊断，而后者是对某些具体问题或作为研究项目的部分进行的研究。

通常先进行结构的扫描以确定CNS是否有任何异常。

如果有异常，那么它在哪里，它是否符合病史和临床检查？

根据其放射学表现，病变的性质可能是什么？

这些信息可以用于神经系统疾病患者的未来研究和管理。本节概述了临床实践中使用的主要成像方式、适应证、价值和缺点。

◉ 结构成像

计算机断层扫描（CT）

基本原理： CT成像技术使用X射线扫描大脑或脊柱（通常是腰椎），然后重建该结构的图像。它可以使用或不使用造影剂，使用造影剂可以更好地了解血管和血脑屏障异常。

用途： 寻找异常的脑成像，特别是脑卒中、头部外伤、脑积水或肿瘤，紧急医疗情况时CT尤为重要。它也可以用于检查腰椎的椎骨骨折和椎间盘脱垂，并且在某些情况下用于寻找脑动脉瘤。

优点： 用途广泛，特别在急性情况下常可提供重要和有用的信息。几乎所有的患者都能很好地耐受，即使是那些不能完全合作的患者也是如此。如果需要全身麻醉，CT比MRI更容易执行。

缺点： 与MRI相比，它的对比度分辨率很差，因此不能很好地识别后颅窝和颈胸段脊髓的病变。这是因为进行后颅窝的扫描时牙填充物经常会产生伪影。同时它还有辐射，在某些情况下（如女子孕期）这可能是一个问题。

磁共振成像（MRI）

基本原理： MRI技术是将患者置于强磁场中，然后对患者进行一系列磁扰动（扫描序列），这些磁扰动改变了氢离子的运动方向，检测氢离子的变化及随后的移回正常位置。因此，它不使用X射线，而对水含量的细微变化非常敏感。这使它成为高度敏感的扫描。

用途： 大多数神经疾病患者都应该做MRI，因为它比CT具有更高的空间分辨率，而且神经轴的任何部分都可以用MRI扫描，因此，它可用于慢性神经系统疾病（如多发性硬化症）和急性进展性疾病（如疱疹、脑炎）患者，也可以与造影剂（钆）一起用于血管成像，包括用于寻找颈动脉疾病或脑内动脉瘤的动脉成像（磁共振血管造影，MRA），尤其是发现大的静脉窦血栓（磁共振静脉造影，MRV）。

优点： 空间分辨率高，而且神经轴的任何部分都可以与主要血管一起成像，而无须使用X射线照射或有创操作。

缺点： 检查过程嘈杂，可引起幽闭恐惧，需要患者一定程度的配合。无法应付幽闭恐惧症和在扫描仪中躁动的患者将对图像造成重大的人为影响。它也不能用于体内有金属磁性材料（如心脏起搏器）的患者。

血管造影

基本原理： 常用CT或MRI进行血管成像，但有时需要使用放射造影剂直接显示血管，并通过视频透视将其注射到动脉内。因此，造影剂的流动可以通过X射线来追踪，以捕捉注射的不同阶段，这可以识别循环的动脉和静脉相的问题。

用途： 其主要价值是鉴别动脉瘤、动静脉畸形和静脉窦疾病等血管异常。在所有病例中，血管造影都是为了证实MRA/MRV不能明确的诊断，或作为一种更有侵入性的手术的前驱检查，如通过血管内闭塞技术（打胶或弹簧圈栓塞）来处理血管畸形等异常。

优点： 它是用于鉴别血管异常分辨率最高的扫描，如果考虑血管内介入治疗，则它是必不可少的。

缺点： 这是一种创伤性较小的侵入性手术，并发症包括中风和导管进入动脉的部位（通常是腹股沟的股动脉）局部出血、血肿。

◉ 功能扫描

功能扫描包括SPECT、PET和fMRI。虽然有许多不同类型的扫描，但可以将它们按如下方式分类。

血流量/代谢，利用葡萄糖和氧标记物来反映神经元的活动和病理，这些活动的丢失提示了该区域的神经元功能异常或已经死亡。例如，在阿尔茨海默病中，会出现颞顶叶皮质低灌注现象。在一些常规临床实践中，这种"代谢"扫描可用于诊断和治疗目的。另一种方法是观察大脑各区域的氧气摄取量，但目前还仅限于研究阶段。患者在MRI扫描仪上执行特定的任务，扫描结果会显示大脑的哪些区域被这个任务激活。这被称为fMRI，如观察特定类型的认知或视觉处理任务激活大脑哪些区域。

特定的神经化学标记物可用于识别和标记神经递质通路的某些特殊物质。在帕金森病中，这可能包括观察多巴胺转运体［如多巴胺转运蛋白（DAT）扫描］或某些类型的多巴胺受体（如PET中D2受体的^{11}C-raclopride标记）。此外，［^{18}F］2-氟-2-脱氧-D-葡萄糖（FDG）PET扫描正越来越多地被应用于寻找疑似副肿瘤综合征患者的小肿瘤中（见6.13节）。这是因为扫描可以检测到代谢活跃的小肿瘤，这些肿瘤利用传统的成像方式是看不见的。

📁 **知识拓展**

第一台PET扫描仪建于1961年，绰号为"头部收缩器"。

6.5 感觉系统疾病

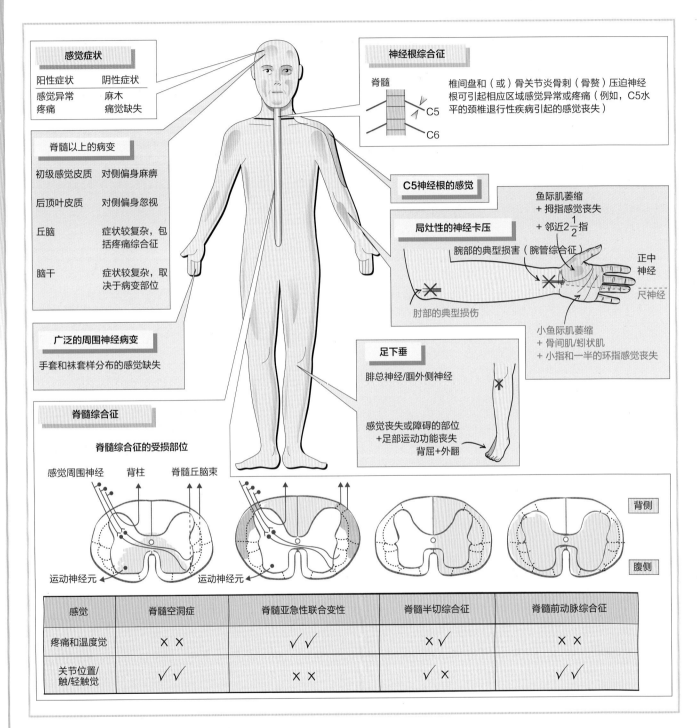

感觉症状

阳性症状	阴性症状
感觉异常	麻木
疼痛	痛觉缺失

脊髓以上的病变

初级感觉皮质	对侧偏身麻痹
后顶叶皮质	对侧偏身忽视
丘脑	症状较复杂，包括疼痛综合征
脑干	症状较复杂，取决于病变部位

广泛的周围神经病变

手套和袜套样分布的感觉缺失

神经根综合征

脊髓

C5

C6

椎间盘和（或）骨关节炎骨刺（骨赘）压迫神经根可引起相应区域感觉异常或疼痛（例如，C5水平的颈椎退行性疾病引起的感觉丧失）

C5神经根的感觉

局灶性的神经卡压

腕部的典型损害（腕管综合征）

肘部的典型损伤

鱼际肌萎缩
+ 拇指感觉丧失
+ 邻近$2\frac{1}{2}$指

正中神经

尺神经

小鱼际肌萎缩
+ 骨间肌/蚓状肌
+ 小指和一半的环指感觉丧失

足下垂

腓总神经/腘外侧神经

感觉丧失或障碍的部位
+足部运动功能丧失
背屈+外翻

脊髓综合征

脊髓综合征的受损部位

感觉周围神经　背柱　脊髓丘脑束

运动神经元　　运动神经元

背侧

腹侧

感觉	脊髓空洞症	脊髓亚急性联合变性	脊髓半切综合征	脊髓前动脉综合征
疼痛和温度觉	✕ ✕	✓ ✓	✕ ✓	✕ ✕
关节位置/触/轻触觉	✓ ✓	✕ ✕	✓ ✕	✓ ✓

感觉通路障碍可能引起以下两种主要症状之一。

·阴性症状，如麻木或痛觉丧失。

·阳性症状，如针刺感（感觉异常）或疼痛。

这些症状可以由感觉通路不同部位的损伤引起，但感觉变化的分布区域常提示病变的部位。

为了确定感觉障碍的性质和病因，需要完整的病史和体格检查及适当的检验。虽然最常见的原因是神经病变和多发性硬化，但仅有孤立的感觉症状并不能给予诊断。

具有感觉症状的患者应做的经典筛查包括血液检测、神经传导检查（NCS）及脑和脊髓的磁共振成像（MRI）。需要注意的是，非神经系统疾病也可以引起感觉症状（如过度通气、低游离血清钙）。

◎ 周围神经

周围神经疾病可引起感觉障碍。这可能是由局灶性神经卡压或全身性神经病变引起的，它既可损伤大纤维或小纤维，也可同时损伤两者。常见的局灶性神经卡压如下。

手腕正中神经卡压（腕管综合征）。患者前臂通常出现疼痛，特别是在晚上，拇指肌无力及拇指和相邻的两个半指的感觉丧失。它可以自行好转，但在没有自行好转的情况下，简单的夹板、类固醇注射甚至手术减压通常是有效的。

肘部的尺神经卡压。患者会出现大部分手内肌疲劳、手部无力感、小指及无名指一半的手指感觉丧失，但不累及前臂。有时，可以通过神经的转位手术来治疗。

腓总神经（或腘外侧神经）可被卡压在膝关节周围。患者通常表现出足下垂和足外侧麻木。

广泛的神经病变可以由许多疾病引起。如果大纤维受累，则出现关节位置觉、振动觉和轻触觉的丧失及反射的减弱或消失。这些神经病变很少只累及感觉，往往还伴有肌无力和萎缩。这些神经病变中典型的感觉丧失呈"手套和袜套"样，顾名思义，它反映了四肢手腕、前臂和踝、胫骨对称性的感觉丧失。

有时患者会诉疼痛，但其实是客观痛觉及温度觉减退。这些患者更可能是小纤维神经病变。与其他周围神经相比，背根神经节细胞很少是疾病的损害靶点。但一旦出现背根神经损伤，本体感觉的严重缺失会极大地损害运动功能。

周围疼痛综合征已在前面章节（见3.11节、3.12节）中讨论，但重要的是，疼痛通常是由关节炎或局部组织损伤等非神经原因导致的。

这些神经从脊柱中发出时通常被骨刺或椎间盘压迫，沿着神经根支配区产生感觉异常。患者诉该神经根支配区域放射样感觉异常（见1.2节）。这通常发生在颈部和腰部，特别是患者伴有肌无力、萎缩和腱反射消失时，可能需要手术减压治疗。

◎ 脊髓

脊髓空洞症

脊髓空洞症可由多种病因引起，病变多位于颈髓，由脊髓中央管周围或附近的囊肿或空洞发展形成，随着时间推移而向脊髓上下蔓延。病变通常会破坏脊髓丘脑束（STT）纤维，因为它们刚好穿过腹侧进入中央管，导致分离性感觉障碍（即在病变水平温度觉和痛觉减退，但轻触觉、振动觉和关节位置觉正常；见3.10节）。此外，当囊肿扩张到腹角或由背外侧到下行运动传导束和其他上行感觉通路，可能有运动功能受累。

脊髓亚急性联合变性

脊髓亚急性联合变性通常与恶性贫血和缺乏维生素B$_{12}$有关。其特征性的表现为脱髓鞘和背柱（DC）变性，以及脊髓小脑束（SCT）、皮质脊髓束（CoST）、周围神经（周围神经病）的损伤。因此，患者会同时出现感觉异常和感觉丧失（特别是轻触觉、振动觉和关节位置觉），并伴有肌无力和运动不协调（见6.6节）。肌无力可表现为上下运动神经元损伤并存（见6.6节）。

脊髓半切综合征

脊髓半切综合征指一侧的脊髓病变使病变同侧的位置觉和触觉丧失（背柱感觉信息），损伤平面以下几个节段对侧的温度觉丧失（脊髓丘脑束感觉信息），以及由于皮质脊髓束通路的损伤导致的同侧痉挛和肌无力（见3.10节、3.11节和4.3节）。

脊髓前动脉综合征

脊髓前动脉综合征指脊髓前三分之二供血动脉闭塞的情况。患者出现肌无力、温度觉和痛觉丧失，但保留脊髓背柱的感觉，如关节位置觉和振动觉（见1.6节）。

横贯性脊髓炎

横贯性脊髓炎（图中未显示）指整个脊髓在一个水平上的完全病变，导致该病变水平以下全部的感觉丧失和肌无力。这种肌无力是整个下行运动传导通路和脊髓运动神经元同时被破坏的特征性表现。通常认为它是由感染引起多发性硬化或继发性急性脱髓鞘病变的一部分（如非典型肺炎）。

◉ 脑

脊髓以上部位的异常可由多种原因引起。起病的过程和部位决定了感觉障碍的类型。通常，大脑半球病变会导致病变对侧感觉丧失。脑干病变会引起一系列感觉障碍，其表现根据病变的具体部位而定。如脑桥病变会导致同侧面部感觉丧失，对侧肢体感觉丧失。

如果累及初级感觉皮质，那么皮质损伤可能会导致感觉丧失，或引起更复杂的感觉障碍，如实体感觉缺失（无法通过触摸识别物体）甚至感觉忽视或不集中。后者常见于后顶叶皮质的病变（见3.13节）。

在某些情况下，初级感觉皮质的刺激性病变引起单纯部分性癫痫发作（见6.12节），患者身体的一侧会出现短暂的游走性的感觉症状。这种症状也可见于短暂性脑缺血发作（TIA）患者。

疼痛综合征也可由中枢神经系统病变引起，最常见于丘脑的小血管事件，表现为对侧肢体呈弥散分布的感觉异常（见3.12节）。

> 📂 **知识拓展**
>
> "paraesthesia"（感觉异常）这个词源自希腊语单词para（意思是旁边或异常）和aesthesis（意思是感觉），最早在1860年使用。

6.6 运动系统疾病

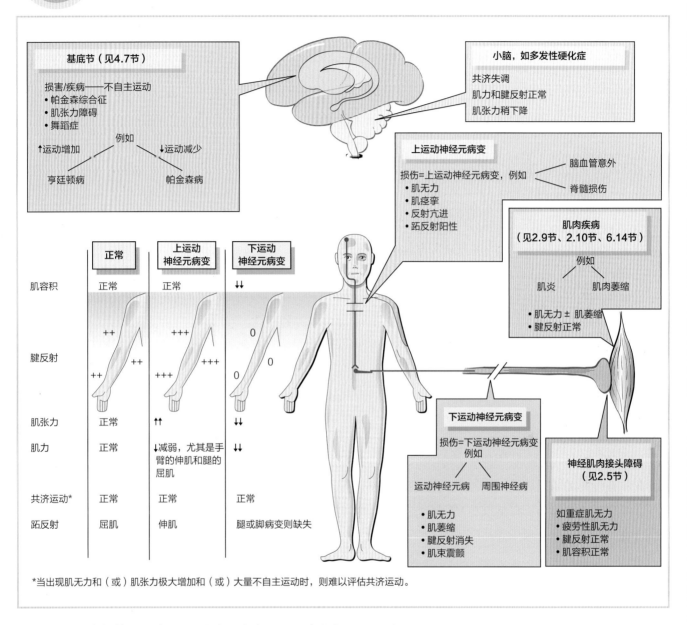

基底节（见4.7节）

损害/疾病——不自主运动
- 帕金森综合征
- 肌张力障碍
- 舞蹈症

↑运动增加 　　例如　　 ↓运动减少

亨廷顿病　　　　　帕金森病

小脑，如多发性硬化症

共济失调
肌力和腱反射正常
肌张力稍下降

上运动神经元病变

损伤=上运动神经元病变，例如 —— 脑血管意外
- 肌无力 —— 脊髓损伤
- 肌痉挛
- 反射亢进
- 跖反射阳性

肌肉疾病（见2.9节、2.10节、6.14节）

例如

肌炎　　肌肉萎缩

- 肌无力 ± 肌萎缩
- 腱反射正常

	正常	上运动神经元病变	下运动神经元病变
肌容积	正常	正常	↓↓
腱反射	++ ++ ++	+++ +++ +++	0 0 0
肌张力	正常	↑↑	↓↓
肌力	正常	↓减弱，尤其是手臂的伸肌和腿的屈肌	↓↓
共济运动*	正常	正常	正常
跖反射	屈肌	伸肌	腿或脚病变则缺失

下运动神经元病变

损伤=下运动神经元病变，例如

运动神经元病　　周围神经病

- 肌无力
- 肌萎缩
- 腱反射消失
- 肌束震颤

神经肌肉接头障碍（见2.5节）

如重症肌无力
- 疲劳性肌无力
- 腱反射正常
- 肌容积正常

*当出现肌无力和（或）肌张力极大增加和（或）大量不自主运动时，则难以评估共济运动。

运动通路损伤可以产生一系列运动障碍，通常包括以下几方面。

· 基底节损伤导致异常的不自主运动，而对肌力、腱反射或共济运动没有任何影响。

· 小脑及其连接损伤，可影响共济运动，而不改变肌力或反射。

· 运动神经元（下部或上部）损伤会导致肌无力及腱反射和肌张力的变化。

· 神经肌肉接头（NMJ）损伤会导致疲劳性的肌无力。

· 肌肉损伤会引起肌无力。

为了确定运动障碍的性质和原因，应进行完整的病史采集和体格检查及适当的辅助检查。最常见的临床情况是患者因脑卒中或神经受损引起肢体的运动和感觉障碍，但大多数仅有运动症状的患者可能是由帕金森病或运动神经元疾病引起的。

表现为运动障碍的患者的典型检查包括血液检测、神经传导检查（NCS）、肌电图（EMG）及脑和脊髓的磁共振成像（MRI）。

◉ 肌肉（见2.9节、2.10节）

肌肉疾病的典型特征是肌无力，可能与运动有关，有时与肌肉疼痛（肌痛）有关。发病的年龄和疾病的进展速度通常有助于确定肌肉疾病的类型，如儿童时期不伴疼痛的缓慢进展性肌无力提示退行性肌营养不良症（见2.9节），而成年期有短暂的肌痛、肌无力病史提示肌炎（见6.13节）。肌无力的受累范围也有助于确定肌肉疾病的类型（如肢带型肌营养不良表现为近端手臂和腿无力）。在肌肉疾病中特别有用的检查是血的肌肉特异性肌酸磷酸激酶检测（CPK，肌肉损伤的评估）、肌电图和肌肉活检。在某些情况下，基因检测是有价值的，特别是当肌无力与肌强直和肌强直营养不良的其他特征相关时。

◉ 神经肌肉接头（见2.5节、2.10节）

神经肌肉接头疾病患者的病史特点是持续性使用肌肉会加重肌无力。神经肌肉接头疾病最常见的表现是重症肌无力，常在成年早期或晚期出现疲劳性复视、上睑下垂、面部和延髓无力及近端肢体无力。通过检查可明确在休息时可能会存在肌无力，但运动时肌无力明显加重。如果有延髓肌受累和呼吸衰竭，患者可能出现神经急症。该疾病可以通过病史采集和体格检查、乙酰胆碱受体（AChR）或肌肉特异性激酶（MuSK）抗体的存在情况、对短效乙酰胆碱酯酶抑制剂的阳性反应（Tensilon试验）和神经传导检查（NCS）与肌电图（EMG）重复刺激的异常表现进行诊断。肌肉活检不是必需的。在一些患者中，重症肌无力与胸腺肿大（增生）或肿瘤有关，其他肌无力综合征很少见。

◉ 周围神经

周围神经的损伤通常会同时引起感觉和运动的症状和体征。然而，虽然一些周围神经病、脊髓灰质炎和运动神经元病等可累及外周运动神经，但这些疾病的实际靶点是脊髓和（或）脑干腹角的运动神经元胞体。外周运动神经损伤的典型特征是肌无力、肌萎缩、肌束震颤和腱反射消失——即下运动神经元（LMN）损伤。对LMN损伤的检查包括脊髓的MRI，以排除神经卡压，同时还有神经传导检查（NCS）和肌电图（EMG），失去正常神经支配的肌肉会有自发性运动放电的特征，而EMG会显示这种失神经支配的现象。

◉ 脊髓

脊髓传导通路的破坏会引起各种运动综合征（见4.3节、6.5节）。在极少数情况下，脊髓中间神经元存在异常，会产生持续运动单位活动（CMUA）和僵人综合征（见4.1节、4.2节）。损伤脊髓中大脑发出的下行运动传导通路会导致上运动神经元（UMN）综合征，包括肌无力、肌痉挛、腱反射增强、肌阵挛、伸肌跖屈。虽然选择性地损伤脊髓运动传导通路并不常见，当它确实发生时，患者通常也会出现下运动神经元（LMN）损伤的表现，如运动神经元疾病的一种称为肌萎缩侧索硬化或Lou Gehrig's病的亚型。然而，如果仅有上运动神经元（UMN）体征，那么患者是原发性侧索硬化症。脊髓的结构性损伤通常会同时引起运动和感觉的症状和体征。检查包括MRI，如果考虑疾病是由炎症引起的，需要进行脑脊液（CSF）检查，有时则需进行神经生理学检查，如肌电图（EMG）、神经传导检查（NCS）、中枢运动传导时间（CMCT）。

◉ 脑

脊髓以上结构的损伤可以引起各种运动症状和体征。最常见于脑血管意外（CVA），当从皮质到脑干和脊髓的所有下行运动通路被破坏时，会引起上运动神经元（UMN）损害的表现——对侧偏瘫。如果病变在大脑左半球，则会严重损伤语言功能。有时，当损伤仅限于运动皮质时，患者表现为局灶性运动性癫痫发作，如杰克逊癫痫（见4.5节、6.12节）。脊髓上运动功能障碍的检查包括磁共振成像（MRI）和（或）计算机断层扫描（CT）。如果怀疑由炎症引起，则可行脑脊液（CSF）检查。在某些运动神经元疾病或运动障碍症状中，基因检测可能会有所帮助。

◉ 其他常见疾病损害的部位

基底节

基底节损伤会导致运动迟缓，如帕金森病、姿势障碍和运动异常（肌张力障碍），或会产生无法控制的不自主运动，如舞蹈症和偏侧投掷症（见4.7节）。

小脑

小脑损伤会导致共济失调、言语不清和眼球运动异常（见4.8节）。通常影响中枢神经系统这一部位的疾病是多发性硬化，以及一系列被称为脊髓小脑性共济失调（SCA）的罕见遗传病（见6.14节）。药物如抗惊厥药和酒精也可影响小脑。也可能与肿瘤生长有关，肿瘤可压迫第四脑室及其流出孔引起脑积水（见1.5节），会使病情复杂化。

> 🗁 **知识拓展**
> 历史上最长的论文是1912年Kinnier Wilson描述威尔逊氏症的文章，其发表在著名的神经学杂志*Brain*上。这篇论文长达212页！

6.7 眼球运动

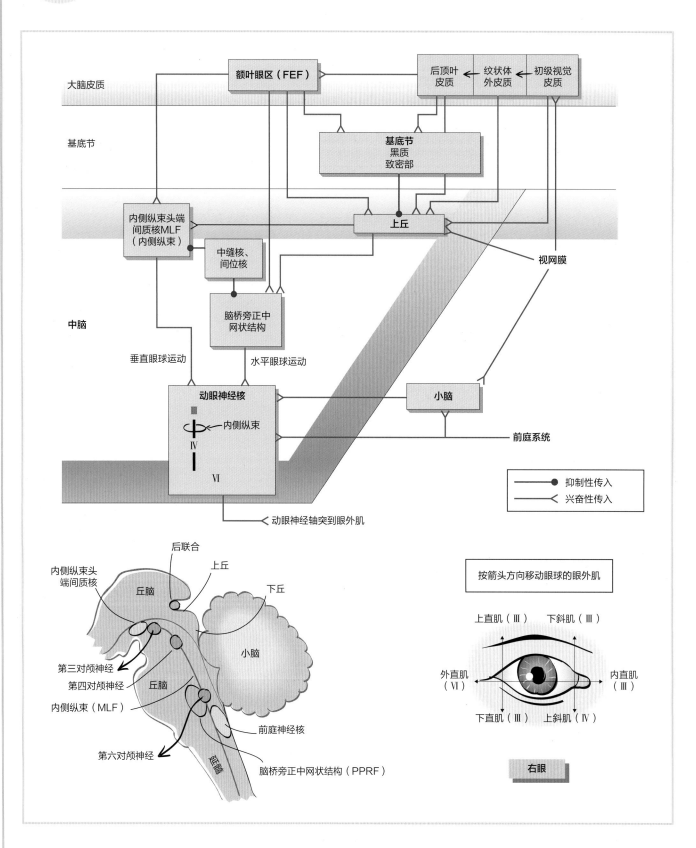

眼球运动的精确控制需要不同结构的参与，包括眼外肌、额叶皮质等等，失去这些结构的正常控制，会出现重影（复视）、视力模糊、振动幻视（感知到图像振动或环境运动）。在临床中，从眼球运动核团（第三、第四、第六对颅神经）到眼外肌传导通路的破坏是导致复视的主要原因之一（如重症肌无力，见2.5节），与连接动眼神经核的内侧纵束（MLF）通路相关的炎症（如多发性硬化症）也是如此。

◎ 眼球运动的类型

眼球运动的主要类型有三种。

1. 平滑跟踪眼动或准确地追寻目标或跟随目标，主要由皮质的后部与小脑一起控制。

2. 眼球跳跃运动指眼睛突然转移到一个新的目标，更多地由前皮质区域、基底神经节及中脑的上丘控制。

3. 持续凝视指眼睛固定看向某个方向，主要由脑干的结构控制，特别是脑桥旁正中网状结构（PPRF）和内侧纵束的吻侧间质核。

眼球运动和其他运动系统一样，受额叶的控制自主运动，同时也接受来自皮质下结构和后顶叶皮质的命令而表现为反射性运动。

眼球运动障碍的临床表现包括共轭运动的丧失、跟踪运动的破坏、眼跳运动不准确、凝视麻痹和眼球震颤。眼球震颤指双相眼球震颤，包括异常的慢相眼震和矫正的快相眼震，后者决定了眼球震颤的方向。

◎ 控制眼球运动的中枢神经系统解剖和生理学

额叶眼区（FEF，主要位于Brodmann 8区）位于前运动皮质（PMC）的前部（见4.4节）。刺激这一部位产生眼球运动，通常是向对侧快速的眼跳运动，在临床上可见于一些癫痫患者。该区域的损伤会导致眼球对侧注视困难，因此患者眼球看向病变侧。额叶眼区主要接收后顶叶皮质的信息并投射到上丘、其他脑干中枢和基底神经节。

后顶叶皮质（对应于猴的Brodmann 7区）包含大量与复杂视觉刺激有关的神经元，以及编码一些视觉引导的眼球运动信息（见3.13节）。它与内侧纵束和上丘连接，对于具有视觉意义的物体产生眼球跳跃扫视尤其重要。该区域的损伤除了造成视觉注意缺陷和对侧半球视野内物体的快速扫视障碍之外，还可损害眼球的平滑跟踪运动，表现为视动反射消失。视动反射是指眼睛通过一系列快速运动注视一个移动目标，像一个旋转的鼓。

初级视觉皮质及其相关的纹外区参与了快速扫视和眼平滑跟踪运动（见3.4节、3.5节）。它们在快速扫视运动中的作用主要是通过V1投射到上丘，而眼平滑跟踪运动的作用是通过外纹体区域V5（见3.5节）投射到额叶眼区、后顶叶皮质和脑桥。纹状区和纹外区的损伤除了引起视野缺损和视觉功能的特定缺陷（见3.4节、3.5节），也会导致眼平滑跟踪运动的异常。

基底神经节在控制眼球快速扫视运动中起主要作用（见4.6节、4.7节）。尾状核接收来自额叶眼区的信号并通过SNr投射到上丘。眼球快速扫视异常在临床上可见许多基底神经节疾病，如在帕金森病中眼球快速扫视运动常追踪靶向目标不准确（辨距不足性眼急动）。

中脑的上丘对准确执行快速扫视运动是很重要的（见3.4节）。小脑和前庭核将重要且复杂的传入信号传至脑干动眼系统，在控制眼部追踪运动和介导前庭眼反射中也很重要（见3.8节、4.8节、5.6节）。小脑和前庭系统的损伤导致眼部追踪运动中断，以及眼球扫视运动不准确和眼球震颤。

内侧纵束的头端间质核（riMLF）在控制垂直扫视和垂直凝视（上下凝视）中起重要作用，它接收来自额叶眼区（FEF）和上丘的重要传入信号，同时投射到所有眼动神经核。因此，该结构的损伤或其传入输入的破坏会导致这两种眼球运动缺陷，这可能发生在许多疾病中，包括一些神经退行性疾病。

PPRF接收来自FEF、上丘和小脑的信号，负责水平扫视和凝视。这种结构可能与另一个脑桥核团，即中缝核共同作用。后一种核团包含全面停止神经元，通常对来自PPRF（和riMLF）介导的快速扫视运动冲动的神经元起紧张性抑制的作用。中缝核的损伤会导致眼运动混乱或斜视眼阵挛，而PPRF的损伤导致快速扫视运动障碍及同侧凝视麻痹。

MLF通过所有眼球运动核团神经核之间的相互作用调节眼球共轭运动，在某些中枢神经系统（CNS）的一些疾病（如多发性硬化）中经常受到影响（见6.13节）。该结构病变可能会引起核间性眼肌麻痹，表现为外展眼球出现眼球震颤，而另一只眼的内收减少或消失。

📁 **知识拓展**

人眼可以每分钟扫视420次或每秒扫视8次。

6.8 神经化学疾病Ⅰ：情感障碍

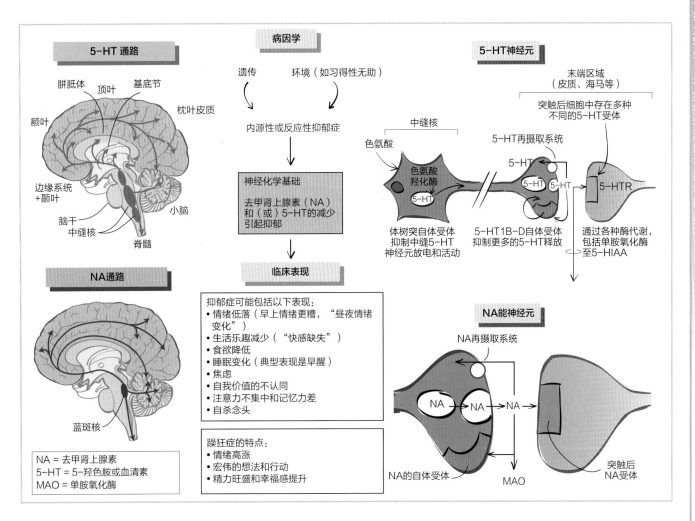

情感也叫情绪，情感障碍包括情绪病理性的降低（抑郁）和升高（躁狂）。双相情感障碍（躁狂–抑郁症）是指抑郁症和躁狂症之间波动的一种情感障碍。然而，这些病症不仅以情绪变化为特征，抑郁症还可能包括许多特征［可参见《精神障碍诊断与统计手册》（第五版）DSM–V］。

抑郁症和躁狂症都可能伴有精神症状（妄想和幻觉，见6.9节）。精神病的本质往往是心境一致的：抑郁症患者可能认为他（她）有罪或听到批评和不愉快的声音。躁狂症患者可能伴随着自大和妄想。

◎ 抑郁症

抑郁症的病因

抑郁症是一种常见疾病，终生患病率估计高达15%，女性患病率高于男性（男女患病率约1：2）。它可以发生在不利环境中（反应性抑郁症），也可以发生在没有明显外部原因的情况下（内源性抑郁症），然而这两种类型抑郁症之间的区别通常并不那么明显。在这两种情况下，抑郁症可能是由于遗传和环境因素共同作用所致。虽然报道称有许多基因与情感障碍有关，但目前尚未确定与抑郁症有关的特定基因，因此在双相情感障碍的患者中，多基因因素的影响可能更为重要。

环境和心理因素同样也非常重要。背景人格因素与社会压力有关，有假设认为社会压力会使人产生无力控制自己生活的感觉，从而导致抑郁（类似于在大鼠的习得性无助）。这一基础的心理学模型被扩展，并被"抑郁认知"作为抑郁症的基础所取代。也就是说，个体某些特别的信仰和归因方式使患者可能更容易患抑郁症。这种观点是抑郁症中认知疗法的核心理论。

抑郁症的神经化学基础

·单胺理论认为抑郁症是由单胺类递质传递减少引起的。这种观念来源于观察到三环类抗抑郁药通过抑制单胺类递质的再摄取从而增强单胺能传递。然而，抑郁症中单胺能紊乱的直接证据很少且结论不一致。

·5-HT假说认为抑郁症与5-HT能功能降低有关，且新一代治疗的抗抑郁药物（5-羟色胺选择性重摄取抑制剂，SSRI）治疗有效。此外，色氨酸（血清素的前体）的暂时耗尽会导致SSRI治疗成功患者及缓解期抑郁症患者的抑郁症状出现短暂但严重的复发。

·神经营养学假说认为遗传易感性和慢性的压力会导致大脑神经的可塑性受损，特别是海马等区域。抗抑郁药物已被证明可增加神经发生（新生神经元的数量）和突触形成。

抑郁症患者的认知功能

抑郁症与认知功能障碍有关。在临床上主要表现为记忆缺陷，其损害既可以跨记忆域（工作记忆和情景记忆，见5.3节），也可以跨模态（言语和视觉空间）。精神运动迟缓也常见于有明显的动力缺乏的抑郁症患者（见5.4节），其语言和运动功能明显减弱，后者通常表现为反应时间延长。患者持续关注能力可能很差，制订计划和解决问题的能力也同样受损。有趣的是，记忆和注意力某些变化的特征与测试材料的情感特质相互作用。例如，患者可以优先记住或注意到具有负面含义的刺激。他们也可能更容易认为中性刺激是消极的。

抑郁症的治疗方法

抑郁症的治疗方法多种多样，包括心理疗法和电休克疗法（ECT）；然而，最常使用的是抗抑郁药物。大多数用于治疗抑郁症的药物都抑制去甲肾上腺素和（或）血清素（5-羟色胺，5-HT）的再摄取，而单胺氧化酶抑制剂（MAOI）使用较少。有观点认为抑郁症是由这些单胺能系统的"不活跃"引起的，而再摄取抑制剂和MAOI都会提高突触间隙中去甲肾上腺素和（或）5-HT的水平，使这些递质的作用增强。最近，受体阻断抗抑郁药，如米氮平［去甲肾上腺素（α2）和血清素（5-HT$_{2,3}$受体拮抗剂）］和阿戈美拉汀（褪黑激素激动剂和5-HT$_1$受体拮抗剂）已被批准用于治疗抑郁症。

锂剂对于躁狂症和双相情感障碍具有情绪稳定作用。与其毒性相比，锂剂治疗获益较低，并且具有一定副作用。卡马西平、丙戊酸盐和拉莫三嗪也具有稳定情绪的作用，可用于对锂剂无反应或不耐受的情况。这些药物情绪稳定作用的机制尚不清楚。非典型抗精神病药（见6.9节）也可用于双相情感障碍治疗。

胺摄取抑制剂

三环类抗抑郁药（如丙咪嗪、阿米替林）已被证实具有抗抑郁作用。它们主要作用于5-HT和去甲肾上腺素转运体，其中氯米帕明这类药物对去甲肾上腺素选择性更强，而地昔帕明对5-HT选择性更强。药物的选择取决于患者对药物副作用的接受程度。一些药物有镇静作用（如阿米替林、度硫平），对焦虑不安的患者更有效（见6.10节）。情绪低落和淡漠的患者可以选择镇静效果较弱的药物（如丙咪嗪、氯苯丙胺）。除阻断胺类递质摄取外，三环类抗抑郁药还可阻断毒蕈碱受体、α-肾上腺素受体和H$_1$-组胺受体。三环类抗抑郁药作用于这些受体常会引起口干、视力模糊、便秘、尿潴留、心动过速和体位性低血压。如果患者过量服用，其抗胆碱能活性和奎尼丁样作用可能引起心律失常和猝死（心脏毒性）。

一些较新的药物（5-羟色胺-去甲肾上腺素再摄取抑制剂，如文拉法辛）可抑制5-HT和去甲肾上腺素的再摄取，避免了三环类的抗毒蕈碱和镇静作用。

5-羟色胺选择性重摄取抑制剂（SSRI）（如氟西汀）镇静作用较弱，也没有三环类药物的自主神经副作用，即使过量服用也会比较安全。然而，它们有各自的副作用，最常见的是恶心、呕吐、腹泻和便秘，也可引起性功能障碍。

单胺氧化酶抑制剂

使用较早的MAOI（如苯乙肼）是不可逆的非选择性单胺氧化酶抑制剂。它们的功效与三环类药物类似。由于它们的副作用较多（体位性低血压、头晕、抗胆碱能作用和肝损伤），目前很少使用。拟交感神经胺（如麻黄碱）常用于止咳和减轻充血的药物中，或存在于含有酪氨酸的食物（如奶酪）中，MAOI可能和它们发生严重的相互作用。酪氨酸通常在肝脏中由单胺氧化酶（MAO）代谢，如果酶被抑制，酪氨酸进入循环并产生类似交感神经末梢中去甲肾上腺素的作用，会引起严重的高血压甚至卒中。

莫氯贝胺是一种选择性抑制MAO_A的新药，没有非选择性MAOI的大部分副作用。

非典型抗抑郁药

非典型抗抑郁药可以阻断受体，有些药物对5-HT或去甲肾上腺素的再摄取几乎没有影响，也不抑制MAO。米氮平是一种去甲肾上腺素和5-HT拮抗剂，可阻断α_2-肾上腺素受体，同时阻断$5-HT_2$和$5-HT_3$受体。α_2-肾上腺素能受体调节去甲肾上腺素和5-HT的释放，而米氮平可以增强这些递质的释放，它还能促进睡眠。曲唑酮同时具有SSRI和$5-HT_2$的拮抗作用，也是一种镇静类抗抑郁药。阿戈美拉汀是一种$5-HT_2$拮抗剂，也可作为褪黑激素受体的激动剂。它们比三环类药物的心脏毒性低，过量服用这些药物时危险性更小，并且几乎没有自主神经作用。

所有抗抑郁药的临床疗效都有延迟，在开始几周内患者会诉说症状没有改善。引起延迟的原因尚不完全清楚，可能涉及脑受体的适应性变化、神经营养因子变化和认知效应。

📂 **知识拓展**

温斯顿·丘吉尔用"黑狗"这个词来形容他的抑郁症发作。

6.9 神经化学疾病Ⅱ：精神分裂症

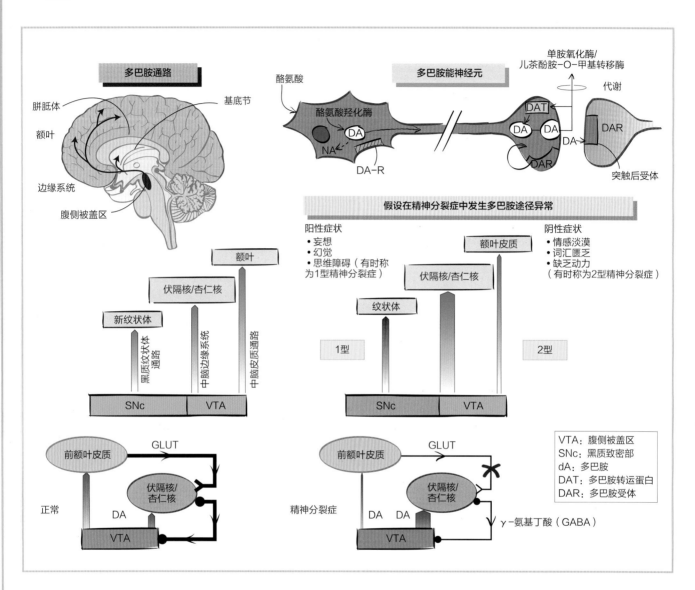

精神分裂症是一种以特定精神表现为特征的综合征，包括幻听、妄想、思维障碍和行为障碍。这是一种常见疾病，终身患病率为1%，每10 000人每年发病2～4例。它在男性中更常见，通常出现在生命早期。像所有精神疾病一样，不能通过检查而只能通过临床核心症状来诊断精神分裂症〔《精神障碍诊断与统计手册》（第五版），DSM−V〕。

- 阳性精神症状。

妄想。异常或非理性的信念，持有的观念不符合个人的社会文化背景。

幻觉。在没有刺激的情况下产生。

- 阴性精神症状。

情绪迟钝、明显的情感淡漠、缺乏自发的言语和行动。

◉ 精神分裂症的病因

过去曾认为1型精神分裂症和2型精神分裂症不同，但现在已经不这样区分了，因为精神分裂症可能更多地与个体患病的时间有关。精神分裂症的病因尚不清楚，但可能有以下3种。

· 遗传因素。精神分裂症的一级亲属患此疾病的风险大大增加，兄弟姐妹约为10%，父母为6%，子女为13%。

双胞胎患病的一致率相对较高，同卵双胞胎约为42%～50%，异卵双胞胎在0～14%之间。最近的全基因组关联研究（GWAS）也证实了该疾病的遗传基础，其中包括与炎症和髓鞘形成有关的基因。

· 环境因素。如妊娠期间的感染也可能有影响，而收养研究则提示遗传和环境因素的重要性。神经发育假说认为遗传风险与早期生命受到威胁有关。早期生活环境和压力与精神分裂症的发展也有关。一些研究已经证实基因与环境相互作用的影响。精神分裂症患者的子女分别被关系和谐的家庭和关系不和谐的家庭收养，一种较有影响力的理论认为后者家庭环境中更高水平的"情绪表达"（敌意、缺乏情感温暖、过度投入）是精神分裂症复发的危险因素。

· 药物诱发。最近有理论将大麻的使用与精神分裂症的发展联系起来，但该两者间关系尚未被证实。然而，目前发现服用精神活性药物（如NMDA拮抗剂、苯环利定）可诱发精神疾病。

◉ 精神分裂症的多巴胺假说

基础模型

简单地说，这种假说认为精神分裂症是由中脑边缘多巴胺系统的活性上调引起的。该假说的证据来自：

· 多巴胺阻断药物具有抗精神病作用。

· 上调多巴胺的药物可以产生精神疾病的阳性症状（如安非他明）。

· 一些患者的神经影像学研究发现了多巴胺上调的证据。

然而，多巴胺假说因缺乏直接支持证据且和一些现象不一致而受到质疑：

· 多巴胺激动剂不会引起精神分裂症的所有症状（尤其是不会引起阴性症状）。

· 多巴胺阻断药物不能立即起作用——可能需要很长时间症状才能开始缓解。

修正模型

这些争议促使了修正模型的产生，即多巴胺上调和下调必须都激活才能解释精神分裂症的核心特征，中脑边缘多巴胺功能上调引起阳性症状，中脑皮质功能的下调诱发阴性症状。

然而，许多人仍然认为这并不能充分解释这种复杂的疾病，有一种观点认为精神分裂症与N-甲基-D-天冬氨酸（NMDA）（谷氨酸）受体功能减退有关。这是由于观察到NMDA阻滞剂如苯环利定"天使粉尘"和氯胺酮（广泛用于麻醉）能引起一种精神状态（包括阴性症状），其引起的精神病症状比多巴胺能药物更强烈。因此，有人提出谷氨酸能功能减退可能是GABA能抑制的兴奋性驱动减弱，使中脑边缘多巴胺系统上调（即"制动"系统减弱），以及因为直接驱动（"激活"系统）减少导致的中脑皮质系统下调所致。

◉ 精神分裂症患者的认知功能

虽然传统上认为精神分裂症表现为精神症状，但是越来越多的证据表明认知障碍，尤其是记忆和情绪的改变可能伴有（或先于）这些症状的发作。

◉ 精神分裂症的治疗方法

精神分裂症的主要治疗方法仍然是使用阻断多巴胺受体的药物，多巴胺受体在大脑中至少有五种亚型（$D_1 \sim D_5$受体，见2.8节）。这些药物（如氯丙嗪）被称为抗精神病药或精神抑制剂。第一种神经抑制剂同时阻断了D_1和D_2受体，但抗精神病药物的临床量效关系仅与它们对D_2受体的亲和力密切相关，提示阻断这种受体亚型可能尤为重要。D_2受体存在于边缘系统和基底神经节中，而D_3和D_4受体主要存在于边缘区域。

患者需要使用数周抗精神病药物（如氯丙嗪、氟哌啶醇）后才能控制精神分裂症的症状，并且大多数患者需要持续治疗多年。即使患者持续使用药物治疗，复发也很常见。此外，精神抑制剂还会阻断基底神经节中的多巴胺D_2受体，通常会引起令人痛苦和致残的运动障碍［如帕金森综合征、急性肌张力障碍、静坐不能（运动不安）和迟发性运动障碍（口腔面部和躯干运动），且可能是不可逆转的；见4.7节］。阻断脑垂体中的D_2受体会引起催乳素释放和内分泌效应增加（如男性乳房发育、溢乳，见1.11节）。许多精神抑制剂还会阻断毒蕈碱受体（引起口干、视物模糊、便秘）、α-肾上腺素能受体（体位性低血压）和组胺H_1受体（镇静作用）。

非典型药物

一些新药诱发运动障碍的倾向较小，被称为非典型药物（如氯氮平、利培酮、奥氮平、喹硫平、阿立哌唑）。除氯氮平外，这些药物并不比旧的抗精神病药物更有效。氯氮平仅限于对其他药物有抗药性的患者使用，因为它会导致大约4%的患者出现中性粒细胞减少症或粒细胞缺乏症。利培酮和其他新型非典型药物越来越多地被用于治疗精神分裂症，因为它们更容易被患者接受。

目前尚不清楚为什么一些神经安定药是"非典型的"，但这些药物的共同特征是阻断5-HT$_2$受体，它们与受体分离得也更快。理想情况下，阻断60%以上的D_2受体才能减少精神分裂症的症状，但阻断80%以上的受体时则会引起运动方面的副作用。阿立哌唑是D_2部分激动剂和5-HT$_2$拮抗剂。这些非典型抗精神病药的一个优点是改善运动副作用，但5-HT$_2$拮抗作用可引起体重增加。

📁 **知识拓展**

鉴于圣女贞德的幻觉、固执的信仰及她起病的年龄，人们对她是否患有精神分裂症存在很大的争论。

6.10 神经化学疾病Ⅲ：焦虑

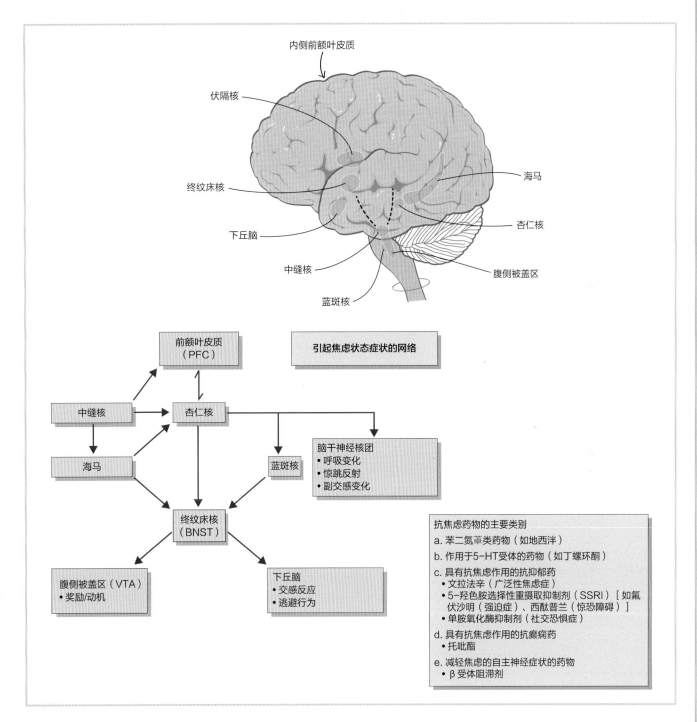

焦虑是面对威胁或潜在威胁情况时正常的情绪反应，伴有交感神经过度活跃。焦虑症患者经历的焦虑程度与刺激大小不成比例，有时候甚至没有任何明显的刺激。焦虑症是由大脑中与"正常"焦虑有关区域的过度活跃引起的，目前尚无已知器质性病变的基础。在没有任何已知大脑病理的情况下发生的精神疾病称为神经官能症。

焦虑障碍分为五大类：广泛性焦虑障碍、惊恐障碍、压力反应、强迫症（OCD）和恐惧症。许多神经递质似乎参与了焦虑的神经机制，尤其是γ-氨基丁酸（GABA）和5-羟色胺（5-HT）。因为在人体静脉内注射胆囊收缩素（CCK₄）会引起恐慌症状，所以有人认为不同神经递质系统的异常可能与特定类型的焦虑障碍有关。有证据表明左侧颞极中GABA结合减少，该区域与经历和控制恐惧及焦虑有关。

焦虑症患者可能存在5-羟色胺能和去甲肾上腺素能传递紊乱。因此，氯苯基哌嗪（非特异性5-HT₁和5-HT₂激动剂）会增加广泛性焦虑症患者的焦虑程度。这些患者对可乐定（α₂-肾上腺素能受体激动剂）的生长激素反应水平也降低，表明α₂-肾上腺素受体敏感性降低，这种反应也见于严重抑郁症患者。这也许并不奇怪，因为遗传学研究表明广泛性焦虑症和严重抑郁症可能具有共同的遗传基础，高度共病，这两种疾病都可以从抗抑郁药物中获益。

轻度焦虑症的治疗可能只需要简单的支持性心理治疗，而严重焦虑症患者短期服用抗焦虑药物是有效的。苯二氮䓬类药物（如地西泮）通过增强许多与焦虑相关的包括中缝核在内的大脑区域内GABA介导的抑制作用起效。一些抗抑郁药（如阿米替林、帕罗西汀）具有抗焦虑作用，可用于焦虑症的长期治疗，但它们的作用机制尚不清楚。情境焦虑主要表现为心悸和震颤（如音乐家），β-肾上腺素能受体拮抗剂对其治疗作用有限。目前几种作用于5-HT₁受体的非镇静性抗焦虑药物试验中，仅推荐了一种药物——丁螺环酮。

◎ 焦虑症

· 广泛性焦虑障碍有心理和生理症状。心理症状包括害怕性期待、难以集中注意力、易激惹和反复担忧的想法，而这些通常与交感神经过度活跃的认识有关。

· 恐惧性焦虑症与广泛性焦虑症具有相同的核心症状，但仅在某些特定情况下发生（如蜘蛛恐惧症只在蜘蛛出现时发生）。

· 惊恐发作是一种间歇性的焦虑发作，以身体症状为主（如窒息、心悸、胸痛、出汗、颤抖）。

◎ 焦虑的治疗

苯二氮䓬类

苯二氮䓬类药物（如地西泮）是一种口服的中枢活性抑制剂，夜间大剂量服用可诱导睡眠（见5.1节），白天分次服用有镇静和减轻焦虑的作用。它们还具有抗惊厥、松弛肌肉的作用（见6.12节），但会引起遗忘。所有这些作用都是通过增强GABA对GABA_A受体的作用而产生，GABA_A受体由5个亚基组成。

苯二氮䓬类药物通过与GABA_A受体复合物上的苯二氮䓬受体位点结合，使突触释放GABA增多。这种变构位点导致GABA结合位点构象变化，增强了内源性GABA的作用。

苯二氮䓬类药物的主要不良反应是嗜睡、警觉性受损、躁狂和共济失调。在焦虑症中，苯二氮䓬类药物最多只能服用2～3周，因为较长时间的治疗可能会产生药物依赖性。如果出现这种情况，停药常常会导致戒断综合征，其特征是焦虑、震颤、出汗和失眠——与最初的症状表现相似。

苯二氮䓬类药物在大脑中的作用位点。通常认为边缘系统和脑干结构在调节这些药物的抗焦虑作用中似乎是重要的。但对焦虑患者和非焦虑受试者使用正电子发射断层扫描（PET）进行脑血流和葡萄糖代谢的研究未发现两者之间存在一致差异。

5-羟色胺能药物

5-羟色胺（5-HT）细胞体位于脑干中缝核，投射到大脑的许多区域，包括那些被认为在焦虑中起重要作用的区域（海马、杏仁核、额叶皮质，见2.8节）。大鼠的中缝核损伤时可产生抗焦虑作用，而激动剂如8-羟基-DPAT可刺激5-HT$_{1A}$自身受体产生焦虑作用。苯二氮䓬类药物可以减少大脑中5-HT的转换，使5-HT的抗焦虑作用得到加强，并且当其显微注射到中缝核时，可降低神经元的放电频率，产生抗焦虑作用，而刺激边缘区域突触后的5-HT$_{1A}$受体具有致焦虑作用。突触前和突触后的作用相反可以解释为什么丁螺环酮（一种5-HT$_{1A}$部分激动剂）的功效有限，只能在服用数周后起作用。帕罗西汀等这类SSRI（见6.8节）现在常用于焦虑症的长期治疗，其他抗抑郁药如阿米替林和米氮平也可能对治疗焦虑症状有效。

β受体阻滞剂

与GABA和5-HT相比，去甲肾上腺素在焦虑中所起作用的证据要少得多。然而，β-肾上腺素能受体拮抗剂（如普萘洛尔）对治疗患有轻度或暂时性焦虑症的患者有一定作用，如针对心悸和震颤等自主神经症状中最麻烦的症状。β受体阻滞剂对这些患者产生的有益作用可能是通过外周作用的，因为不通过血脑屏障的药物（如普拉洛尔）同样有效。

肽和焦虑

有几种神经肽与焦虑有关。最有力的证据是促肾上腺皮质激素释放激素（CRH）的致焦虑作用，CRH也与抑郁症有关。这提示了CRH受体-1拮抗剂可能具有抗焦虑作用，并且此类药物正在研发中。P物质也可能具有致焦虑作用，用于焦虑和抑郁的一种NK1受体拮抗剂正在临床试验中。胆囊收缩素（CCK$_4$）是一种肠道肽，也存在于脑干和中脑的许多区域，与情感、情绪及觉醒有关。由于CCK$_4$是引起真正惊恐样发作的为数不多的药物之一（二氧化碳是另一种可引起惊恐样发作的物质），因此希望CCK拮抗剂能成为有用的抗焦虑药。遗憾的是，临床试验显示非肽类CCK拮抗剂对焦虑症无效。

📂 **知识拓展**

N$_2$O可以缓解焦虑，而CO$_2$会引起焦虑。

6.11 神经退行性疾病

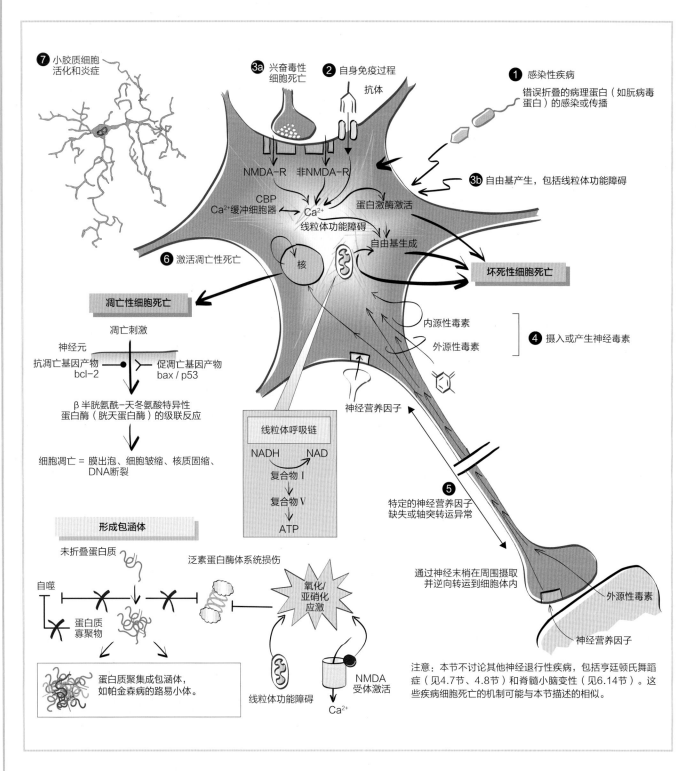

❼ 小胶质细胞
活化和炎症

❸a 兴奋毒性
细胞死亡

❷ 自身免疫过程
抗体

❶ 感染性疾病
错误折叠的病理蛋白（如朊病毒
蛋白）的感染或传播

NMDA-R　非NMDA-R

❸b 自由基产生，包括线粒体功能障碍

CBP
Ca^{2+}缓冲细胞器 → Ca^{2+}
线粒体功能障碍

蛋白激酶激活

自由基生成

坏死性细胞死亡

❻ 激活凋亡性死亡

核

内源性毒素
外源性毒素

❹ 摄入或产生神经毒素

凋亡性细胞死亡

凋亡刺激

神经元
抗凋亡基因产物
bcl-2

促凋亡基因产物
bax / p53

β 半胱氨酰-天冬氨酸特异性
蛋白酶（脱天蛋白酶）的级联反应

细胞凋亡 = 膜出泡、细胞皱缩、核质固缩、
DNA断裂

线粒体呼吸链

NADH → NAD
复合物 I
↓
复合物 V
↓
ATP

神经营养因子

❺ 特定的神经营养因子
缺失或轴突转运异常

形成包涵体

未折叠蛋白质

自噬

蛋白质
寡聚物

泛素蛋白酶体系统损伤

氧化/
亚硝化
应激

蛋白质聚集成包涵体，
如帕金森病的路易小体。

线粒体功能障碍

NMDA
受体激活

Ca^{2+}

通过神经末梢在周围摄取
并逆向转运到细胞体内

外源性毒素

神经营养因子

注意：本节不讨论其他神经退行性疾病，包括亨廷顿氏舞蹈
症（见4.7节、4.8节）和脊髓小脑变性（见6.14节）。这
些疾病细胞死亡的机制可能与本节描述的相似。

　　神经退行性疾病是指以中枢神经系统（CNS）神经元随时间逐渐减少为主要病理特征的疾病。然而，越来越多的人认识到大多数神经退行性疾病都有炎症因素的参与，中枢神经系统的炎症性疾病（如多发性硬化症，见6.13节）会导致神经元的丢失和变性及神经胶质细胞的变化，这可能会引起疾病的发生。

◉ 病因

关于神经退行性疾病的病因学有许多理论，它们可能并不相互排斥。近年来，人们对这些疾病发生的遗传危险因素进行了大量研究（见6.14节），并发现了一些常见的致病基因（如与炎症和免疫有关的基因）。

感染性疾病

伴有神经胶质反应（神经胶质增生）的神经元死亡通常见于伴有中枢神经系统炎症的感染性疾病（通常为病毒）。然而，尽管发现人类免疫缺陷病毒（HIV）感染可引起痴呆，增加了神经变性疾病由逆转录病毒感染引起的可能性，但在神经退行性疾病中并没有看到这种情况。此外，在克–雅脑病（Creutzfeldt–Jakob disease，CJD）中，朊蛋白的异常增殖会导致整个大脑出现海绵状变化，进而引起痴呆，这进一步增加了关于一些神经退行性疾病的感染病因学的争论（如帕金森病中异常形式的突触核蛋白）。

自身免疫过程

之前已经在一些神经变性疾病中描述过自身抗体的作用，如运动神经元疾病（MND）中的钙通道抗体。虽然在副肿瘤综合征（见6.13节）及以离子通道和受体为靶点的自身免疫性疾病中可以看到神经元变性伴轻微的炎症浸润，但炎症反应的缺乏与这一假说相矛盾。

兴奋毒性细胞死亡和自由基生成的结果

兴奋性氨基酸遍布于中枢神经系统（见2.8节），它作用于一系列受体，使神经元去极化，并使Ca^{2+}流入细胞。进入神经元后，钙通常会被迅速缓冲，如果过度兴奋，则可能使过量的Ca^{2+}流入，引起毒性自由基的产生和细胞死亡。

实际上，问题可能在于神经胶质细胞未能缓冲谷氨酸。目前认为运动神经元病由谷氨酸的兴奋毒性引起，并且第一个获得许可的治疗药物利鲁唑，就被认为可以减轻谷氨酸的影响。此外，在一些家族性运动神经元病患者中自由基清除分子超氧化物歧化酶的缺失，及帕金森病中的黑质线粒体呼吸链复合物 I 活性的缺乏都可能导致自由基过度产生。

摄入或产生神经毒素

许多毒素可以引起退行性疾病（如锰中毒引起的帕金森综合征），但迄今为止尚未发现主要病因是这种外源性化合物所致的神经变性疾病。

阿尔茨海默病型痴呆（DAT）与海马旁和颞叶皮质区神经原纤维缠结（NFT）及老年神经斑（SNP）的形成有关。神经纤维缠结的密度与患者的认知状态密切相关。微管相关蛋白tau-a蛋白通常用于维持神经细胞骨架及轴突的正常运输，而NFT包含有由异常形态的该蛋白组成的成双螺旋纤维细丝（见2.1节）。因此，tau蛋白或与其相关的蛋白质异常引起的轴突运输异常可能是某些神经退行性疾病的基础。相反，老年神经斑含有β-淀粉样蛋白的异常形态，其来源于广泛表达的膜结合糖蛋白淀粉样前体蛋白（APP）。

目前引起这些异常蛋白质的原因和顺序尚不清楚。当然，一些罕见家族型DAT的遗传缺陷可影响淀粉样蛋白的产生，而tau蛋白突变可引起伴帕金森综合征的额颞叶痴呆。无论这些异常蛋白质形成的原因是什么，结果都是皮质细胞死亡。这导致大脑皮质胆碱能神经支配的二次丧失，及基底前脑胆碱能神经元的丢失，这些因素促进脑内乙酰胆碱酯酶的抑制剂（多奈哌齐、利凡斯的明和加兰他敏）在临床研究中的应用，从而使用增强中枢神经系统胆碱能的传递。但临床研究表明其获益有限。

现已发现大多数神经退行性疾病患者细胞内有异常蛋白质的包涵体（如亨廷顿病的亨廷顿小体、一些复杂帕金森综合征的tau蛋白、帕金森病和多系统萎缩的α-突触核蛋白），并且都可引起泛素-蛋白酶体系统（UPS）或自噬溶酶体降解通路的异常。这些系统通常起包装和清除蛋白质的作用，因此它们的功能障碍将影响细胞内蛋白质的加工和清除，以及包涵体的形成。最近，细胞的未折叠蛋白反应（UPR）成为研究热点。这是一种通过在检测到有毒物质时通过停止蛋白质的产生来保护细胞的短期反应，但随着时间的推移，必需的蛋白质无法产生，显然会引起细胞的损害。

特定神经营养因子的丧失

神经元的维持需要特定的生长因子或神经营养因子（见5.5节、5.6节），并且某些因子的丧失可能是各种神经变性疾病发展的基础。用于神经退行性疾病患者的神经营养因子相关临床试验已经取得了一些有争议的成功，如用于帕金森病患者的神经胶质细胞源性神经营养因子（GDNF）。

程序性细胞死亡（细胞凋亡）的激活

在大多数情况下（如炎症），细胞丢失是坏死细胞死亡的过程，但是所有细胞都含有启动其自身死亡的必要机制：程序性细胞死亡或细胞凋亡。因此，神经变性疾病可能是由该程序的不适当激活引起的，可能继发于神经营养因子的缺失。

◉ 炎症的作用

局部的炎症反应，特别是小胶质细胞参与的炎症反应可能加速了中枢神经系统的神经变性过程。

◉ 治疗

目前还没有预防神经退行性疾病的方法，只有有限的证据表明某些方法可以延缓疾病的进展。在阿尔茨海默病中，已有一些改善认知症状的药物获得批准。这些药物是胆碱酯酶抑制剂（多奈哌齐、利凡斯的明和加兰他敏）或N-甲基-D-天冬氨酸受体拮抗剂，如盐酸美金刚。一些痴呆症患者使用非典型抗精神病药物（见6.9节）来控制躁狂、攻击性或精神病症状，但是这些药物的使用有些争议。

📁 **知识拓展**

小说家艾丽丝·默多克（Iris Murdoch）患上了阿尔茨海默病，其中最早的症状之一就是她在书中使用的词汇减少，这一点在她被诊断为阿尔茨海默病的前10年就已经很明显了。

神经生理性疾病：癫痫

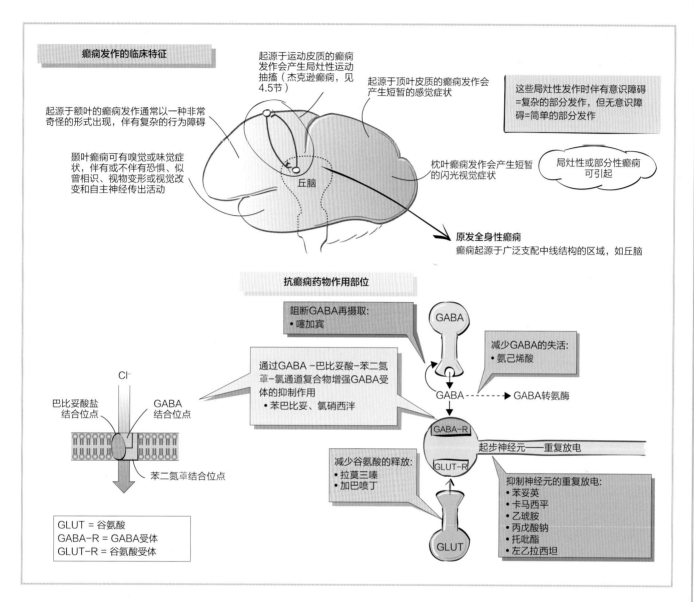

⊙ 癫痫的定义和分类

癫痫是大脑发生的一种短暂性的功能紊乱，突然发生，自发停止，可由多种不同的刺激引起。它是最常见的严重神经系统疾病，在儿童和老年人中发病率较高。

患者可根据以下3点分类。

· 发作是全身性的还是部分性的，是否仅限于中枢神经系统（CNS）一个小的部位（如颞叶）。

· 意识受损（如果存在，则称为复杂）。

· 部分发作引起继发广泛性发作。

总的来说，60%～70%的癫痫患者没有明确的诱因，并且大约2/3的患者常在服药的情况下于发病后的2～5年内停止癫痫发作。

◉ 癫痫的发病机制

癫痫的病因在很大程度上是未知的，但用于癫痫治疗的大部分方法是通过调节抑制性递质 γ-氨基丁酸（GABA）和脑内兴奋性递质谷氨酸能网络之间的平衡或神经元的重复放电来起作用的。

脑电图（EEG，见5.1节、6.3节）记录提示癫痫发作（发作事件）与广泛同步或局灶性棘慢波的发放，而有时可以短暂地观察到脑电图异常而没有癫痫发作的明显证据（发作间期活动）。

全身性癫痫发作可以有几种形式，但典型的包括强直（肌肉僵硬）-阵挛（肢体和躯干的抽搐）阶段，随后是一段无意识期。这曾被称为癫痫大发作，但现在被归类为全面性强直性阵挛发作。小癫痫现在被重新归类为原发性全身性癫痫的一种形式。

产生癫痫放电的模型。

1. 发作间期活动来自一群神经元动作电位的叠加产生去极化改变。

2. 随后是一段超极化期，因为这些神经元激活局部抑制性中间神经元，同时自身失活。

3. 反复出现的发作间期峰值，使超极化时间缩短，激活了神经元中一系列正常静止的离子通道，同时提高了细胞外K^+浓度，从而使神经元进一步去极化。

4. 如果激活了足够的神经元（并且克服了局部GABA中间神经元的抑制作用），则神经元群体会同步放电，导致癫痫发作。

5. 然后，神经元内（通过离子通道）和神经元网络内GABA能神经元间活动的主动抑制过程使癫痫发作或同步放电终止。

尽管该模型是有用的，但显然不同形式的癫痫有不同的异常潜在形式。

· 原发性全身性癫痫与弥漫性的脑电图改变有关，通常认为是由丘脑中特定类型钙通道的异常引起的。

· 颞叶复杂部分性癫痫的患者在内侧颞叶可能有一个由海马体内的神经元丢失和神经胶质增生引起的小"瘢痕"，继发于生命早期的缺氧或缺血性损伤。

◉ 癫痫的治疗

对于大多数患者来说，需要用抗癫痫药物治疗癫痫。少数难治性患者，特别是有潜在的器质性病变的患者可以利用手术进行治疗。最常见的手术治疗方式是颞叶切除术，有60%～70%的概率使患者无癫痫发作。

强直阵挛发作和部分性癫痫发作的主要治疗药物是卡马西平、丙戊酸盐、拉莫三嗪或托吡酯。这些药物效果相似，单一药物可控制70%～80%的强直阵挛发作，但只有30%～40%的部分癫痫发作能得到控制。这些单药控制不良的患者可以联合使用上述药物或添加二线药物（如氯巴占、左乙拉西坦）可降低癫痫发作的发生率。

失神性癫痫偶尔会持续到成年，可使用乙琥胺、丙戊酸盐、拉莫三嗪治疗。

癫痫持续状态被定义为持续性癫痫发作或在意识恢复不全的情况下持续至少30 min的发作。紧急使用静脉注射剂进行治疗是必要的，因为如果不加以控制，癫痫发作会导致疲惫和脑损伤。必要时，先用劳拉西泮或地西泮，然后使用苯妥英。如果没有得到控制，则用异丙酚或硫喷妥钠麻醉患者。

抗惊厥药的作用机制

抗癫痫药物通常通过以下机制控制癫痫发作。

· 增强GABA介导的抑制作用（苯二氮䓬类、氨己烯酸、苯巴比妥、噻加宾）。

· 使用钠通道依赖阻滞剂（苯妥英、卡马西平、丙戊酸盐、拉莫三嗪）。

· 抑制丘脑神经元 Ca^{2+} 电流的峰值（乙琥胺、丙戊酸盐和拉莫三嗪）。

· 丙戊酸盐似乎也通过刺激谷氨酸脱羧酶活性和（或）抑制 $GABA_T$ 活性来增加 GABA 能的中枢抑制作用。

· 氨己烯酸是 $GABA_T$ 的不可逆抑制剂，可增加脑 GABA 水平和中枢 GABA 的释放。

· 噻加宾抑制突触释放的 GABA 再摄取，因而能增强中枢抑制作用。

· 苯二氮䓬类药物（如氯硝西泮）和苯巴比妥也可增加中枢抑制作用，但它们是通过增强突触释放的 GABA 对 $GABA_A$ 受体-Cl^- 通道复合物起作用的（见6.10节）。

· 失神发作涉及丘脑和大脑皮质神经元之间的振荡活动。这种振荡活动与丘脑神经元中的（T型）Ca^{2+} 通道有关，它生成低阈值的棘波值并允许细胞爆发动作电位。控制失神发作的药物（乙琥胺、丙戊酸盐和拉莫三嗪）可减少这种 Ca^{2+} 电流。

卡马西平、丙戊酸盐和拉莫三嗪这三种药物的疗效明确，且大多已知副作用可耐受，故而被广泛使用。丙戊酸盐的优点是镇静作用相对较弱，作用范围广且不良反应轻微（恶心、体重增加、出血倾向、震颤和短暂脱发）。其主要缺点是偶发的特异性反应会引起严重或致命的肝毒性和致畸性。因此，首选卡马西平或拉莫三嗪。

· 拉莫三嗪是一种相对较新的药物，疗效广泛，在妊娠期间似乎相对安全。

· 苯妥英代谢复杂，难以使用，改变剂量后血药浓度可能需要长达20天才能稳定。因此，必须逐渐增加剂量，直到癫痫发作得到控制或出现小脑功能障碍的迹象（眼球震颤、共济失调和构音障碍）。其他的副作用包括牙龈肥大、痤疮、皮肤油腻、面部粗糙和多毛症。

· 苯巴比妥在强直阵挛发作和部分性癫痫发作中有效，镇静作用较强。但易出现耐受性并且突然停药可能导致癫痫持续状态。

· 氨己烯酸、加巴喷丁、托吡酯和左乙拉西坦是作为"附加"药物引入的新药，在其他抗癫痫药物控制效果不佳的情况下使用。

· 普瑞巴林是加巴喷丁的前体药物，其药效更强。

· 乙琥胺仅对治疗失神发作和肌阵挛发作有效（短暂的抽搐但没有意识丧失）。

· 氯硝西泮是一种有效的苯二氮䓬类抗惊厥药，在失神发作、强直阵挛发作和肌阵挛性癫痫发作时有效。它镇静作用强，但长期服用会产生耐受性。

女子怀孕期间抗惊厥治疗需要引起注意，因为许多此类药物具有致畸性，尤其是丙戊酸盐和苯妥英。此外，即使没有出现身体畸形，也有人担心子宫内暴露丙戊酸可能会影响胎儿神经心理发育。

📂 **知识拓展**

在一些癫痫患者中，改用生酮饮食可以帮助控制癫痫发作，因为这种饮食（脂肪含量很高，碳水化合物含量低）会迫使身体燃烧脂肪并产生酮类，而后者是人脑的能量来源。

6.13 神经免疫性疾病

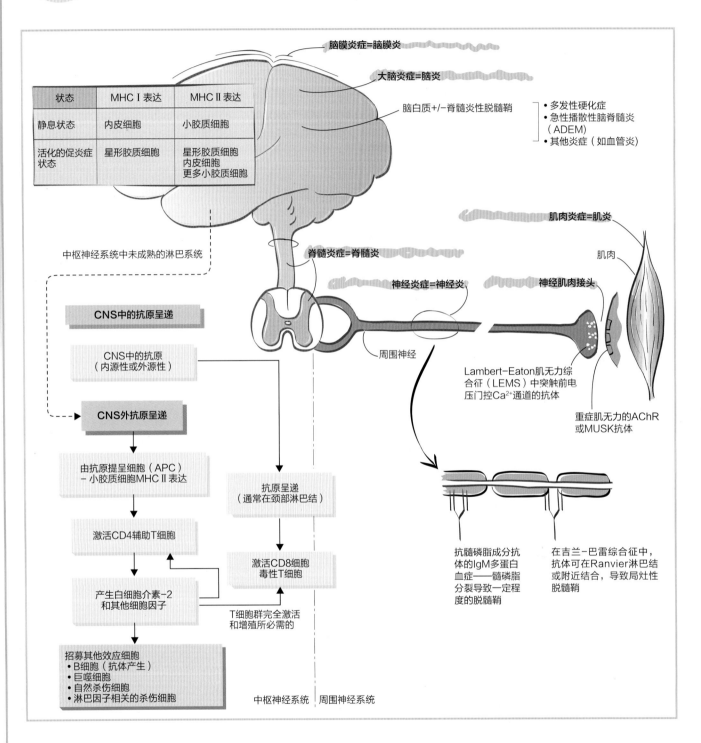

◉ **中枢神经系统免疫网络**

与周围神经系统（PNS）及身体的大多数其他部位相比，中枢神经系统（CNS）具有相对免疫特权。原因如下。

· 血脑屏障（BBB）通常可阻止大多数淋巴细胞、巨噬细胞和抗体进入CNS（见1.5节、2.2节）。

· 尽管现在已知CNS中有淋巴引流系统，但非常不发达。

· 仅有低水平表达的主要组织相容性复合物（MHC）抗原。

· 没有专门的抗原提呈细胞。

然而，血脑屏障（BBB）的破坏可以极大地改变这种情况。

在静息状态下，一些活化的T淋巴细胞能够穿过BBB，在CNS内循环。与炎症状态不同，MHC静息状态下仅在少数细胞上表达。但是一旦被触发，随着BBB的开放，可以通过细胞因子的分泌和诱导MHC表达来扩增和增强免疫应答。在这种情况下，小胶质细胞被认为是重要的抗原提呈细胞，它们与辅助T淋巴细胞的相互作用是产生完全免疫反应的关键。

近年来，人们对炎症在中枢神经系统神经退行性疾病中可能发挥的作用及退行性疾病在何种程度上可被视为细胞变性反应或导致细胞丢失的主要原因越来越关注（见6.11节）。

◉ 免疫相关中枢神经系统疾病

多发性硬化

多发性硬化是一种常见的神经系统疾病，其特点是继发于CNS内炎性病变的神经功能异常。在病理学上，这些病变部位是继发于潜在炎症（主要是T细胞）浸润脱髓鞘的部分区域，但炎症诱发因素和作用靶点尚不清楚。尽管随着时间的推移，继发性轴索损伤和长期的损害引起髓鞘的永久性丧失，但病变通常会随着髓鞘再生和临床恢复而消失。

迄今为止，最成功的对症治疗是使用大剂量的类固醇，它可以使急性复发的恢复进程加快，但不改变总体的病程。可获得疾病调节药物包括β-干扰素和靶向T细胞的免疫调节剂。最近一项实验表明，使用患者自体干细胞进行骨髓移植也可能有疗效。

急性播散性脑脊髓炎

急性播散性脑脊髓炎是一种罕见的CNS炎症性脱髓鞘疾病，是多种感染和疫苗接种（如麻疹和狂犬病疫苗接种）的并发症。它是一种单相性疾病（不像多发性硬化），其特征是整个中枢神经系统中出现广泛的病变，病理表现为淋巴细胞和巨噬细胞浸润血管周围并产生脱髓鞘。这种情况类似于实验变态反应性脑脊髓炎，这是一种典型的T细胞介导疾病，由接种动物无菌性脑组织和佐剂生成的混合物引起髓鞘（可能是髓鞘碱性蛋白）成分的神经功能紊乱，常用于多发性硬化的建模。

其他免疫疾病

许多其他有免疫学基础的疾病可以影响CNS，其中包括那些主要影响血管的疾病（血管炎）。

此外，还有一组罕见的疾病——副肿瘤综合征，其CNS功能障碍是由体内潜在癌症的远隔影响引起。在这些情况下，肿瘤可能诱发产生抗中枢神经系统成分的抗体，从而导致神经元细胞死亡和神经综合征出现，如抗浦肯野细胞抗体通过免疫清除小脑中的此类细胞，引起严重的小脑综合征。这些抗体发挥作用的明确机制尚不清楚，因为抗体通常不会穿过BBB，但在病理学上常有证据表明受影响的结构中存在淋巴细胞浸润，这提示抗体能够诱导免疫介导的神经元丢失过程。

最后，研究表明许多CNS疾病是由特定离子通道或受体的抗体引起的，如引起边缘脑炎的抗K^+通道抗体。另一个例子是抗N-甲基-D-天冬氨酸（NMDA）受体抗体引起的精神障碍、运动障碍和脑病。这些患者大多数并没有相关潜在的恶性肿瘤，在这些情况中，这些疾病被认为主要是免疫相关疾病。实际上，人们越来越感兴趣的是一些精神疾病患者可能伴有针对某种靶向受体（或离子通道）的自身免疫疾病。

◉ 免疫相关周围神经病

与CNS相比，PNS保护功能较少，因此它更容易受到常见免疫介导疾病的影响。

·周围神经受到许多免疫过程的影响，包括吉兰-巴雷综合征。在这种情况下，通常先有一种疾病（如空肠弯曲杆菌或巨细胞病毒感染）诱导免疫应答，然后与周围神经中的某些成分（如某些神经节苷脂）产生交叉反应。这就会导致周围神经的局部脱髓鞘，从而阻止其正常传导动作电位（见2.6节）。随着时间推移，患者通常会自行恢复，但可能需要用血浆置换或静脉注射免疫球蛋白进行免疫治疗。在一些产生异常量的抗体组分（副蛋白血症）的疾病中可见到类似的情况。

·在重症肌无力和Lambert-Eaton肌无力综合征中，神经肌肉接头可能受到免疫过程的影响（见2.5节）。

·炎症反应也可累及肌肉。最常见的是多发性肌炎，这是一种T细胞介导的疾病，与近端无力及疼痛相关。相比之下，皮肌炎是一种B细胞介导以血管为中心的疾病，引起近端肌肉无力疼痛，伴有皮肤红疹。后者可能是副肿瘤综合征，常发生在患有肺癌、乳腺癌、结肠癌、卵巢癌的老年患者中。

📁 **知识拓展**

1890年，Emi von Behring发现感染不同疾病的动物血液中含有攻击病变细胞的化学物质——这一观察结果导致了抗体的发现。

6.14 神经遗传性疾病

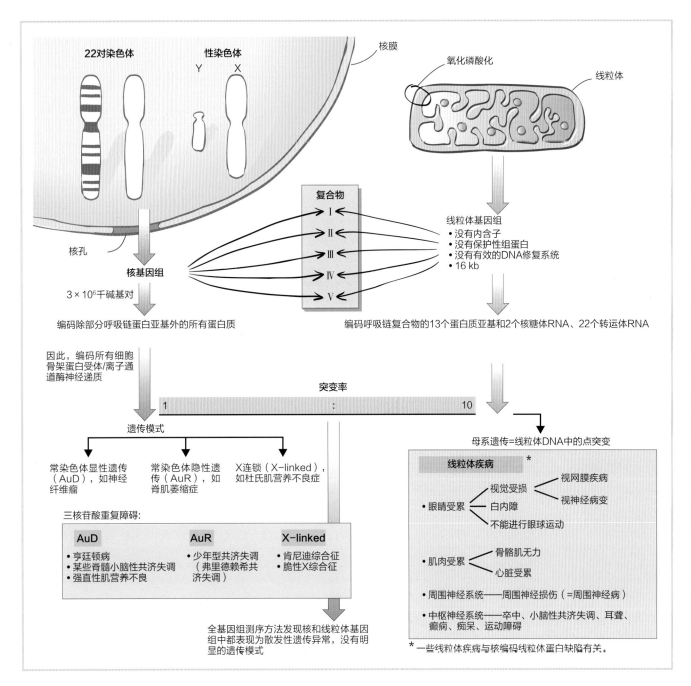

许多遗传性疾病累及神经系统，其中一些疾病的病理仅限于该系统。分子遗传学的最新进展表明许多神经系统疾病正在被其潜在的遗传缺陷重新定义。

三大新的进展彻底改变了遗传因素在神经疾病进展中的作用。

（1）编码母系遗传的线粒体基因可引起神经系统疾病。

（2）一些遗传性神经系统疾病的基础是三核苷酸重复序列扩增（三核苷酸重复疾病）。

（3）使用个体病例的复杂基因分型（外显子组测序）来发现新的突变，为神经系统疾病提供新的见解。

⊙ 基因缺失引起的疾病

神经系统许多不同的疾病都是由于单个基因或部分基因的缺失引起的。例如，遗传性压迫易感性神经病患者更易复发局灶性卡压性周围神经病变，伴有17号染色体上的大量区域缺失——该区域包括编码周围髓鞘蛋白22的基因（PMP 22）。

⊙ 基因复制相关疾病

在某些情况下，基因复制异常会导致疾病的发生。如某些类型的遗传性运动和感觉神经病，患者在生命的前几十年中出现肢体远端无力、萎缩和感觉丧失。其中一些患者17号染色体的部分重复，包括编码PMP 22的基因。

⊙ 基因突变相关疾病

基因突变是常见的遗传缺陷形式之一，在这些疾病中，编码特定酶或蛋白质的基因发生突变，导致它们无法正常工作，可见于一些家族性运动神经元病（见6.11节）、肌营养不良症（见2.10节）及肌强直综合征（见2.3节）。

⊙ 显示遗传印记的疾病

遗传印记是来自亲代常染色体基因的差异表达，取决于亲代来源。因此，来源于母系15号染色体（15q11–q13）某一部分基因的异常引起Prader–Willi综合征（精神发育迟滞伴肥胖、性腺发育不良和身材矮小），而来源于父系的同一基因的异常引起Angelmen综合征（严重精神发育迟滞、小脑性共济失调、癫痫和颅面部畸形）。

⊙ 线粒体疾病

尽管绝大多数线粒体蛋白质是由核DNA编码的，但线粒体有自己的DNA，合成呼吸链中负责氧化磷酸化的一些蛋白质（见6.11节）。因此，线粒体疾病（缺失、重复或点突变）可由以下方面的缺陷引起。

·部分核编码基因。

·线粒体基因组。

然而，线粒体DNA的变异率是核DNA的10倍以上，并且没有内含子（基因组的非编码部分），因此随机突变通常会影响DNA编码序列。由于线粒体是从受精卵遗传而来的，故线粒体编码DNA点突变的疾病表现为母系遗传（总是从母亲遗传）。然而，每个细胞内都有许多线粒体，因此同一个细胞可同时包含正常和突变的线粒体DNA，这种情况称为异质性，并且只有突变线粒体数达到特定阈值时才会导致疾病发生。

线粒体基因组不同部位的缺陷引起的临床疾病多种多样，并且某些疾病病变位点明确，而某些疾病病变位点尚不清楚。

◉ 三核苷酸重复序列扩增疾病

现已确定许多不同疾病的主要遗传缺陷是三核苷酸的重复扩增（即基因组中存在三个碱基大量异常扩增）。在正常个体中，三核苷酸重复序列并不少见，但是一旦重复次数超过一定数量，就会导致疾病的发生。

这种三核苷酸重复序列病理性的扩增发生在基因的编码部分（如亨廷顿病，见4.7节）或基因组的非编码部分（如弗里德赖希共济失调）。此种扩增可导致基因功能的丧失（如弗里德赖希共济失调中的Frataxin蛋白）或该基因产物出现新的功能（如亨廷顿病中的亨廷顿蛋白）。后者新产生的蛋白质似乎具有其独特的功能，并且对神经变性过程的发展是至关重要的。然而，因为许多基因突变的产物在大脑和身体中广泛表达，所以这种蛋白质引起中枢神经系统（CNS）中特定部位神经元选择性死亡的机制尚不清楚。

这些疾病中大量不稳定DNA序列引起有丝分裂和减数分裂期间三核苷酸序列的重复增加，导致生成更长的三核苷酸重复序列（动态突变）。这意味着三核苷酸扩增最可能发生在精子形成时和随后的受精、胚胎发育过程中，并且具有两个主要意义。首先，较长的重复序列倾向于发生在受影响的男性后代。其次，较长的重复序列倾向于在后代中发生。这导致后代患者起病年龄更早，病情更严重——这种现象被称为遗传早现，因为较长的重复序列与起病年龄更早和疾病形式更严重有关。

◉ 全基因组相关研究

近年来，不论从技术还是从经济上都可以对伴有复杂遗传基础疾病患者群体的整个基因组进行检测。现有大量的标记物可以覆盖整个基因组，从而明确中枢神经系统疾病中致病风险较高的基因离散区，如帕金森病和阿尔茨海默病。这反过来为疾病的常见散发形式提供新的见解，因为到目前为止，这些疾病基本上属于罕见的孟德尔遗传疾病。这种方法也被用于精神病学研究，虽然复杂的多基因因素和基因–环境相互作用使得数据的解释变得更加复杂。遗传研究的潜在好处是未来可能可以基于遗传风险对人群进行分层，从而有助于寻找更合适的治疗方法。

📁 **知识拓展**

1953年，沃森和克里克在剑桥酒吧"老鹰"中首次宣布，生命的奥秘（即DNA结构）已被解开。

6.15 脑血管疾病

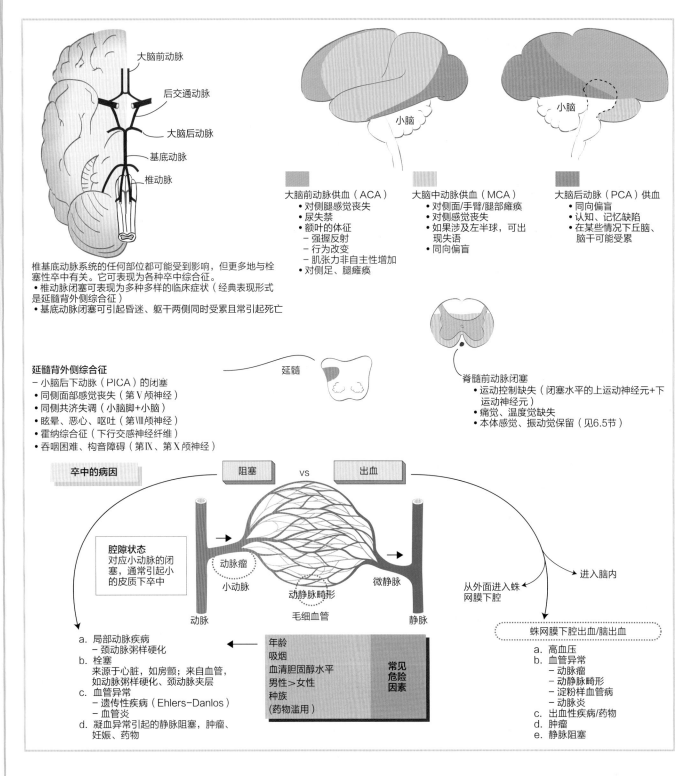

大脑前动脉

后交通动脉

大脑后动脉

基底动脉

椎动脉

小脑

小脑

大脑前动脉供血（ACA）
- 对侧腿感觉丧失
- 尿失禁
- 额叶的体征
  - 强握反射
  - 行为改变
  - 肌张力非自主性增加
- 对侧足、腿瘫痪

大脑中动脉供血（MCA）
- 对侧面/手臂/腿部瘫痪
- 对侧感觉丧失
- 如果涉及左半球，可出现失语
- 同向偏盲

大脑后动脉（PCA）供血
- 同向偏盲
- 认知、记忆缺陷
- 在某些情况下丘脑、脑干可能受累

椎基底动脉系统的任何部位都可能受到影响，但更多地与栓塞性卒中有关。它可表现为各种卒中综合征。
- 椎动脉闭塞可表现为多种多样的临床症状（经典表现形式是延髓背外侧综合征）
- 基底动脉闭塞可引起昏迷、躯干两侧同时受累且常引起死亡

延髓背外侧综合征
- 小脑后下动脉（PICA）的闭塞
- 同侧面部感觉丧失（第Ⅴ颅神经）
- 同侧共济失调（小脑脚+小脑）
- 眩晕、恶心、呕吐（第Ⅷ颅神经）
- 霍纳综合征（下行交感神经纤维）
- 吞咽困难、构音障碍（第Ⅸ、第Ⅹ颅神经）

延髓

脊髓前动脉闭塞
- 运动控制缺失（闭塞水平的上运动神经元+下运动神经元）
- 痛觉、温度觉缺失
- 本体感觉、振动觉保留（见6.5节）

卒中的病因

阻塞 vs 出血

腔隙状态
对应小动脉的闭塞，通常引起小的皮质下卒中

动脉瘤

小动脉

动静脉畸形

毛细血管

微静脉

动脉

静脉

进入脑内

从外面进入蛛网膜下腔

蛛网膜下腔出血/脑出血

a. 局部动脉疾病
  - 颈动脉粥样硬化
b. 栓塞
  来源于心脏，如房颤；来自血管，如动脉粥样硬化、颈动脉夹层
c. 血管异常
  - 遗传性疾病（Ehlers-Danlos）
  - 血管炎
d. 凝血异常引起的静脉阻塞，肿瘤、妊娠、药物

年龄
吸烟
血清胆固醇水平
男性>女性
种族
（药物滥用）

常见危险因素

a. 高血压
b. 血管异常
  - 动脉瘤
  - 动静脉畸形
  - 淀粉样血管病
  - 动脉炎
c. 出血性疾病/药物
d. 肿瘤
e. 静脉阻塞

◎ 卒中的定义

　　虽然大血管逐渐形成血栓的过程可能需要数小时，但卒中或脑血管意外（CVA）仍然是一种典型的突发事件。它是由中枢神经系统（CNS）某一区域的血液供应中断引起的，该区域中心组织发生不可逆的损伤，但其

周围的缺血半暗带组织可能可以挽救。如果血流障碍是暂时的，则会引起短暂性脑缺血发作（TIA）。这通常是卒中的先兆。卒中很常见，其结果取决于被堵塞血管的情况。

◎ 卒中研究

- 病史和查体。
- 计算机断层扫描（CT）和（或）磁共振成像（MRI）。
- 血液检查——包括全血细胞计数、红细胞沉降率、肾功能、葡萄糖和血脂。
- 心电图（ECG），如果怀疑是心脏原因引起的卒中，可重复和延长ECG检查时间。

根据卒中的类型选择其他检查，包括超声心动图、血管成像和（或）脑脊液（CSF）检查（见表6-1）。

表6-1　卒中分类和检查要求

卒中分类	检查
闭塞性或缺血性	使用超声心动图和心电图检查心脏有无问题，还可咨询心脏专家的意见 如以上血液检查没有问题，可能需要进行颅内外脑血管成像了解包括动脉粥样硬化疾病在内的所有异常血管情况 可能需要检查脑脊液来判断血管内是否存在炎症变化（即血管炎）
出血	血管造影检查是否存在任何潜在的异常（如AVM） 血液检查以排除凝血问题（凝血筛查） 疑似脑内霉菌/败血症的超声心动图表现，可能是由心内膜炎引起的 如果发生蛛网膜下腔出血和血管炎症改变（即血管炎），可能需要检查脑脊液以明确是否有出血

注：AVM，动静脉畸形；CSF，脑脊液；ECG，心电图。

◎ 卒中的少见病因

卒中最常见的原因是动脉粥样硬化和栓塞性疾病，包括从大血管和心脏到脑血管的栓塞，其他原因很少见。其他的类卒中综合征包括线粒体疾病（见6.14节），它可以表现为突发的神经功能缺损，但是由线粒体功能障碍引起而不是由血管原因引起的。如行MRI检查时，颅内的病灶通常不按血管分布。卒中的其他少见病因包括遗传性疾病，如伴有皮质下梗死和白质脑病的常染色体显性遗传性脑动脉病（CADASIL）和家族性脑淀粉样血管病（CAA）。

◎ 卒中的治疗

- 如果单个主要血管受累（如基底动脉或静脉窦），则考虑局部溶栓。
- 急性期（如果<3~4h）并且没有禁忌证，则进行溶栓治疗，尽管某些情况下越来越倾向试着清除血栓本身（取栓术）。
- 在一些大脑中动脉严重梗死的年轻患者中，半侧颅骨切除术是为了防止卒中引起的颅内压升高造成进一步损害。这些患者通常预后很差。
- 治疗所有危险因素（如戒烟、降低胆固醇）并开始服用阿司匹林、培哚普利、他汀类药物。
- 如果是静脉窦血栓形成，则用肝素治疗。
- 如果发现导致中风的责任血管（如>70%的颈动脉狭窄、动脉瘤），应手术治疗。
- 康复治疗。

📂 **知识拓展**

每年，全世界约有600多万人死于卒中。

后顶叶和前额叶皮质

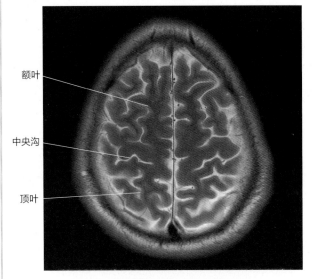

额叶
中央沟
顶叶

视觉通路和皮质下视觉区域

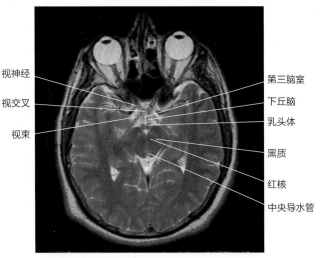

视神经
视交叉
视束

第三脑室
下丘脑
乳头体
黑质
红核
中央导水管

基底核/基底神经节

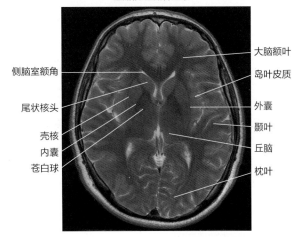

侧脑室额角
尾状核头
壳核
内囊
苍白球

大脑额叶
岛叶皮质
外囊
颞叶
丘脑
枕叶

海马与其他结构的关系

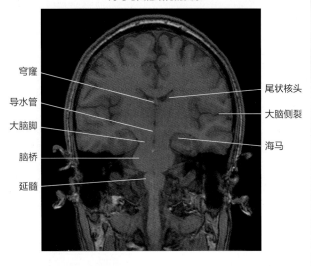

穹窿
导水管
大脑脚
脑桥
延髓

尾状核头
大脑侧裂
海马

下丘脑

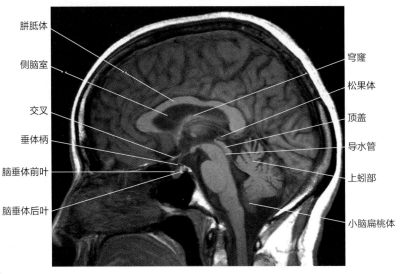

胼胝体
侧脑室
交叉
垂体柄
脑垂体前叶
脑垂体后叶

穹窿
松果体
顶盖
导水管
上蚓部
小脑扁桃体

脑干

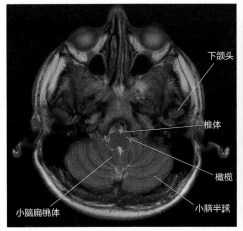
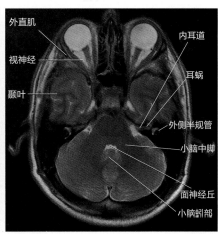
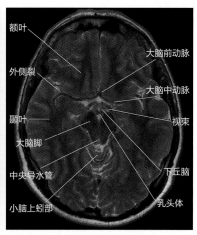

随着技术的进步和世界各地医院的广泛应用，现代成像技术在日常神经学实践中已能更好地展示中枢神经系统（CNS）的解剖结构。6.4节讨论了神经系统成像的主要方法，一般来说，磁共振成像（MRI）是观察解剖结构的最佳方式之一，其效果取决于磁场的强度，图像可由扫描仪生成。大多数医院使用1.5特斯拉（T）的仪器，但3T的仪器使用得越来越多，并且出于研究目的，已研发出了7T的仪器用于人类研究使用。

虽然更复杂的MRI和计算机断层扫描（CT）序列能帮助我们更好地观察脑血管，但血管造影仍然是金标准，虽然极少使用，但其是使脊髓血管可视化的唯一方法。

◎ 大脑半球的MRI

大脑半球的MRI图能清楚地显示出大量结构。特别是：

· 虽然人脑的中央沟比人们想象的更靠后，但大脑的不同脑叶仍然清晰可见。

· 可看到基底神经节的尾状核、壳核和苍白球。丘脑底核和黑质更难以定位，尽管后者在新的MRI仪器上更容易识别。

· 丘脑和脑室系统的完整性。

· 内囊和胼胝体的主要通路。

· 在视束水平上也可以清晰地看到视觉通路。使用标准成像模式无法看到视辐射。获得清晰的视神经通路图像是很难的，如果病理学上高度可疑，有时需要特殊的序列来观察。

· 位于颞叶内侧的边缘系统结构更难以看到。通常可以看到海马体，但如果要了解该结构体积丢失的程度（如可能的阿尔茨海默病患者），则应该使用特殊的成像序列，因为使用标准的扫描序列很容易误判该结构的萎缩情况。

· 可以看到垂体及其与视觉通路和下丘脑的关系。

◎ 后颅窝MRI

CT扫描可用于观察大脑的大体结构，但病变较小或病变位于后颅窝时无法提供很多信息。因此，MRI是检查脑干和小脑解剖结构的首选方法。MRI检查可以显示出许多后颅窝的结构（见图）。

· 脑干的主要分支部分、与小脑的连接及经过中脑导水管到达第四脑室的脑室系统。

· 小脑的不同小脑叶和结构，特别是小脑扁桃体及其相对于枕骨大孔位置的部分（如阿诺德–基亚里畸形，见1.5节）。

·在脑干内部通常可以看到许多结构。必要时，可以进行分辨率更高的扫描来观察脑干的特定部分（如通过内听道进行高分辨率CT扫描听神经瘤）。

◉ 脊髓MRI（见图）

脊髓MRI通常用于观察脊髓及其周围脊柱的完整性，以确保脊柱不受外部病变（如椎间盘突出）或其内部病变的压迫，如肿瘤。

整个脊柱的MRI扫描及颈椎的横截面图像

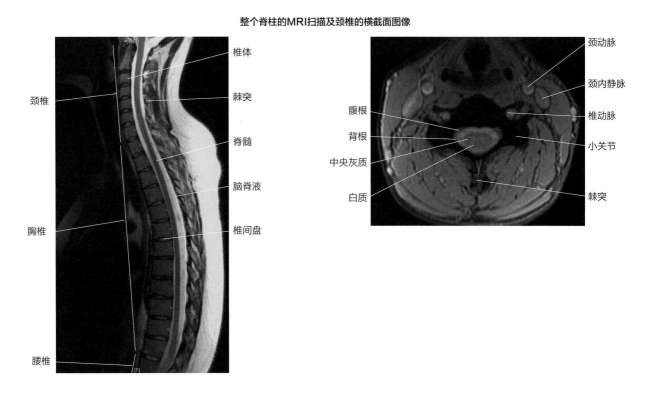

◉ 脑血管（见图）

可以将染料注射到血液循环中，在染料通过静脉系统排出之前，在不同的动脉中移动时，可快速捕获图像。这是检查血管异常的好方法，如小动脉瘤或动静脉畸形。

> 📁 **知识拓展**
> 大脑血流量占整个身体血流量的20%。

中枢神经系统的血液供应

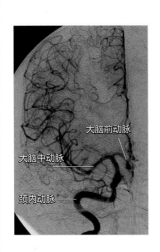

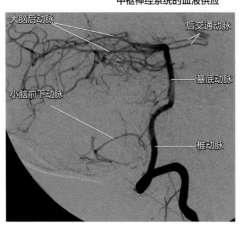

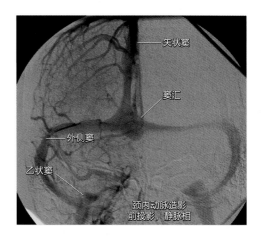

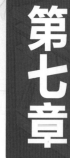

第七章

神经科学发现史

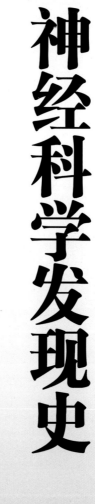

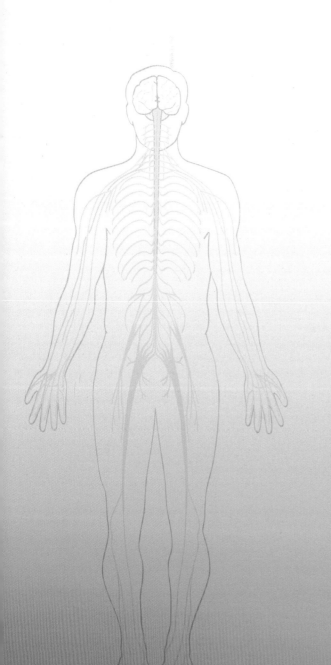

7.1 神经科学发现史

人类历史可以追溯到我们渴望了解人类大脑的时期。虽然早在古埃及文明时期就对大脑进行了早期的临床观察，但古埃及人认为大脑是一个不重要的器官，而强调人类生命的本质在心脏，认为它是思想的同义词。尽管如此，有关人类大脑解剖学最早的书面报告于前1700年以埃德温·史密斯外科纸莎草纸（the Edwin Smith Surgical Papyrus）的形式出现于古埃及。

几百年后，古希腊医生希波克拉底（Hippocrates）成为第一个与古埃及人的教义相冲突的人，他认为对意识至关重要的是大脑，而不是心脏。他进一步提出想法、感受和思想来自大脑，大脑是智力的中心。古希腊哲学家柏拉图（Plato）支持希波克拉底的信仰，并认为灵魂的理性源于大脑。

希波克拉底的另一位追随者，来自罗马的医生盖伦（Galen）认为认知和意志行动都是由大脑控制的，所有感觉的传入都终止于大脑。他认为常识、认知和记忆是大脑活动的结果。莱昂纳多·达·芬奇（Leonardo da Vinci）是第一位出色的医学插图画家，他绘制了大量的脑解剖草图，其中一些草图来自他制作的蜡模。

欧洲在经历文艺复兴后进入一个更现代的时代，人们对大脑和损伤等相关问题的理解也一直在进步。当让·皮埃尔·弗洛伦斯（Jean Pierre Flourens）开始报道动物大脑不同部位损伤的影响时，人类大脑的能力和必要性才真正被认识。1664年，托马斯·威利斯（Thomas Willis）写了题为《大脑解剖》（Cerebri anatome）的作品，并向克里斯托弗·雷恩（Christopher Wren）、托马斯·米灵顿（Thomas Millington）和理查德·洛尔（Richard Lower）致谢。威利斯最值得关注的发现是大脑底部的动脉环路，他创造了"神经学"这个术语。在接下来的几年里，他继续撰写有关大脑病理学和神经生理学的重要著作，并形成了关于癫痫和惊厥疾病原因的早期理论。在18世纪末和19世纪初的意大利，路易吉·罗兰多（Luigi Rolando）开始进行损伤实验和大脑电刺激实验，以更好地理解特定功能区域的定位。1848年，在一次爆炸中，一根巨大的铁棒穿过菲尼亚斯·盖奇（Phineas Gage）的头部，损毁了他的左额叶，导致他的行为发生了改变，这是第一个也是最著名的脑损伤病例。

尽管人们对脑功能和相关区域的认识不断提高，但迄今为止，许多与该器官相关的问题仍然困扰着我们。因神经元结构或功能的逐渐丧失，200年前被称为神经变性的疾病仍困扰着人们，至今仍未能被治愈。詹姆斯·帕金森（James Parkinson）在他的一篇"关于震颤麻痹的文章"中，能够区分与运动相关的震颤和那些称为静止性震颤的表现，但他错误地认为这是由颈髓损伤所致。直到60年后，让·马丁·夏科（Jean-Martin Charcot）定义了"帕金森病"这个词。与此同时，美国人乔治·亨廷顿（George Huntington）描述了亨廷顿病的典型特征。有趣的是，该病在1993年被确定为单基因病。

19世纪末20世纪初，随着染色程序和显微技术的发展，现代神经科学开始出现。当圣地亚哥·拉蒙·卡哈尔（Santiago Ramón y Cajal's）在改进高尔基染色法及检查大脑和脊髓神经元时，他的关注点从病理学和炎症转向了中枢神经系统。这些染色使圣地亚哥·拉蒙·卡哈尔发现了轴突生长锥，以及这些离散的单个细胞形成神经系统的概念。在整个20世纪，随着人们对大脑微观本质的认知继续增长，人类大脑之谜开始变得更加清晰，某些区域被确定与特定功能有关。H.M.等患者让我们更多地了解了大脑的结构及功能。在威廉·比彻·斯科维尔（William Beecher Scoville）和布伦达·米莱尔（Brenda Miler）首次报道的病例中，一名癫痫患者接受了双侧内侧颞叶切除术，通过手术切除海马前段以治愈癫痫。虽然H.M.的工作记忆和程序记忆没有受到伤害，但是他出现了严重的顺行性遗忘，并且无法形成明确的记忆。

　　在此期间，微观层面的研究继续蓬勃发展，以前无法治愈的疾病也得以治疗，正常大脑发育的基础也出现了。丽塔·列维·蒙塔尔奇尼（Rita Levi-Montalcini）和斯坦利·科恩（Stanley Cohen）发现并纯化了神经生长因子，并因此获得了诺贝尔奖，这无疑对神经系统疾病的治疗具有一定的启示意义。

　　神经科学、心理学和生物学的研究延续至今，并仍在继续。尽管如此，我们对人类大脑及其功能仍然还有很多不了解的地方。关于意识、通路、疾病和损害有关的问题仍然没有答案，还需要不断进行研究。

时间线

埃德温·史密斯纸莎：第一次对神经系统进行书面记录	前1700年
希波克拉底：认为大脑参与感知和精神活动，活动状态受扰可致癫痫	前460—前379年
柏拉图：认为大脑是进行心理活动的器官	前387年
亚里士多德：对睡眠进行了描述，认为心脏是进行心理活动的器官	前335年
盖伦：开展关于大脑的课程	177年
莱昂纳多·达·芬奇：制造了人类脑室的蜡模	1504年
胡克：详细介绍了他的第一显微镜	1665年
托马斯·威利斯：定义了神经病学	1681年
路易吉·罗兰多：使用电流刺激大脑皮质	1809年
詹姆斯·帕金森：发表了关于震颤麻痹的文章	1817年
吗啡分子：E.默克公司销售吗啡	1827年
鲁道夫·魏尔啸：定义了神经胶质细胞	1859年
乔治·亨廷顿：描述了一种遗传性舞蹈病的症状	1872年
让·马丁·夏科：介绍了肌萎缩侧索硬化症	1874年
弗朗茨·尼氏：介绍了粗面内质网（尼氏小体）	1884年
威廉·冯·韦氏：定义了神经元	1891年
仑琴：发明了X射线	1895年
查尔斯·斯科特·谢灵顿：定义了突触	1897年
约翰·纽波特兰利：定义了自主神经系统	1898年
阿洛伊斯·阿尔茨海默：描述了老年性变性	1906年
科尔宾安·布罗德曼：描述了52个分离的皮质区	1909年
尤金·布鲁勒：定义了精神分裂症	1911年
皮奥·戴尔·里奥·霍尔特加：把神经胶质细胞分为小神经胶质和少突胶质细胞	1919年
沃尔特·弗里曼：在美国进行了第一例脑叶切除术	1936年
朱塞佩·莫鲁兹和霍瑞丝·W·摩根：发表了脑干脑网状结构及其在EEG中的激活	1949年
布兰达·米莱尔：认为病人H.M.的记忆损害是继发于海马手术之后的	1953年
斯坦利·科恩、丽塔·列维·蒙塔尔奇尼：分离纯化神经生长因子	1956年
奥莱·霍恩基奇斯：展示了帕金森病患者脑内的多巴胺水平比正常人低	1960年
蒂莫西·布利斯、泰耶·洛莫：描述长时程增强	1973年
迈克尔·费尔普斯、爱德华·J·霍夫曼和米歇尔·M.捷尔·坡格思：发明了第一台PET扫描仪	1974年
伯特·萨克曼和厄温·内尔：发明膜片钳技术	1976年
明确了亨廷顿病的致病基因	1993年
梅·布里特莫泽、爱德华·莫泽和约翰·奥基夫：发现了构成大脑定位系统的细胞而共同获得了诺贝尔奖	2014年

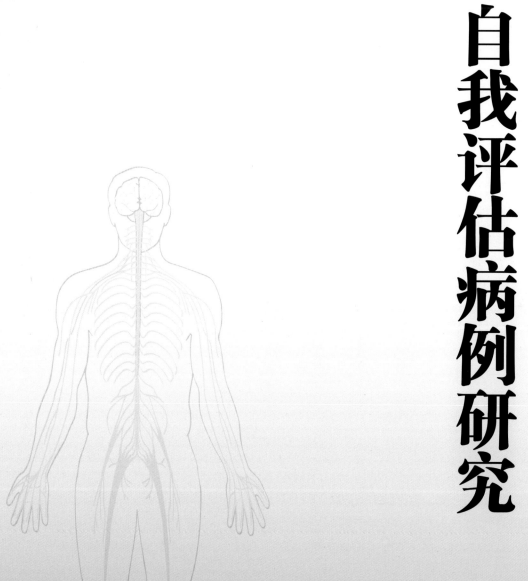

第八章

自我评估病例研究

病例研究和问题

◉ 1.1　神经系统的发育

一名23岁的男性癫痫发作，扫描发现脑白质中可见灰质。

1. 这是什么发育问题？

◉ 1.2　神经系统的构成

一名24岁的男性从4.5 m高的梯子上掉下来，跌落到水泥地板上后昏迷。他被朋友送往医院，2天后醒来发现自己的四肢无法移动，只能耸肩。

1. 该病变位于神经系统哪部分？
2. 该病变可能位于什么部位？
3. 该病变的性质可能是什么？

◉ 1.3　自主神经系统

一名67岁的男性表现为近几个月快速站立时晕厥病史，尤其易出现在饭后。他还出现了便秘，伴有夜间腹泻、尿潴留和阳痿。他在站立位时血压明显下降，并伴有晕厥感。他的瞳孔对光反射减弱，但检查没有其他异常。他的运动心电图未见异常，常规血液检查也一切正常。

1. 可能的诊断是什么？
2. 心电图检查结果的意义是什么？

◉ 1.4　肠神经系统

一名婴儿出生后不久就有便秘问题，检查显示他的肠道明显扩张。

1. 可能的诊断是什么？
2. 导致该病的原因是什么？

◉ 1.5　脑膜和脑脊液

一名16岁的男性前来就诊，他有短暂的头痛、畏光和新出现的皮疹病史。检查时发现他昏昏欲睡，伴有低血压和颈项强直。

1. 可能的诊断是什么？
2. 最可能的病因是什么？
3. 治疗方案是什么？

◉ 1.6 中枢神经系统血液供应

一名28岁的男性出现言语困难，伴有左侧肢体乏力，上肢较腿和面部严重。他发病时右眼周围疼痛，目前已缓解。经查体，他患有右侧霍纳综合征和左侧偏瘫，并伴有感觉丧失。

1. 可能的诊断是什么？

2. 将如何证明这个诊断？

3. 为什么他患有霍纳综合征？

◉ 1.7 颅神经

一名58岁的女性左耳出现耳鸣，近几年来情况越来越严重。经查体，她的左耳耳聋，左侧有一定程度的面部无力，并且左眼很难完全外展。

1. 哪些颅神经受累？

2. 病变部位在哪里？

3. 该综合征的病因是什么？

◉ 1.8 脑干的解剖

一名28岁的女性一周以来经常出现头晕、恶心和呕吐。查体时，她左侧面部无力，双眼左侧凝视麻痹，左侧面部感觉缺失，右侧肢体乏力伴同侧感觉障碍。

1. 病变部位可能在哪里？为什么累及面部左侧和身体右侧？

2. 需要做哪些检查？

◉ 1.9 脊髓的结构

一名43岁的女性出现双下肢进行性的感觉障碍，伴有一定程度的乏力。检查时发现左下肢有轻触觉和本体感觉丧失，感觉定位在T10水平。右下肢痛觉和温度觉消失。左下肢肌张力稍高、反射活跃。

1. 病变部位在哪里？

2. 如何定性？

3. 该综合征指的是什么？

◉ 1.10 大脑皮质和丘脑的结构

一名65岁的男性有6个月的性格和行为改变史。他变得幼稚和冲动，不怎么在意他人对他说的话，但似乎很高兴。最近，他开始喜欢吃甜食。

1. 问题可能出在哪里？

2. 可能导致此综合征的原因是什么？

◉ 1.11 下丘脑

一名26岁的女性患有新发的闭经和溢乳。经检查，她有双颞侧的视野缺损。她还注意到自己的尿量比平时多很多，并且饮水量也更多。

1. 可能的诊断是什么？

2. 为什么她有视野缺损？

3. 她多尿和多饮的原因是什么？

◉ 2.1 神经系统细胞Ⅰ：神经元

一名78岁的男性患者近6个月出现快速进展性的认知功能减退，伴有肢体的肌阵挛性抽搐。经检查，他基本上无法说话，无局灶性肢体或颅神经损伤。头颅CT扫描显示脑萎缩，所有常规血液检查均正常。

1. 在此疾病过程中哪些细胞受到影响？

2. 可能的诊断是什么？

◉ 2.2 神经系统细胞Ⅱ：神经胶质细胞

一名19岁的女性出现双下肢进行性感觉障碍10天，从足部开始向腿部蔓延，然后进展到脐部。她有轻微的腿部乏力和膀胱功能障碍。这种情况持续了几天，然后1个月后恢复正常。

1. 中枢神经系统的哪些细胞最有可能受累？

2. 导致神经系统紊乱的原因是什么？

3. 可能的诊断是什么？

◉ 2.3 离子通道

一名22岁的女性出现四肢无力，口干并伴有泌尿系统问题。经查体，她的双侧上睑下垂、四肢近端无力，并且只有在持续的肌肉收缩（强直后增强）后才能引起反射。

1. 可能的诊断是什么？

2. 涉及什么离子通道？

◉ 2.4 静息膜电位和动作电位

一名36岁的男性在急性肠胃炎康复期间，出现手脚刺痛感和麻木感。在接下来的2天里，这些感觉症状蔓延到他的上肢和下肢，双侧相同部位出现乏力。经查体，他的四肢轻度迟缓性瘫痪，反射消失，伴有手套-袜套样感觉缺失。

1. 他的神经系统的哪一部分受到了影响？

2. 在病理生理水平上有什么问题？

3. 可能的诊断是什么？

◎ 2.5 神经肌肉接头和突触

一名28岁的女性出现3个月的上睑下垂病史，右眼较左眼严重，主要发生在晚上，并且伴有双眼复视、构音不清和轻度的吞咽及咀嚼困难。

1. 她的神经系统的哪一部位出现了问题？
2. 她的症状有什么重要的提示？
3. 可能的诊断是什么？

◎ 2.6 神经传导和突触整合

一名41岁的男性出现背部疼痛和双下肢僵硬，逐渐加重。他既往患有1型糖尿病。查体时发现，他有异常的弓形背（脊柱前凸过度）和双下肢异常僵硬，尽管他走路时明显僵硬，但没有明显的上动神经元损害征象。血液中谷氨酸脱羧酶（GAD）抗体水平增高，并被诊断出患有僵硬综合征。

1. 在这种情况下主要影响哪种类型的突触？
2. 为什么他的下肢会僵硬？

◎ 2.7 神经递质、受体及其通路

一名78岁的女性有6个月的运动迟缓病史，伴有强直、面具脸和轻度震颤。她最近被诊断患有梅尼埃病，并在7个月前开始服用甲氧氯普胺。

1. 她患帕金森病的原因是什么？
2. 为什么她会出现这种情况？
3. 该病是可逆的吗？

◎ 2.8 主要的中枢神经系统递质及其功能

一名27岁的男性患有偏侧头痛病史，伴有恶心、呕吐、畏光和视觉扭曲。间断发作好几年，症状通常持续1天。

1. 可能的诊断是什么？
2. 该病的神经递质系统基础是什么？

◎ 2.9 骨骼肌结构

一名25岁男性的肩膀和大腿出现缓慢进行性无痛性乏力，表现为上楼梯、从座椅上起立、从高架子上取物时困难。他的近端肌肉有一定程度的无力，但不伴有反射消失、感觉丧失或肌束震颤。

1. 他患有哪种类型的疾病？
2. 你会问他什么问题？
3. 你将给他做哪些检查？

◎ 2.10 骨骼肌收缩调节

一名23岁的男性表现出间歇性乏力，通常是由某些类型的饮食和运动引起的。在其中一次发作中，他的肌肉没有任何运动，但呼吸正常，并且没有感觉丧失。

1. 这种情况称为什么？
2. 它的依据是什么？

◎ 3.1 感觉系统概述

一名45岁的商人近几周出现手活动不灵活、步态不稳。检查时发现，他的双侧手腕、脚踝轻触觉和针刺觉消失，而且双手和双脚本体感觉也受损。他的肌力似乎正常，但腱反射消失，并伴有共济失调步态。

1. 问题出在哪里？
2. 为什么他失去了灵活性并且步态不稳？
3. 他的症状何时会恶化？

◎ 3.2 感觉传导

一名36岁的建筑师来到诊所，自诉晚上下班开车回家时遇到的问题越来越多，他还注意到去睡觉时经常撞到东西。眼底镜检查提示视野受限，外周视网膜有斑点。

1. 他目前情况如何？
2. 在这种情况下有什么问题？
3. 为什么他会出现这些症状？

◎ 3.3 视觉系统Ⅰ：眼球与视网膜

一名81岁的女性有2年的阅读和看电视困难的病史。她走路没有任何问题，也没有其他医学或神经系统疾病的病史。经检查，她有双侧早期白内障，视敏度为6/48，伴有中央视网膜改变。

1. 最可能的诊断是什么？
2. 为什么她在阅读和看电视时遇到困难？

◎ 3.4 视觉系统Ⅱ：视觉通路与皮质下视觉区域

一名23岁的女性出现右眼运动时疼痛并伴有中心视力缺失10天。经检查，她的右眼视力下降，眼球运动和眼底镜检查正常。右眼的色觉减退伴相对性瞳孔传入障碍。

1. 最可能的诊断是什么？
2. 当光线先照左眼再照右眼时，右侧的瞳孔会发生什么变化？为什么？

◎ 3.5 视觉系统Ⅲ：视觉皮质区

一名54岁的男性中风后恢复，但出现左眼无法正确辨认颜色。

1. 可能的诊断是什么？

2. 病变部位在哪里？

◎ 3.6 听觉系统Ⅰ：耳和耳蜗

一名6岁的男孩在学校表现很差。他注意力不集中、言语表达能力差、落后于其他同学。他经常抱怨耳痛，但是没有任何家族病史。在检查过程中，他表现得不太专心，但除此之外，没有其他明显的神经系统缺陷。

1. 这个孩子可能是什么问题？

2. 你将给他做哪些进一步的检查？

3. 你将如何处理？

◎ 3.7 听觉系统Ⅱ：听觉通路和语言（a）

一名44岁的女性出现左侧耳鸣，每次听到巨响，就会出现左侧面部抽搐。检查发现，她患有左侧感觉神经性耳聋，伴有左侧下运动神经元轻度病变。

1. 病变部位在哪里？

2. 病变可能是什么？

3. 她的声音定位会异常吗？

◎ 3.7 听觉系统Ⅱ：听觉通路和语言（b）

一名63岁的女性出现进行性的言语困难和右手笨拙3周。经检查，她右侧上运动神经元第七神经有轻微麻痹和非流利性失语症，但保留了理解和写作能力。

1. 病变部位在哪里？

2. 病变可能是什么？

3. 你将给她做哪些进一步的检查？

◎ 3.8 前庭系统

一名43岁的女性出现急性剧烈头晕，伴有恶心和呕吐。以至于她必须卧床休息，几天不能起床。虽然她的病情在逐渐恢复，但当她晚上在床上翻身或白天突然转头时，会出现短暂的剧烈头晕和恶心。

1. 初步的诊断是什么？

2. 她现在病情如何？

3. 如何治疗？

◉ 3.9　嗅觉和味觉

一名26岁的男性近1年反复出现"奇怪感觉"间歇性发作。他说发作时突然有恐慌感，感觉到肚子里有蝴蝶，并闻到橡胶燃烧的异味且口中带有奇怪的金属味。这种情况持续大约20～30秒，旁观者诉他有时看起来有些出神，嘴唇发出声响。奇怪的异味最多持续1分钟，然后能立即恢复正常。

1. 上述描述的是什么情况？
2. 该异常起源于何处？
3. 哪些检查会有所帮助？

◉ 3.10　体感系统

一名36岁的素食主义女性近6个月出现步态不稳、视力障碍和手脚麻木。检查时患者面色苍白，双侧眼底镜显示视神经乳头略苍白。她的手有假性运动，伴有包括本体感受在内的感觉缺失。患者的下肢共济失调，感觉丧失同上肢，但膝反射和伸肌趾反应稍活跃。

1. 最可能的诊断是什么？
2. 为什么她的手有假性动作？
3. 你将给她做什么检查来确认诊断？

◉ 3.11　疼痛系统Ⅰ：伤害感受器和伤害性感受通路

3年前，一名20岁的女性在滑雪时右脚踝骨折。右脚长期疼痛，无法行走。查体时发现，由于疼痛不能触摸她的右脚，脚颜色红润，无毛，皮肤有光泽。患者就诊的原因是疼痛使她想要把脚截掉。

1. 最可能的诊断是什么？
2. 你会建议截肢吗？为什么？

◉ 3.12　疼痛系统Ⅱ：药理学和管理

一名74岁的男性左侧前额部疼痛。2个月前他出现过水痘疱疹，结痂后影响了左侧三叉神经的第一节。他没有其他不适，检查中也没有发现异常。

1. 最可能的诊断是什么？
2. 如何处理？

◉ 3.13　联合皮质：后顶叶皮质和前额叶皮质

一名62岁的男性右上肢动作笨拙6个月。查体发现他情绪低落，无法用右臂模仿一些姿势。该侧手臂僵硬，无法识别放在手上的物体，跛行步态，行走时摆臂减少。右侧反射活跃，双侧跖反射均屈曲。

1. 病变部位可能在哪里？
2. 病变的可能性质是什么？
3. 用什么临床术语来描述他模仿手势的问题？

◉ 4.1 运动系统的组成

一名31岁的多发性硬化症女性患者病情复发，脊髓下段和小脑两侧均有新病变。

1. 她将有哪些运动特征？

◉ 4.2 肌梭和下运动神经元

一名77岁的男性左上肢无力6个月，既往没有重大病史。经查体，除了舌肌萎缩、舌肌震颤外，其余颅神经正常。他的上肢广泛消瘦，伴有严重震颤，左侧较右侧严重。左侧肘部和手伸展和屈曲无力。下肢有广泛震颤伴有一定程度的萎缩，但肌力保留较好。四肢反应灵敏，跖反射减弱。

1. 最可能的诊断是什么？
2. 你将如何明确诊断？

◉ 4.3 脊髓运动组织与运动

一名58岁的男性步态僵硬20年，缓慢进展，没有其他任何问题。他有这种情况的家族病史。检查提示他肌张力增加，肌力尚可。双下肢反射活跃，跖反射阳性，阵挛阳性，感觉检查正常。他的上肢和颅神经检查正常，脊髓和脑部成像正常。

1. 该患者的下肢有什么类型的运动损伤？
2. 可能的诊断是什么？

◉ 4.4 皮质运动区

一名72岁的男性突发左侧肢体无力。

1. 这是什么问题？
2. 病变部位在哪里？
3. 为什么该患者会出现肢体无力？

◉ 4.5 初级运动皮质

一名65岁的男性出现发作性的右手异常活动。发作过程持续几分钟，并且异常的抽搐动作可能会扩散到整个手臂和面部，并导致失语。经检查，这些发作间期没有神经系统缺陷。

1. 上述描述的是什么？
2. 病变部位在哪里？
3. 病变可能是什么？

◉ 4.6 基底神经节的解剖与生理

一名72岁的男性注意到过去几个月以来自己走路时很难跟上妻子的步伐，他的背更驼，说话声音变小，右手会偶尔震颤，写的字也变小了。

    1. 检查中会发现什么？

    2. 最可能的诊断是什么？

◉ 4.7 基底神经节的疾病及其治疗

一名46岁的男性有2年的异常运动史，有运动障碍并伴有严重的精神和认知障碍家族史。查体时发现患者有轻微脱抑制的表现，伴有四肢、面部、嘴和躯干广泛的不自主舞蹈样动作。

    1. 以上运动障碍是什么？

    2. 最可能的诊断是什么？

    3. 如何确诊？

◉ 4.8 小脑

一名42岁的女性有言语不清、步态不稳、易跌倒和手笨拙等症状10年。在她的家族中，包括她的一个姐妹、她的父亲和叔叔都有类似的运动控制问题。

    1. 你希望在检查中发现什么？

    2. 可能的诊断是什么？

◉ 5.1 网状结构与睡眠

一名49岁的卡车司机在最近发生一场道路交通事故后由警方转诊。发生事故时驾驶员不知道发生了什么，但有目击者称他们在事故发生时（下午2点左右）看见他在驾驶时睡着了。患者自诉他睡得很好，但是早晨起床时常常感到疲倦。经查体，他身高180cm，体重127kg，脚踝有一定浮肿，有多血症相。

    1. 将做哪些进一步的检查？

    2. 可能的诊断是什么？

    3. 你会推荐什么治疗方案？

◉ 5.2 边缘系统与长时程增强

一名35岁的女性有几年惊恐突然剧烈发作的病史。她说发作时没有明显的诱因，她感到强烈的恐惧，好像有什么可怕的事情要发生在她身上。发作过程持续几秒钟，她吓得发抖。经检查，并没有发现异常。

    1. 以上描述的是什么？

    2. 如何确诊？

◉ 5.3 记忆

一名68岁的女性因一两年来记忆越来越差来到了记忆诊所就诊。她的家人说她越来越健忘，满屋子丢东西，而且容易感到困惑，特别是当她到了一个新的环境，如去度假时。经检查，她没有异常的神经系统体征，但她在5分钟回忆测试中的名字和地址只记住了1/7。她能够正常命名物体并复制复杂的图形，而且她很健谈，喜欢讲述她学生时代的事情。

    1. 她有哪种类型的记忆缺陷?

    2. 可能的诊断是什么?

◉ 5.4　情绪、动机和药物依赖

一名43岁的男性脑卒中,为双侧尾状核梗死。他的全科医生告知家属,患者伴有抑郁,但抗抑郁药疗效不佳。检查时,他的情绪很平淡,不愿参加任何在诊所或随后的神经心理学测试。

    1. 你会怎么处理这个病例,为什么?

◉ 5.5　神经可塑性和神经营养因子Ⅰ:周围神经系统

一名43岁的男子有左小腿深部静脉血栓,是从小腿浅静脉蔓延过来的。医生决定探查静脉系统,希望能清除延伸到膝盖后腿部深静脉的血栓。但手术后患者感到脚后跟和小腿麻木。

    1. 手术时可能发生了什么?

    2. 这种情况会恢复吗?

◉ 5.6　神经可塑性和神经营养因子Ⅱ:中枢神经系统

一个1岁的男孩因斜视而被转诊。经查体,他有一个明显的斜视。

    1. 需要做哪些进一步的检查?

    2. 为什么要这样做?

◉ 5.7　眼球运动

一名28岁的女性复视1周,面部有些麻木和乏力。既往没有此病史或神经系统病史。经查体,她患有核间性眼肌麻痹,左侧面部麻木及上下面部肌肉无力。跖肌伸肌活跃。

    1. 引起她复视的病变部位在哪里?

    2. 可能的诊断是什么?

    3. 在这次就诊中为她安排什么检查?

◉ 6.8　神经化学疾病Ⅰ:情感障碍

一名23岁的女性早醒,伴食欲不振、性欲降低和无助感。查体时患者呈哭泣面容,有点古怪、偏执的想法。面部有皮疹,关节肿胀、疼痛,近端肢体轻微乏力。常规血液检查提示:贫血、红细胞沉降率升高,有一定程度的肾功能衰竭。

    1. 可能的诊断是什么?

    2. 你将如何治疗?

⊙ 6.9 神经化学疾病Ⅱ：精神分裂症

大学老师约见了一个19岁的男生，但他没有来上课。与他见面时，他不敢直视对方，他无法外出是因为他现在认为每个人都在看着他并谈论他。他感到很不安，认为这些人试图窃取他的想法时，他认为这都是真的，因为他听见他的室友晚上与其他人在谈论这件事。

1. 需要采取什么行动？

2. 他需要治疗吗？

⊙ 6.10 神经化学疾病Ⅲ：焦虑

一名63岁的男性有2年的惊恐发作史。发作时没有明显的诱因，他突然感到非常焦虑，伴出汗和剧烈的头痛。通常每次持续几分钟，发作时他的血压高、心率快，伴大量出汗。

1. 可能的诊断是什么？

2. 如何明确诊断？

⊙ 6.11 神经退行性疾病

一名71岁的女性有4个月快速进展的痴呆病史。既往无重大病史。刚起病时她变得迷茫，并且在夜晚徘徊，白天则睡觉。查体发现她非常瘦弱、沉默寡言，反应迟钝，有广泛的肌阵挛性抽搐。

1. 可能的诊断是什么？

⊙ 6.12 神经生理性疾病：癫痫

一个17岁的女孩会出现反复发作性的大脑一片空白。她对这些事件不能回忆，但是她的朋友说，她发作时会突然停止她正在做的事情，然后胡言乱语、咂嘴、摆弄双手。在20～30秒之后，她恢复正常。

1. 可能的诊断是什么？

2. 你会对她说什么？

⊙ 6.13 神经免疫性疾病

一名42岁的男性最近出现异常行为、失忆和癫痫发作。最初，他被带到精神科病房时出现异常的发作，因此转诊到神经科。经检查，他似乎患有复杂的部分性癫痫发作，MRI上显示双侧海马高信号。

1. 可能的诊断是什么？

2. 你将如何诊治？

⊙ 6.14 神经遗传性疾病

一名25岁的女性因肢体乏力就诊，伴有轻微的对称性感觉减退和轻度无力，手脚肌肉明显萎缩。她的父亲也有类似的表现，但是除此之外没有真正的家族病史，但她妹妹因患有弓形足做了许多整形手术。

1. 可能的诊断是什么?

2. 如何确诊?

◎ 6.15 脑血管疾病

一名79岁的女性突然发作右侧肢体无力和失语1小时。

1. 可能的诊断是什么,为什么?

2. 你将要给她做哪些检查?为什么?

3. 如何治疗?

(注:5.7节、6.1~6.6节、6.16节没有病例研究)

参考答案

⊙ 1.1　神经系统的发育

1. 这是皮质细胞的异常迁移导致神经细胞异常聚集，然后异常放电引起癫痫。

⊙ 1.2　神经系统的构成

1. 中枢神经系统。
2. 中下颈髓。
3. 继发于跌倒的脊柱骨折。在所有类似情况下，在事故现场都应将脊柱固定（在移动患者之前）。

⊙ 1.3　自主神经系统

1. 该男子患有自主神经功能紊乱。
2. 在正常情况下，瓦尔萨尔瓦动作应引起心率变化，这在延长的心电图（ECG）记录中最容易看到。但是，该患者有广泛的自主神经功能紊乱，其中包括直接受自主神经控制的心脏神经，因此锻炼时他的心率没有变化。

⊙ 1.4　肠神经系统

1. 先天性巨结肠。
2. 这是一个发育问题，其中结肠的一部分神经系统没有发育。

⊙ 1.5　脑膜和脑脊液

1. 球菌性脑膜炎和败血症。皮疹和低血压意味着患者全身感染及脑膜炎，脑膜炎引起他头痛和颈项强直。
2. 可能的病原体是脑膜炎球菌，典型表现是引起皮疹，并伴有败血症和脑膜炎。
3. 在进行其他操作之前，应立即给予抗生素和支持治疗。因为脑膜炎球菌败血症患者死亡率高，并且已有证据表明，使用抗生素的时间越早（通常是青霉素），预后越好。

⊙ 1.6　中枢神经系统血液供应

1. 他患有右侧半球脑卒中，因为有左侧偏瘫的突然发作。
2. 卒中可能是由于颈动脉夹层引起的，患者很年轻，起病时言语困难，伴有眶周痛，并且伴右侧霍纳综合征。检测的最好办法是完善头颅磁共振成像（MRI）以显示卒中，并做颈部MRI的T2脂肪抑制相了解解剖结构。

3. 支配眼睑和眼球的交感纤维经过颈动脉，因此在血管本身受损时可能会受到影响，例如在解剖过程中血液进入假腔。

◎ 1.7 颅神经

1. 左侧为第八对颅神经（耳聋）、第七对颅神经（面部无力）和第六对颅神经（外展困难）。

2. 病变可能在小脑脑桥角处，这三条神经共同的通路上。

3. 该部位最常见的病变是前庭神经鞘瘤，但在手术切除之前引起其他颅神经麻痹罕见。可在该部位出现的其他病变是脑膜瘤和皮样囊肿。

◎ 1.8 脑干的解剖

1. 病变可能在脑桥的左侧，影响脑桥旁正中网状结构（PPRF），PPRF支配眼球的水平运动和三叉神经感觉通路。下行运动束和上行感觉通路也穿过脑干的这一部分，但在该水平以下时会发生交叉，因此会引起脑干对侧病变。

2. 需要完善脑干的影像学检查，应该是磁共振成像（MRI），计算机断层扫描（CT）无法发现病灶。

◎ 1.9 脊髓的结构

1. 在脊髓左侧T10或以上水平，病变可能在脊髓的更高节段是因为脊髓的解剖特点，该脊髓水平以上的病变也可引起同样的症状。但是该患者无上肢的症状，提示病灶可能局限在胸髓内。

2. 需要完善颈胸段的影像学检查以明确病因。

3. 脊髓半切综合征。

◎ 1.10 大脑皮质和丘脑的结构

1. 他患有额叶综合征。

2. 排除额叶占位是很重要的，如脑膜瘤。但对于这一年龄段的男性，这也可能是某些类型痴呆进展的表现，例如额颞叶痴呆的额叶或行为改变。

◎ 1.11 下丘脑

1. 垂体瘤产生过多的催乳素——催乳素瘤。

2. 肿瘤已经超出垂体窝，并压迫视交叉，由于其影响视交叉纤维而产生特征性视野缺损。

3. 尿崩症是从下丘脑到垂体后叶含有血管升压素或抗利尿激素的通路受损的结果。

◎ 2.1 神经系统细胞 I：神经元

1. 中枢神经系统神经元。

2. 诸如阿尔茨海默病之类的疾病，鉴于患者疾病的进展速度，还需考虑克雅病（Creutzfeldt-Jakob

disease）之类的罕见疾病。

◉ 2.2 神经系统细胞 Ⅱ：神经胶质细胞

1. 少突胶质细胞。
2. 脊髓轴突周围的郎飞结脱髓鞘会引起腿和膀胱的感觉及运动通路中的神经传导障碍。
3. 作为一名患有脊髓脱髓鞘的年轻女性，她很可能已经或继续发展为多发性硬化症。

◉ 2.3 离子通道

1. Lambert-Eaton肌无力综合征。
2. 一种针对突触前电压门控钙通道抗体的自身免疫性疾病。

◉ 2.4 静息膜电位和动作电位

1. 周围神经系统。
2. 周围运动神经和感觉神经的脱髓鞘，伴有传导速度减慢和阻滞，通常在郎飞结周围。
3. 吉兰-巴雷综合征。

◉ 2.5 神经肌肉接头和突触

1. 神经肌肉接头处。
2. 这提示易疲劳性，最终症状会加重。
3. 重症肌无力。

◉ 2.6 神经传导和突触整合

1. 脊髓中的抑制性 γ-氨基丁酸（GABA）能突触。
2. 因为他失去了对某些运动神经元的抑制作用，使它们变得过度活跃，因此向肌肉发送了过多的冲动，使它们持续兴奋。

◉ 2.7 神经递质、受体及其通路

1. 她可能患有特发性帕金森病，但更可能是继多巴胺受体阻断药甲氧氯普胺之后诱发的药物性帕金森病。
2. 甲氧氯普胺是一种多巴胺受体阻滞剂，它会阻断多巴胺能黑质纹状体通路来模拟帕金森病。
3. 是可逆的，如果她确实只患有药物诱发的帕金森病，而没有由药物引起的临床前或有前驱症状的帕金森病。

◉ 2.8　主要的中枢神经系统递质及其功能

1. 偏头痛。

2. 5-羟色胺（5-HT）或5-羟色胺系统。

◉ 2.9　骨骼肌结构

1. 他患有近端肌肉疾病。

2. 应该询问是否有肌肉疾病的家族史，以及他是否有面肌乏力和自主神经问题，因为少部分重症肌无力和Lambert-Eaton肌无力综合征的患者会以这种方式表现出来。

3. 血液中肌酸激酶的水平、肌电图（EMG）、已知的肢带肌肉萎缩症的遗传学检测、肌肉活检，并且可能还需要进行乙酰胆碱受体（AChR）、肌肉特异性激酶（MuSK）、电压门控钙通道的抗体检测。

◉ 2.10　骨骼肌收缩调节

1. 周期性瘫痪。

2. 它是由肌肉离子通道的遗传异常引起的，通常是钠或氯离子通道。

◉ 3.1　感觉系统概述

1. 在周围的神经系统中，四肢对称性感觉缺失。

2. 失去知觉和本体感觉意味着他无法适当地协调自己的动作。因此，动作笨拙且不稳定，已发展至感觉性共济失调。

3. 晚上，当他无法使用视觉进行补偿时。

◉ 3.2　感觉传导

1. 色素性视网膜炎。

2. 由于遗传原因导致合成视杆细胞的蛋白异常障碍，以致视杆细胞逐渐丢失。

3. 他失去了夜视能力，因为视杆细胞是负责夜视的主要细胞（见3.3节）。

◉ 3.3　视觉系统Ⅰ：眼球与视网膜

1. 老年人黄斑变性。

2. 她失去了包括中央凹在内的黄斑内的细胞，因此她逐渐失去了辨别细节的能力。她行走不会受到影响，因为只需要周边视觉即可，至少在早期阶段，周边视觉在这种情况下不会受到影响。

◉ 3.4 视觉系统Ⅱ：视觉通路与皮质下视觉区域

1. 视神经炎。

2. 会散大。这是因为右眼最初的收缩是视觉信息驱动的，视觉信息从正常的左眼向下传递至视神经。但是，将光线转向右眼时，由于右侧视神经的脱髓鞘病变，中脑接收的信号就会减少，因此瞳孔会散大。

◉ 3.5 视觉系统Ⅲ：视觉皮质区

1. 中央全色盲。

2. V4区。

◉ 3.6 听觉系统Ⅰ：耳和耳蜗

1. 慢性中耳炎，其会导致传导性听力丧失，这意味着他听不到别人对他的要求，也听不到别人讲话。

2. 最简单的方法是对耳朵进行听力测试，以确认是否存在慢性中耳炎或咽鼓管堵塞。

3. 重要的是治疗慢性中耳炎，并提醒学校有关问题，以便老师可以更好地处理该问题，而不是因为学生的不良行为而将其排除在外。慢性中耳炎的治疗通常包括进行鼓膜插管术以排出液体并防止再次发生。

◉ 3.7 听觉系统Ⅱ：听觉通路和语言（a）

1. 左侧桥小脑角。

2. 刺激性的占位性病变，如脑膜瘤、皮样或表皮样囊肿。

3. 可能不会，因为病变的缓慢进展导致中央听觉通路内的补偿。

◉ 3.7 听觉系统Ⅱ：听觉通路和语言（b）

1. 左侧额叶病变累及*Broca*区及面部和手部的运动皮质区域。

2. 考虑病史有3周，病变可能是由占位性肿块引起的，因此可能是原发性神经胶质瘤或继发性转移。

3. 头颅CT，最好是头颅MRI。

◉ 3.8 前庭系统

1. 病毒性内耳炎。

2. 出现良性阵发性位置性眩晕（BPPV）。

3. 先Hallpike复位，再Epley复位。

◉ 3.9 嗅觉和味觉

1. 简单（无意识障碍）和复杂（伴意识障碍）部分性发作。

2. 颞叶。

3. 脑电图（EEG）有助于定位癫痫部位，虽然病史高度提示病灶部位。MRI有助于了解癫痫是否由颞叶选择性病变导致，无论是瘢痕还是占位性病变。

◉ 3.10 体感系统

1. 脊髓亚急性联合变性。这会导致背柱丢失，脊髓小脑束受累，视神经脱髓鞘及周围神经病变累及下行运动神经通路。

2. 本体感受的严重丧失意味着患者不知道他们的手/手指在空间中的位置，因此他们会不自主地运动。

3. 血清B12水平与巨幼细胞性贫血（在这种情况下可能是饮食来源）的血象一致。脊柱MRI可能显示脊髓后部脱髓鞘，而神经传导检查显示神经病变。此外，她还会有视觉诱发电位延长。

◉ 3.11 疼痛系统Ⅰ：伤害性感受器和伤害性感受通路

1. 复杂性区域疼痛综合征。

2. 不会。复杂性区域疼痛综合征是由中枢神经系统（CNS）病理性的适应不良和周围神经损伤（或功能障碍）共同引起的。虽然后者起到了一定的作用，但中枢神经系统内部的变化更有可能引起该疼痛综合征。因此，截肢并不能减轻疼痛。

◉ 3.12 疼痛系统Ⅱ：药理学和管理

1. 带状疱疹后神经痛。

2. 局部使用辣椒素。

◉ 3.13 联合皮质：后顶叶皮质和前额叶皮质

1. 后顶叶皮质。

2. 这可能是一种缓慢进展的神经退行性疾病，如皮质基底综合征。但是，它也可能是一种缓慢的占位性病变，如肿瘤，但是没有症状和颅内压升高的迹象则不支持。

3. 运动障碍。

◉ 4.1 运动系统的组成

1. 她将会合并运动障碍。她的双腿都会有下行运动神经通路障碍，因此她将会有上运动神经元损伤，会出现肌张力增加、无力、腱反射增强、阵挛和跖反射（痉挛性轻瘫）。此外，她还会出现双侧的共济失调，表现为上肢不协调，伴有意向性震颤、快速轮替异常和步态不稳。

◉ 4.2 肌梭和下运动神经元

1. 运动神经元疾病（MND）。在这个年龄段中，广泛的下运动神经元特征和反射活跃只可能与运动神经元病相关。

2. 临床诊断是明确的。然而，尽管从临床特征来看很明显，但可以通过脑脊液（CSF）分析、对脑和脊髓行MRI以排除脑膜炎，用肌电图检查出广泛的失神经支配。神经传导检查应该提示正常的感觉传导伴有或不伴有运动反应减弱。

◎ 4.3 脊髓运动组织与运动

1. 上运动神经元损伤出现痉挛性瘫痪。

2. 强烈的家族病史和正常影像学表现的痉挛性瘫痪提示很可能是遗传性痉挛性轻瘫。通常，这类患者具有长期进展性的痉挛性轻瘫病史，检查正常，痉挛明显但力量保留相对较好。

◎ 4.4 皮质运动区

1. 卒中，考虑到该男性的年龄和急性起病。

2. 右侧大脑半球，它很可能是右侧大脑中动脉梗死。

3. 运动皮质区和来源于这些区域的下行运动通路梗死。

◎ 4.5 初级运动皮质

1. 杰克逊癫痫发作，起源于初级运动皮质中运动小人的手部区域，并向外逐渐累及至手臂、面部和言语区域。

2. 左侧运动皮质。

3. 左侧初级运动皮质区域有刺激性病变。这种类型的病变可能是由肿瘤引起的，如脑膜瘤或小的皮质静脉梗死。

◎ 4.6 基底神经节的解剖与生理

1. 面具脸，可能伴有流口水、声音低沉、手臂僵硬并伴有震颤和运动迟缓。站立时，会有佝偻步态、慌张步态、手臂摆动减少，姿势反射可能受损。感觉检查正常、跖反射阳性，其余反射正常。

2. 他可能患有特发性帕金森病。

◎ 4.7 基底神经节的疾病及其治疗

1. 广泛的舞蹈样动作是舞蹈症的特征，常见于基底神经节疾病患者。

2. 根据家族病史、发病年龄和运动障碍的类型，最有可能的诊断是亨廷顿舞蹈症。

3. 通过基因检测，寻找亨廷顿基因中CAG扩增倍数。

◎ 4.8 小脑

1. 可能会发现眼球震颤、构音障碍，指鼻试验有过指和意向震颤，步态共济失调和跟膝胫试验阳性。

2. 常染色体显性遗传性小脑性共济失调有多种不同类型。其中一些可以进行基因检测，因为许多是三联体重复疾病，而其他则是离子通道病。

⦿ 5.1 网状结构与睡眠

1. 要和心律不齐、癫痫或睡眠呼吸暂停进行鉴别诊断。因此，检查包括心电图检测心律、脑电图监测和睡眠监测。

2. 考虑到他的体重指数和右心衰竭的一些证据，而且他虽然没有失眠，但早上仍有疲倦感，因此最有可能的诊断是阻塞性睡眠呼吸暂停（OSA）。

3. 如果确诊为OSA，他应该减重，必要时可在夜间给予适当的呼吸机支持以保持呼吸道通畅［夜间持续气道正压通气（CPAP）治疗］。然后应在睡眠实验室重新进行检测，以确保得到充分治疗。

⦿ 5.2 边缘系统与长时程增强

1. 她很有可能描述的是短暂的（简单部分性发作）癫痫发作，起源于杏仁核并局限于杏仁核。

2. 在理想情况下，通过脑电图记录发作情况。但是，虽然常规EEG可能会显示颞叶上的异常放电，但有时也不一定能捕获到异常放电，而杏仁核内的异常也可能在高分辨率MRI上显示出来。

⦿ 5.3 记忆

1. 如果她能正常记住名字和地址，则有顺行性记忆障碍。在通常情况下，告知患者一个名字和地址，并要求其重复一次，直到患者记住，5分钟后再让患者说出来。她有正常的视空间功能，就目前所知，没有明显的语言问题。

2. 阿尔茨海默病。

⦿ 5.4 情绪、动机和药物依赖

1. 他可能出现意志缺失。在通常情况下，尾状核损伤的患者有动机减少和注意力不集中的问题，这些患者从表面上看起来很沮丧并且容易感到困惑。目前尚无治疗意志缺失的方法，因此有必要排除这类患者潜在的抑郁症。但是，如果他已接受过两次抗抑郁药治疗，则应停止服用这些抗抑郁药，建议他进行康复治疗，这可能会对他的某些病情方面有帮助，尤其是注意力不集中。

⦿ 5.5 神经可塑性和神经营养因子Ⅰ：周围神经系统

1. 外科手术过程中腓肠神经受损，引起继发的感觉丧失。

2. 由于神经可能已经被意外切断或者更可能只是受损，在此阶段无法知道其恢复的程度。无论是哪种情况，随着神经的恢复和再生，都会有一定程度的恢复。因此，他可能会从这种局部神经损伤中完全康复。

⊙ 5.6　神经可塑性和神经营养因子Ⅱ：中枢神经系统

1. 斜视需要矫正，并且需要眼罩。

2. 如果不这样做，将导致斜视眼出现功能性失明，因为它将无法与正常眼竞争皮质区。因此，越早发现和纠正越好。否则，如果错过关键时期，将变成永久失明。

⊙ 6.7　眼球运动

1. 她患有核间性眼肌麻痹，因此病变部位在内侧纵束。

2. 年轻女性脑干综合征的表现，很可能是多发性硬化症的首次脱髓鞘发作。

3. 头颅MRI以确认她是否有脱髓鞘病变可以解释她的表现，并排除脑桥的其他病变。

⊙ 6.8　神经化学疾病Ⅰ：情感障碍

1. 尽管她有抑郁病史，但可能是继发于某些潜在的疾病。结合临床表现和检查结果，她可能患有系统性红斑狼疮（SLE）。

2. 需要确诊SLE并治疗。尽管她可能需要抗抑郁治疗，但这并不是首要治疗方法，因为她的情感状态继发于原发病变。

⊙ 6.9　神经化学疾病Ⅱ：精神分裂症

1. 这些特征是精神分裂症的临床表现，有偏执观念和幻想听到其他人谈论他。因此，向熟悉他的人明确病情，以排除其他原因，例如药物滥用和慢性未治疗的颞叶癫痫（尽管可能性较小）。

2. 需要。异常的行为干扰了他的正常生活和学习。

⊙ 6.10　神经化学疾病Ⅲ：焦虑

1. 他的惊恐发作似乎不是在某些特定的情况下发生，并伴有强烈的交感神经兴奋性增高。因此，需要排除嗜铬细胞瘤（一种肾上腺髓质嗜铬细胞的肿瘤）。

2. 为了确认他是否患有这种肿瘤，需要进行尿液检测明确是否为儿茶酚胺分泌过多。如果检测阳性，则需要进行泌尿系影像学检查。这些肿瘤通常在肾上腺区域内发现，由于它们在胚胎起源是交感前体细胞向发育中的肾上腺髓质迁移，也能在除肾上腺以外的部位发现。

⊙ 6.11　神经退行性疾病

1. 导致痴呆症快速进展的疾病相对较少。需排除严重的抑郁症，这类患者会变得沉默寡言、紧张和恶病质，这类患者可行电休克疗法（ECT）（见6.8节）。但是，该患者早期就出现昼夜节律异常、肌阵挛性发作及病情快速进展，虽然阿尔茨海默病和路易体痴呆也会出现这些情况，但应考虑克雅病的可能。还应该考虑自身免疫性脑炎或副肿瘤性脑炎、脑血管炎和血管中心性淋巴瘤。后两者会引起MRI异常，而自身免疫性脑炎和副肿瘤性脑炎可以通过某些特异性抗体来鉴别。

◎ 6.12 神经生理性疾病：癫痫

1. 该患者表现为颞叶癫痫发作的典型病史，是一种复杂（伴意识障碍）部分性（仅影响大脑的一部分）发作。

2. 她需要做脑电图检查和头颅MRI，以明确临床诊断，并排除其他需要不同治疗方案的潜在病因。根据她的年龄和性别，应开始使用合适的抗癫痫药。并告知她有关驾驶规则和与抗惊厥药、口服避孕药、怀孕的相关问题。重要的是，对这个特定年龄段诊断为癫痫所带来的问题，随访和支持是很重要的。这也可能涉及关于猝死（sudden unexpected death，SUDEP）风险的讨论，以确保她服用药物并尝试更好的生活方式来降低癫痫发作的风险。

◎ 6.13 神经免疫性疾病

1. 他患有边缘性脑炎，可能是副肿瘤性的，也可能继发于钾离子通道抗体的自身免疫性疾病。因此，应该对他进行相关抗体检测和潜在恶性肿瘤检查。

2. 如果他患有原发性自身免疫性边缘性脑炎，则需要进行免疫治疗，包括血浆置换、使用类固醇和其他免疫抑制剂，如硫唑嘌呤。如果他患有潜在的边缘性脑炎，则需要找到肿瘤并进行治疗。

◎ 6.14 神经遗传性疾病

1. 在这个年龄段，有明确的家族史（尽管证据非常有限）、轻度无力伴有明显消瘦明显可能是遗传性运动感觉神经病（HMSN）。

2. 神经传导检查的结果通常明显异常，且比临床症状更严重，并且在"未受影响"的家庭成员中也可能发现异常。可以对HMSN患者进行基因检测（尽管许多HMSN仍需通过基因定义）。

◎ 6.15 脑血管疾病

1. 左侧大脑中动脉闭塞伴左侧大脑半球梗死，包括额叶、顶叶和颞叶的运动感觉和语言区域。

2. 急查头颅CT以排除出血。

3. 如果病史准确且没有其他禁忌证，该患者适合溶栓治疗。

（注：5.7节、6.1～6.6节、6.16节没有病例研究）

缩略词表

ACA	大脑前动脉	CSF	脑脊液
ACE-R	阿登布鲁克认知测验修订版	CT	计算机断层扫描
Ach	乙酰胆碱	CVA	脑血管意外
AChE	乙酰胆碱酯酶	DA	多巴胺
AChR	乙酰胆碱受体	DAG	二酰甘油
ACTH	促肾上腺皮质激素	DAT	阿尔茨海默病型痴呆
ADH	抗利尿激素（血管升压素）	DAT	多巴胺转运体
ADHD	注意缺陷多动障碍	dB	分贝
ANS	自主神经系统	DC	背柱
APP	淀粉样前体蛋白	DCN	耳蜗背核
ATP	三磷酸腺苷	DMD	进行性假肥大性肌营养不良
AVM	动静脉畸形	DNA	脱氧核糖核酸
BAEP	脑干听觉诱发电位	DoCN	背柱核
BBB	血脑屏障	DREADD	只由特定药物激活的设计受体
BDNF	脑源性神经营养因子	DRG	背根神经节
BM	基底膜	DSCT	脊髓小脑背侧束
BMP	骨形态发生蛋白	DSM-Ⅴ	《精神障碍诊断与统计手册》（第五版）
BPPV	良性阵发性位置性眩晕	ECG	心电图
CAA	脑淀粉样血管病	ECT	电休克疗法
CADASIL	伴有皮质下梗死和白质脑病的常染色体显性遗传性脑动脉病	EEG	脑电图
		EMG	肌电图
cAMP	环磷酸腺苷	ENS	肠神经系统
CBM	小脑	EP	诱发电位
CCK	胆囊收缩素	epp	终板电位
CEN	楔形核	EPSP	兴奋性突触后电位
cf	攀缘纤维	FDG	$[^{18}F]$ 2-氟-2-脱氧-D-葡萄糖
cGMP	环磷酸鸟苷	FEF	额叶眼区
CMCT	中枢运动传导时间	fMRI	功能性磁共振成像
CMUA	连续运动单元活动	FTD	额颞叶痴呆
CNS	中枢神经系统	GABA	γ-氨基丁酸
CNTF	睫状神经营养因子	GAD	谷氨酸脱羧酶
COMT	儿茶酚胺-O-甲基转移酶	GDNF	胶质细胞源性神经营养因子
CoST	皮质脊髓束	GoC	高尔基细胞
COX	环氧合酶	GPe	苍白球外侧部
CPAP	持续气道正压通气	GPi	苍白球内侧部
CPG	中枢模式发生器	GrC	颗粒细胞
CPK	肌酸磷酸激酶	GTO	高尔基腱器
CRH	促肾上腺皮质激素释放激素	GWAS	全基因组关联研究
CRPS	区域性疼痛综合征	HIV	人类免疫缺陷病毒

HLA	组织相容性位点抗原	NAD	烟酰胺腺嘌呤二核苷酸
HMM	重酶解肌球蛋白	NADH	还原型烟酰胺腺嘌呤二核苷酸
HMSN	遗传性运动感觉神经病	NCS	神经传导检查
HPA	下丘脑－垂体－肾上腺	NFT	神经原纤维缠结
HPLC	高效液相色谱法	NGF	神经生长因子
5-HT	5-羟色胺（血清素）	NMDA	N-甲基-D-天冬氨酸
HTM	高阈值机械感受器	NMDA-R	N-甲基-D-天冬氨酸受体
Hz	赫兹	NMJ	神经肌肉接头
IC	下丘	NO	一氧化氮
ICA	颈内动脉	NS	新纹状体
IHC	内毛细胞	NSAID	非甾体抗炎药
IN	中间神经元	NSF	N-乙基马来酰亚胺敏感融合蛋白
IP3	三磷酸肌醇	OB	嗅球
IPAN	内在初级传入神经元	OCD	强迫症
iPS	诱导多能干细胞	OD	眼优势
IPSP	抑制性突触后电位	OHC	外毛细胞
JPS	关节位置觉	OSA	阻塞性睡眠呼吸暂停
LC	蓝斑	PCA	大脑后动脉
LEMS	Lambert-Eaton肌无力综合征	PCR	聚合酶链式反应
LGMD	肢带型肌营养不良	PET	正电子发射断层扫描
LGN	外侧膝状体核	pf	平行纤维
LMM	轻酶解肌球蛋白	PG	前列腺素
LMN	下运动神经元	PGO	脑桥膝状体枕叶
LTD	长时程抑制	PICA	小脑后下动脉
LTP	长时程增强	PMC	前运动皮质
MAO	单胺氧化酶	PMN	多觉型感受器
MAO$_A$	单胺氧化酶A	PMP	周围髓鞘蛋白
MAO$_B$	单胺氧化酶B	PNS	周围神经系统
MAOI	单胺氧化酶抑制剂	PPC	后顶叶皮质
MCA	大脑中动脉	PPN	脚桥核
mepp	微终板电位	PPRF	脑桥旁正中网状结构
MGN	内侧膝状体核	PuC	浦肯野细胞
MHC	主要组织相容性复合物	RA	快适应感受器
MLF	内侧纵束	REM	快速眼动
MMSE	简易精神状态检查量表	non-REM	非快速眼动
MN	运动神经元	ReST	网状脊髓束
MND	运动神经元疾病	riMLF	内侧纵束的头端间质核
MRA	磁共振血管造影	RMS	喙侧迁移流
MRC	医学研究委员会	RuST	红核脊髓束
MRI	磁共振成像	SA	慢适应感受器
MRV	磁共振静脉造影	SCA	脊髓小脑性共济失调
Ms I	初级运动皮质	SCT	脊髓小脑束
MuSK	肌肉特异性激酶	SHH	音猬因子
NA	去甲肾上腺素	δ-SIP	睡眠诱导肽
nAChR	烟碱型乙酰胆碱受体	SLE	系统性红斑狼疮

SMA	辅助运动区	TM	盖膜
Sm I	初级感觉皮质	TMS	经颅磁刺激
Sm II	次级感觉皮质	TNF	肿瘤坏死因子
SNAP	可溶性NSF附着蛋白	TRH	促甲状腺激素释放激素
SNARE	可溶性NSF附着蛋白受体	T-tubule	横小管
SNc	黑质致密部	UMN	上运动神经元
SNP	老年神经斑	UPR	未折叠蛋白反应
SNr	黑质网状部	UPS	泛素-蛋白酶体系统
SNS	交感神经系统	V1	初级视觉皮质（Brodmann17区）
SOC	上橄榄核复合体	VA-VL	丘脑腹前-腹外侧核
SP	P物质	VCN	耳蜗腹核
SPECT	单光子发射计算机断层扫描	VEP	视觉诱发电位
SR	肌浆网	VeST	前庭脊髓束
SSRI	5-羟色胺选择性重摄取抑制剂	VLPA	腹外侧视前区
STN	丘脑底核	VOR	前庭-眼反射
STT	脊髓丘脑束	VP	丘脑腹后侧核
SUDEP	猝死	VPL	丘脑腹后外侧核
SVZ	室管膜下区	VPM	丘脑腹后内侧核
SWS	慢波睡眠	VPT	振动感觉阈值
T	特斯拉	VSCT	脊髓小脑腹侧束
TENS	经皮神经刺激	VTA	腹侧被盖区
TIA	短暂性脑缺血发作	VZ	室管膜区

索引

Z

致　谢

我们要感谢多年来教过的所有学生，他们帮助我们完善了本书；同时也要感谢Wiley-Blackwell团队，感谢他们为这个更加丰富多彩的新版本提供的所有帮助。

配套网站

本书附带配套网站包含以下内容：

- 每章的交互式多项选择题
- 本书的自我评估案例研究和额外的在线案例研究
- 章节复习要点
- 带有交互式开/关标签的关键图表的学习卡片
- 书中的图表以PowerPoint格式展现
- 神经科学和医学术语表

www.ataglanceseries.com/neuroscience